MÉLANGES

DE PHYSIQUE

ET

DE MÉDECINE.

MÉLANGES

DE PHYSIQUE

ET

DE MÉDECINE.

Par M. LE ROI, Professeur en Médecine au Ludovicée de Montpellier, Membre de la Société Royale de Londres, Correspondant de l'Académie Royale des Sciences.

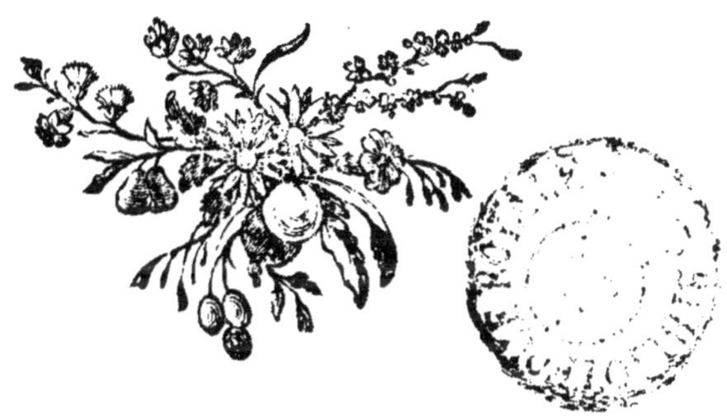

A PARIS,

Chez P. G. CAVELIER, Libraire,
rue S. Jacques, au Lys d'or.

M. DCC. LXXI.
Avec Approbation & Privilege du Roi.

AVERTISSEMENT

DE L'AUTEUR.

DANS le nombre des Pieces qui compofent ce Recueil, il y en a plufieurs qui ont déja paru féparément. Le Mémoire fur l'élévation & la fufpenfion de l'Eau dans l'Air, & fur la Rofée : les obfervations fur les Eaux de Balaruc : le premier Mémoire fur la Vifion, fe trouvent dans les volumes de l'Académie Royale des Sciences pour les années 1751, 1752, 1755. Le Précis fur les Eaux Minérales a été imprimé deux fois en latin, fous le titre *De Aquarum Mineralium naturâ & ufu, propofitiones*. La premiere Edition eft de 1757, la feconde de 1762. Les deux Mémoires fur les Fievres Aiguës ont été imprimés en 1766 ; enfin le Mémoire fur l'ufage des Eaux de Balaruc, les Réflexions &

Obſervations ſur le Scorbut, le ſecond Mémoire ſur la Viſion, le Mémoire ſur l'imitation des Eaux Sulphureuſes, paroiſſent aujourd'hui pour la premiere fois. Ces deux derniers ont été préſentés à l'Académie Royale des Sciences & honorés de ſon approbation : le ſecond Mémoire ſur la Viſion en 1762, le Mémoire ſur l'imitation des Eaux Sulphureuſes en 1769.

Telle eſt en peu de mots l'Hiſtoire des différents Mémoires qui ſont contenus dans ce Volume. Le premier ſemble n'avoir aucun rapport à la Médecine. Cependant, ſi on en lit avec réflexion la premiere partie, on jugera, ſi je ne me trompe, qu'elle donne des idées aſſez préciſes ſur la théorie de l'inſenſible tranſpiration conſidérée relativement aux variations qu'y occaſionnent les vents, & les changements qu'ils introduiſent dans l'état de l'athmoſphere. C'eſt ſous ce point de vue que j'ai cru devoir le joindre ici en faveur de nombre de Médecins de Province qui n'ayant pas le Recueil de l'Académie des Sciences, ne font pas même à portée de le trouver chez leurs amis. Le même motif m'a déterminé à joindre ici le premier Mémoire fur la Vifion & les Obfervations fur les Eaux de Balaruc, au Mémoire fur l'ufage des mêmes Eaux, & au fecond Mémoire fur la Vifion qui paroiffent aujourd'hui pour la premiere fois, & qui font fuite avec les deux premiers. C'eft par une diftraction de l'Imprimeur que le Mémoire fur l'ufage des Eaux de Balaruc, fe trouve ici avant les Obfervations qui contiennent leur analyfe, & qui auroient dû naturellement le précéder.

Les perfonnes qui ont l'édition latine du Précis fur les Eaux Minérales, s'appercevront aifément des augmentations confidérables que j'y ai faites dans cette traduction ; deftiné originairement à fervir de texte à des Le-

çons publiques , ce petit Ouvrage
devoit être fort concis. On m'avoit con-
feillé de l'étendre davantage ; mais foit
pareffe de ma part, foit par une jufte
averfion pour cette furabondance de
ftile qui groffit inutilement nos meilleurs Livres, j'ai cru devoir le laiffer
fubfifter fous la même forme. Les jeunes Médecins qui poffedent les connoiffances élémentaires de la Chymie
& de la Médecine pratique, n'y trouveront rien d'obfcur & de difficile,
pour peu qu'ils le lifent avec réflexion : & c'eft à leur ufage qu'il eft
deftiné. Il feroit mal fait, s'il étoit à
la portée de ceux qui font dépourvus
de ces connoiffances. C'eft à regret
que je me vois contraint d'avertir que
c'eft fans ma participation qu'on vient
de faire paroître une traduction du
même Ouvrage, inférée dans la *Phar-*
macopée Chirurgicale Théorique &
Pratique. Je fuis flatté fans doute de
l'éloge qu'on en fait , & je fouhaite-

rois pouvoir en donner à mon tour à la traduction : mais il s'y est glissé tant de fautes que je ne puis que me plaindre des jugements faux & désavantageux auxquels elle m'expose vis-à-vis des personnes qui ne connoîtroient pas l'Edition Latine sur laquelle elle a été faite.

TABLE
DES MÉMOIRES
Contenus dans ce Volume.

Fin de la Table.

ERRATA.

Par un défaut particulier de l'écriture du Copiſte, il eſt arrivé quelquefois qu'on a imprimé *le* ou *les* pour *ce* ou *ces*. De telles fautes, & un petit nombre d'autres auſſi légeres, ſeront aiſément corrigées par le Lecteur ; mais il eſt néceſſaire de l'avertir des ſuivantes.

Page 112, *ligne* 12, s'accorde ; *liſez* : s'accommode.

Page 135, *ligne* 2 *de la note*, trop & ne pouroit ; *liſez* : trop, ne pouroit.

Page 141, *ligne* 5 *de la quatrieme expérience*, de ſorte qu'il puiſſe être au-deſſus ; *liſez* : de ſorte qu'il puiſſe être vu au-deſſus.

Page 143, *ligne* 23, il me vient dans l'idée ; *liſez* : il me vint.

Page 306, *dans la note*, la foibleſſe des Scorbutiques ; *liſez* : les foibleſſes des Scorbutiques.

MÉMOIRE

MÉMOIRE

·SUR

L'ÉLÉVATION ET LA SUSPENSION

DE L'EAU DANS L'AIR,

ET

SUR LA ROSÉE.

LES Auteurs qui ont écrit jusqu'ici sur l'élévation & la suspension de l'eau dans l'air, me paroissent tous s'être proposés pour but d'en expliquer le méchanisme. Dans cette vûe, ils ont imaginé différentes hypothèses : les uns ont eu recours à la division de l'eau en molécules assez subtiles pour que l'augmentation de surface, relativement à la masse, fût telle, que l'air pût les élever & les soûtenir : d'autres ont pensé que par l'union des particules de feu, les particules d'eau pouvoient augmenter de volume jusqu'à de-

Tome I.   A

venir fpécifiquement plus légeres que l'air :
d'autres enfin, & ceux-ci font en petit nombre, ont penfé que l'élévation & la fufpenfion de l'eau dans l'air s'opéroient par la diffolution. Telle eft à peu près l'idée que M.
Muffchenbroek préfente à l'article 1496,
n°. 3 de fon Effai. C'eft auffi l'idée de M.
Bouillet *, & celle que M. Barberet, Médecin de Dijon, a donnée dans un Mémoire,
dont on trouve l'extrait dans le Mercure
du mois de Novembre 1752. En lifant
attentivement les paffages des Auteurs que
je viens d'indiquer, on remarquera aifément qu'ils fuppofent que le méchanifme
par lequel les corps fe diffolvent dans leurs
menftrues, eft plus connu que celui de l'élévation de l'eau dans l'air ; de forte qu'en
avançant que l'eau s'éleve dans l'air par voie
de diffolution, ils ont cru par cette comparaifon expliquer, ou du moins éclaircir le méchanifme de l'élévation & de la fufpenfion
de l'eau dans l'air.

Ce qui a été dit jufqu'ici fur ce fujet fe
réduit donc à de fimples fuppofitions, au
moyen defquelles on a tâché d'expliquer
d'une maniere plaufible le méchanifme de
l'élévation & de la fufpenfion de l'eau dans
l'air. Le but que je me fuis propofé dans ce
Mémoire, eft totalement différent ; pour
l'expofer avec plus de clarté, il eft néceffaire

de commencer par examiner ce qu'on entend par le mot *dissolution*, & à quel signe on peut la reconnoître.

Le mot *dissolution* est employé par les Chymistes pour signifier deux choses très-différentes ; quelquefois ils s'en servent pour exprimer l'action du dissolvant. C'est dans ce sens qu'ils l'emploient, lorsqu'ils disent *que la dissolution du sel dans l'eau se fait par l'action des molécules d'eau, qui, comme autant de coins, s'insinuent entre les molécules du sel.* Dans d'autres circonstances, ils se servent du mot *dissolution* pour signifier le mélange singulier qui résulte de la suspension du corps dissous dans le dissolvant. On attache cette idée au mot *dissolution* lorsqu'on dit, *la dissolution du cuivre dans l'huile de vitriol est bleue : les véritables dissolutions sont transparentes.* C'est dans ce dernier sens que j'emploierai ordinairement le mot *dissolution* dans ce Mémoire : s'il m'arrive de lui donner la première signification, j'aurai soin de la déterminer par les termes qui l'accompagneront.

Nous n'avons jusqu'ici aucune connoissance certaine sur le méchanisme de la dissolution considérée comme l'action du dissolvant. Les meilleurs Chymistes prétendent que la nature du mélange singulier du dissolvant & du corps dissous, qui constitue l'état de diſſolution, eſt mieux connue , & que ce mélange ſingulier conſiſte dans l'union intime des dernieres molécules de ces deux corps ; mais comme cette conſidération n'eſt point eſſentielle à mon objet , je ne m'arrêterai point à détailler les expériences qui ſemblent démontrer la vérité de ce ſentiment : il me ſuffira de remarquer que le mélange ſingulier qui conſtitue l'état de diſſolution , eſt caractériſé par une propriété ſenſible à laquelle on peut le reconnoître.

Cette propriété , c'eſt ſa tranſparence ; ainſi , de l'aveu de tous les Chymiſtes , lorſqu'un corps ſolide ou fluide eſt ſuſpendu dans un fluide , de ſorte que du mélange de ces deux corps il en réſulte un fluide homogène & tranſparent , alors on peut dire que ces deux corps ſont mêlés dans l'état d'une véritable diſſolution. Si au contraire un corps ſolide diviſé en molécules très-ſubtiles eſt ſuſpendu dans un fluide tranſparent , de façon que du mélange de ces deux corps il en réſulte un tout hétérogène , opaque , alors on peut aſſurer qu'il n'y a point de véritable *diſſolution* , & que ce corps ſolide eſt ſuſpendu dans le fluide , dans l'état qu'on appelle état de ſimple diviſion méchanique. Ainſi lorſque deux fluides ſont mêlés enſemble , de ſorte que leurs molécules , quoique très-ſubtiles , ne ſont cependant pas ſi intimement unies qu'elles ne conservent chacune leurs propriétés particulieres, le fluide qui résulte du mélange de ces deux fluides n'est point homogène : les réfractions différentes que la lumiere souffre en le traversant, le rendent opaque, quoique composé de deux fluides transparents, & dans ce cas il n'y a point de véritable dissolution, ces deux fluides sont mêlés dans l'état de simple division méchanique. Après ce que je viens de remarquer sur la dissolution, il n'est pas difficile de concevoir le but de ce Mémoire : je vais l'exposer avec le plus de précision qu'il me sera possible.

Personne n'ignore que l'eau peut se charger de sel, & le soutenir dans l'état de dissolution : on sait de plus que cette dissolution a certaines propriétés particulieres ; que, par exemple, une certaine quantité d'eau, à un degré de chaleur donné, ne peut tenir en dissolution qu'une quantité de sel déterminée ; qu'étant soulée de sel à un certain degré de chaleur, elle pourroit en dissoudre de nouveau si on l'échauffoit davantage ; qu'au contraire, si elle venoit à se refroidir, elle laisseroit nécessairement précipiter une partie du sel qu'elle tenoit en dissolution. Appliquer au mélange d'air & d'eau qui constitue notre atmosphere, ce que je viens de dire sur les dissolutions des sels dans l'eau, est le principal objet de la premiere partie de ce Mémoire. Je me propose donc de prouver que l'air de notre atmosphere contient toûjours de l'eau dans l'état d'une véritable dissolution ; qu'une quantité d'air déterminée (ayant un degré de chaleur donné) ne peut tenir en dissolution qu'une certaine quantité d'eau ; qu'étant soulé d'eau à un certain degré de chaleur, il en peut dissoudre de nouvelle, si on l'échauffe davantage ; qu'au contraire, si étant soulé d'eau à un degré de chaleur donné, il vient à se réfroidir, il laisse nécessairement précipiter une partie de l'eau qu'il tenoit en dissolution ; en un mot, je me propose seulement de rapprocher certains phénomenes que présente l'eau suspendue dans l'air, de ceux que présentent les sels suspendus dans l'eau, & de faire remarquer que ces phénomenes sont parfaitement les mêmes de part & d'autre ; ainsi, qu'il y a lieu de croire que l'élévation & la suspension de l'eau dans l'air s'operent à peu près par le même méchanisme que l'élévation & la suspension des sels dans l'eau.

On voit par ce que je viens de dire, qu'en avançant que l'eau se soutient dans l'air dans l'état d'une véritable dissolution, & que cette dissolution a les mêmes propriétés que celle des sels dans l'eau, je ne prétends pas pour cela expliquer par quel méchanisme l'eau s'éleve & se tient suspendue dans l'air ; bien loin de là, je pense que le méchanisme par lequel les sels s'élevent & se soutiennent dans l'eau, dans l'état de dissolution, n'est pas mieux connu que celui duquel dépendent l'élévation & la suspension de l'eau dans l'air ; ou du moins, que nous n'avons sur ce sujet que des suppositions qui sont encore bien éloignées de l'évidence ; & par conséquent, qu'on auroit tort de croire avoir expliqué le méchanisme de l'élévation & de la suspension de l'eau dans l'air, parce qu'on auroit fait voir que ce méchanisme est semblable à celui par lequel les sels s'élevent & se soutiennent dans l'eau. Je me restreins donc, & je ne saurois trop le faire remarquer, je me restreins, dis-je, à établir ce principe de fait, que l'eau se soutient dans l'air dans l'état de véritable dissolution, que cette dissolution présente les mêmes phénomenes que les dissolutions des sels dans l'eau, & qu'elle semble par conséquent supposer le même méchanisme. Les preuves que j'apporterai de ce principe, quelques expériences auxquelles il m'a conduit, & les conséquences que j'en déduis, fourniront la matiere de la premiere partie de ce Mémoire. Dans la seconde, je rendrai compte d'un travail suivi sur la Rosée, auquel j'ai été conduit par le même principe.

PREMIERE PARTIE.

*Sur l'élévation & la suspension de l'Eau
dans l'Air.*

ARTICLE I.

L'eau souffre dans l'air une véritable dissolution.

CETTE proposition peut facilement se
prouver par une expérience connue de tout
le monde, mais à laquelle on n'avoit pas
fait toute l'attention qu'elle méritoit; il s'a-
git seulement de mettre, un jour d'été, de
la glace dans un verre bien sec, le verre
s'obscurcit bien-tôt après, & ses parois extérieures se couvrent d'une infinité de petites bulles d'eau. L'eau qui, dans cette expérience, s'attache en très-grande quantité aux
parois du verre, se trouvoit donc auparavant suspendue dans l'air qui l'environnoit;
& comme elle ne troubloit point sa transparence, cette expérience réussissant par le
temps le plus serein, il est clair qu'elle y
étoit contenue dans l'état d'une véritable
dissolution. Ce font les premieres réflexions
que j'ai faites sur cette expérience, qui
m'ont conduit de conséquences en conséquences à toutes les propositions que je dé-
montrerai dans ce Mémoire.

ARTICLE II.

Cette dissolution présente les mêmes phénomenes que la dissolution de la plûpart des sels dans l'eau.

L'air échauffé à un degré de chaleur donné, ne peut tenir en dissolution qu'une quantité d'eau déterminée. Si étant chargé de cette quantité d'eau il se refroidit, il laisse précipiter (a) une partie de l'eau qu'il tenoit en dissolution ; si au contraire il s'échauffe, il en peut dissoudre davantage.

L'expérience qui suit me paroît prouver évidemment la vérité de ce que je viens d'avancer.

Vers le commencement du mois d'Août de l'année derniere, le temps étant fort serein, je pris une bouteille ronde de verre blanc, je la bouchai exactement ; elle ne contenoit que de l'air, dont la chaleur étoit ce jour-là au 20e. degré du thermometre de M. de Reaumur. Je laissai cette bouteille sur ma fenêtre, & quelques jours après j'observai, le matin, que le froid de la nuit ayant fait descendre mon thermometre au 15e. degré, ce froid avoit suffi pour faire précipiter une partie de l'eau dissoute dans l'air renfermé

(a) J'emploie dans ce Mémoire les mots *précipiter* & *précipitation*, dans le sens des Chymistes, pour signifier le passage de l'état de véritable dissolution d'un corps dans un menstrue, à l'état de simple division méchanique.

dans ma bouteille ; & que cette eau s'étoit ramaſſée en petites gouttelettes à la partie ſupérieure, qui, étant la plus expoſée, devoit ſe refroidir la premiere. Après cette obſervation, je tranſportai ma bouteille ſur la plate-forme de notre obſervatoire, je l'y fixai ſur le porte-lunette de la machine parallactique, & je plaçai au même endroit un thermometre. Viſitant ma bouteille tous les matins, j'obſervai qu'au 15ᵉ. degré il ſe formoit une petite roſée dans l'intérieur & à la partie ſupérieure de la bouteille, & que cette roſée étoit d'autant plus conſidérable, que le froid de la nuit avoit fait deſcendre le thermometre plus bas. Enfin, vers le 6ᵉ. degré, la roſée qui ſe formoit dans l'intérieur de la bouteille étoit ſi conſidérable, qu'il m'a ſemblé pouvoir en conclure qu'une partie du poids de l'air (au moins en été) doit être attribuée à l'eau qu'il tient en diſſolution. Lorſque la chaleur étoit aſſez forte, l'air contenu dans la bouteille diſſolvoit dans le jour l'eau qui s'étoit précipitée pendant la nuit (*b*).

(*b*) J'ai actuellement un globe de verre, avec lequel je fais la même expérience. L'air contenu dans celui-ci, n'a laiſſé précipiter de l'eau que lorſque le froid de la nuit a fait deſcendre le thermometre vers le 2ᵉ. degré au deſſus du terme de la glace. L'eau qui s'étoit précipitée à ce degré, ſe rediſſolvoit dans l'air contenu dans le globe à meſure qu'il ſe réchauffoit.

Voici une autre expérience, qui, dans le fond, ne differe pas de la précédente, & qui demande moins de temps. Je prends, un jour d'été, un globe de verre blanc (*c*), je bouche exactement son ouverture (*d*); examinant ce globe avec toute l'attention possible, on n'y peut pas découvrir une seule goutte d'eau. Ce globe étant ainsi préparé, je le place sur un grand gobelet plein d'eau refroidie presque au terme de la glace, de maniere qu'une partie du globe soit contiguë à l'eau; après avoir laissé les choses dans cet état pendant trois ou quatre minutes, je retire le globe, & ayant essuyé la partie qui étoit contiguë à l'eau, on la trouve couverte intérieurement de petites gouttes d'eau: cette eau se redissout bien-tôt à mesure que le globe se réchauffe. Laissant échauffer en-suite l'eau contenue dans le gobelet, & y ex-posant le globe à différentes reprises, on ob-serve que moins l'eau du gobelet est froide,

(*c*) Je me sers de globes tout neufs, afin qu'on ne puisse pas soupçonner qu'on y ait mis de l'eau. Plus le globe dont on se sert est grand, plus le succès de cette expé-rience est manifeste, la surfa-ce des globes n'augmentant pas dans la même raison que la quantité d'air qu'ils con-tiennent.

(*d*) Je mets premierement sur l'ouverture un morceau de carte, ensuite plusieurs couches de cire fondue; par-dessus la cire, je mets du lut ordinaire bien étendu & bien séché, sans aucune cre-vasse; enfin je couvre le tout d'un linge enduit d'un lut fait avec le blanc-d'œuf & la chaux.

moins est grande la quantité d'eau qui se
précipite ; & qu'enfin au-dessus d'un certain
degré, il ne se précipite plus rien. Dans
cette expérience, je mets seulement une partie du globe dans l'eau froide, afin de con-
centrer l'eau qui se précipite, dans un petit
espace ; si on plongeoit le globe tout entier
dans l'eau froide, l'eau qui se précipiteroit
ne seroit pas en assez grande quantité pour
être bien sensible, étant répandue sur toute la
surface intérieure du globe.

On pourroit penser que, quoique je ne
me serve que de globes tout neufs, l'air
auroit cependant pû y porter des particules
d'eau, qui, étendues sur toute la surface du
globe, ne s'appercevroient pas, & ne deviendroient sensibles dans cette expérience
que parce que l'inégalité de chaleur des parois du globe les feroit se ramasser dans l'endroit le plus froid. Cette idée pourroit faire
douter si l'expérience dont il s'agit, est effectivement démonstrative ; c'est pourquoi
j'ai cru que, pour ne laisser aucun sujet de
doute sur cette matiere, il ne seroit pas
inutile de prévenir cette objection, en rap-
portant l'expérience qui suit. J'ai pris un
globe de verre, bouché comme je l'ai dit
ci-dessus. Dans l'expérience dont il s'agit,
l'eau refroidie au 8e. degré, produisoit une
précipitation bien sensible sur la partie du

globe qui lui étoit contiguë ; au 10e. degré, il ne se faisoit plus aucune précipitation. L'eau étant refroide à ce degré, j'ai exposé ce globe au soleil. Il est certain que dans ce dernier cas, la chaleur des parties du globe qui étoient hors de l'eau, surpassoit plus la chaleur de la partie du globe qui étoit contiguë à l'eau, que lorsque le globe étoit dans la chambre, & que l'eau étoit froide au 8e. degré, cependant il ne se faisoit aucune précipitation. D'où il résulte que l'inégalité de chaleur des différentes parties du globe ne suffit pas pour produire cet effet ; & par conséquent, que les gouttelettes d'eau qui, dans cette expérience, se précipitent sur la partie du globe contiguë à l'eau froide, n'étoient point auparavant étendues sur toute sa surface interne ; en un mot, que cette expérience démontre effectivement ce que nous avions dessein de prouver.

Nous avons fait voir dans l'article précédent, que l'eau se soutient dans l'air, dans l'état d'une véritable dissolution (e) : maintenant, si l'on pese attentivement toutes les circonstances des deux expériences que je viens de rapporter, on sera obligé de conve-

---

(e) Outre l'eau véritablement dissoute, l'air contient souvent de l'eau surabondante qui trouble sa transparence, & forme les nuées & les brouillards. On voit bien qu'il ne s'agit ici que de la premiere.

nir qu'elles prouvent tout ce que nous avons avancé au commencement de cet article. Nous devons encore remarquer que de même que les fels, en fe cryftallifant, retiennent une partie de l'eau qui les tenoit en diffolution, ainfi l'eau qui fe précipite, retient une partie de l'air qui la tenoit en diffolution ; & qu'ainfi que plufieurs fels privés de leur eau de cryftallifation la reprennent, s'ils font expofés à un air humide, ainfi l'eau dépouillée, s'il eft permis de parler ainfi, de fon air de cryftallifation, le reprend bien-tôt après. Il fuit de-là, qu'il y a une parfaite analogie entre la diffolution des fels dans l'eau, & celle de l'eau dans l'air ; de forte que le Phyficien qui pourra développer le méchanifme de la diffolution des fels dans l'eau, expliquera en même temps le méchanifme de l'élévation & de la fufpenfion de l'eau dans l'air, & donnera, pour ainfi dire, la clef au moyen de laquelle on expliquera exactement la formation de plufieurs météores.

ARTICLE III.

Maniere de déterminer les caufes qui font varier la quantité d'eau que l'air tient en diffolution.

L'air de notre athmofphere ne contient

pas toujours la même quantité d'eau en dif-
solution ; deux causes principales, le vent
& la chaleur, la font varier très-considéra-
blement. Avant que de passer au détail des
observations que j'ai faites sur ce sujet, je
dois premiérement expliquer ce que j'entends par *degré de saturation de l'air*, & décrire l'expérience dont je me sers pour le
déterminer & pour reconnoître le plus ou
moins d'eau que l'air tient en dissolution.

Nous avons démontré plus haut que l'air Ce que
peut dissoudre d'autant plus d'eau, qu'il est j'entends
plus chaud. Cela posé, on conçoit aisément par *degré de*
qu'il y a en tout temps un certain degré de *saturation*
froid auquel l'air est prêt à lâcher une par- *de l'air.*
tie de l'eau qu'il tient en dissolution : j'appelle ce degré, *degré de saturation de l'air.*
Supposons, pour me rendre plus clair, que
le 28 Août, l'air de l'athmosphere tienne
en dissolution une quantité d'eau, telle que
le 10e. degré soit le point de saturation ; ce
jour-là l'air pourroit être refroidi jusqu'à ce
degré, sans qu'il se précipitât aucune partie
de l'eau qu'il tient en dissolution : refroidi
à ce degré, il ne pourroit dissoudre de nouvelle eau ; refroidi au-dessous, il lâcheroit
nécessairement une partie de celle qu'il tenoit en dissolution, & il en laisseroit précipiter une quantité d'autant plus grande, que
le froid seroit plus fort : dans ce cas, le 10e.

degré fera appellé *le degré de faturation de l'air*. Il eft clair que plus le degré du thermometre, où fe trouve celui de la faturation de l'air eft élevé, plus l'air tient d'eau en diffolution, *& vice verfâ*. D'où il fuit, qu'en obfervant chaque jour les variations du degré de faturation de l'air, & en examinant en même temps les circonftances du temps, on peut aifément parvenir à la connoiffance des caufes qui font varier la quantité d'eau que l'air tient en diffolution. Voici l'expérience, facile à faire, dont je me fers pour déterminer le degré de faturation de l'air, fuppofé que le degré foit au-deffus du terme de la glace (*f*).

Maniere de déterminer le degré de faturation de l'air. Je prends de l'eau refroidie au point de faire précipiter fenfiblement l'eau que l'air tient en diffolution, fur les parois extérieures du vaiffeau dans lequel elle eft contenue ; je mets de cette eau dans une grand gobelet de cryftal bien fec par dehors, y plongeant la boule d'un thermometre, afin d'obferver fon degré de chaleur (*g*) ; je la laiffe échauf-

---

(*f*) Quoiqu'au moyen de cette expérience on ne puiffe déterminer le plus ou moins d'eau que l'air tient en diffolution, que pour les temps auxquels le degré de faturation de l'air eft au-deffus du terme de la glace, je crois cependant que perfonne ne me conteftera que les conclufions que j'en tire ne puiffent auffi s'appliquer aux temps où ce degré eft au-deffous du terme de la glace.

(*g*) Pour faire cette expérience avec facilité & exac-

fer

fer d'un demi-degré, après quoi je la transporte dans un autre gobelet. Si à ce nouveau degré, l'eau dissoute dans l'air se précipite encore sur les parois extérieures du gobelet, je continue de laisser échauffer l'eau de demi-degré en demi-degré, jusqu'à ce que j'aie saisi le degré au-dessus duquel il ne se précipite plus rien. Ce degré est *le degré de saturation de l'air*. Par exemple, le soir du 5 Octobre 1752, la chaleur de l'air étant au 13e. degré, l'eau qu'il tenoit en dissolution, commençoit à se précipiter sur le verre refroidi au 5e. degré $\frac{1}{2}$: au-dessus de ce degré, la surface extérieure du verre restoit seche ; au-dessous, l'eau qui se précipitoit de l'air sur le verre, étoit d'autant plus considérable que le verre étoit plus froid. Il est clair que ce jour-là, le degré de saturation de l'air étoit un peu au-dessus du 5e. degré $\frac{1}{2}$, puisque ce fluide refroidi à ce degré, laissoit précipiter une partie de l'eau qu'il tenoit en dissolution (*h*). On peut donc, au moyen de cette expérience, déterminer en différents temps le degré de saturation de l'air, & reconnoître les cau-

titude, on doit se servir de thermometres dont la boule soit la plus petite, & le tuyau le plus étroit qu'il est possible. Les thermometres dont je me sers, sont à esprit de vin, gradués sur l'échelle de M. de Reaumur.

(*h*) Voyez plus haut la définition du degré de saturation de l'air.

ses qui font varier la quantité d'eau qu'il tient en dissolution. Je remarquerai en passant, que les expériences que je viens de rapporter, font une nouvelle preuve de ce que j'ai avancé dans l'article précédent ; savoir, que la dissolution de l'eau dans l'air présente les mêmes phenomenes que celle de la plûpart des sels dans l'eau.

Objection prévenue.   Avant d'en venir à l'exposition des causes qui font varier la quantité d'eau que l'air tient en dissolution, je crois qu'il est nécessaire de dissiper les doutes qui pourroient naître dans l'esprit du lecteur, au sujet du lieu où se fait l'expérience que je viens de rapporter. En effet, il semble au premier coup d'œil, que dans le même temps, suivant le lieu où elle se fait, les suites en doivent être fort différentes ; que, par exemple, dans la ville, & sur-tout dans les maisons, l'air doit être plus chargé d'eau qu'en pleine campagne ; & qu'ainsi le terme auquel l'eau commence à se précipiter, ou, ce qui revient au même, le degré de saturation de l'air y doit paroître beaucoup plus haut qu'il ne l'est en plein air. Mais ces doutes m'étant venus à moi-même, lorsque je commençai à faire ces expériences, pour les éclaircir, j'observai plusieurs fois dans le même temps, le terme auquel l'eau commençoit à se précipiter sur la plate-forme de l'observatoire, dans la ville, & dans une chambre au rez-de-chaussée, & je trouvai qu'il n'y avoit aucune différence, au moins apparente, dans le degré de saturation de l'air, observé en même temps dans ces trois endroits.

ARTICLE IV.

Variation du degré de saturation de l'air, produite par la chaleur.

LE vent étant le même en direction & en force, la quantité d'eau que l'air de l'atmosphere tient en dissolution, en différents jours & aux mêmes heures, est à-peu-près proportionnelle à la chaleur de l'air. Cette proposition paroît n'être qu'un corollaire de ce qui a été prouvé plus haut ; savoir, que l'air peut tenir en dissolution d'autant plus d'eau, qu'il est plus chaud ; & en effet, l'expérience la confirme pleinement : par exemple, le 5 Août de l'année derniere, le thermometre étant au 19e. degré, & le vent au sud, le degré de saturation de l'air s'est trouvé au 15e. degré. Le 11 Octobre, le vent étant de même au sud, & le thermometre au 15e. degré $\frac{1}{2}$, le degré de saturation de l'air s'est trouvé au 11e. degré. Il suit nécessairement de ce que nous venons de dire, que l'air de notre atmosphere étant d'autant plus froid qu'il eſt plus élevé, il tient auſſi en diſſolution une quantité d'eau d'autant moindre qu'il eſt plus élevé (*i*) ; conſidération qui, comme nous le verrons dans la ſuite, doit entrer pour quelque choſe dans la détermination de la hauteur de l'atmoſphere.

ARTICLE V.

Variation de ce degré, produite par le vent.

LA direction du vent & ſa force font varier très-conſidérablement la quantité d'eau que l'air tient en diſſolution : on croira aiſément qu'à Montpellier l'air qu'amene le vent de mer, tient le plus d'eau en diſſolution : en effet, il en eſt pour l'ordinaire chargé au point que le degré de ſaturation de l'air eſt fort près de ſon degré de chaleur (*k*). Au contraire, l'air qu'amene le vent de nord ne tient, proportionnellement à ſa chaleur, que très-peu d'eau en diſſolution. Je citerai ſeulement pour exemple de ce que je viens de dire, les expériences que j'ai faites le 11

(*i*) Par exemple, en été, lorſque le degré de ſaturation de l'air eſt près de la terre au 10e. degré, ou plus haut, à une lieue de la terre le terme de ſaturation doit être au terme de la glace, ou plus bas, puiſqu'il gele en tout temps à cette diſtance de la terre : d'où il ſuit que près de la terre, l'eau eſt mêlée à l'air dans une proportion beaucoup plus grande que dans les régions de l'atmoſphere qui en ſont éloignées.

(*k*) Même lorſque le temps eſt ſerein.

& le 16 Octobre de l'année derniere, en omettant une infinité d'autres qu'il seroit ennuyeux & inutile de rapporter. Le 11 au soir, vers le coucher du soleil, le vent étant au sud, & le thermometre au 15ᵉ. degré ½, le degré de saturation de l'air s'est trouvé au 11ᵉ. degré ½. Le 16 à la même heure, le vent étant nord, un peu fort, & le thermometre au 14ᵉ. degré, le degré de saturation de l'air s'est trouvé au 3ᵉ.

De semblables expériences m'ont appris, 1°. que plus le vent de nord est fort, moins l'air contient d'eau en dissolution ; 2°. que par le vent nord-ouest, qu'on appelle ici *mistrao* (*l*), l'air tient, relativement à sa chaleur, plus d'eau en dissolution que par le vent de nord, & qu'il en tient en diss olution d'autant moins qu'il est plus fort, & d'autant plus qu'il est plus foibl e ; 3°. qu'il en est à-peu-près de même du nord-est, qu'on appelle ici le *grec*. Je dois pourtant faire remarquer que quoique l'air qu'amene le vent grec contienne à la surface de la terre peu d'eau par rapport à son degré de chaleur, il n'en est pas de même de la partie élevée de l'athmosphere; car en hiver, lorsque ce vent souf-

---

(*l*) Ce vent donne le beau temps dans le bas Languedoc: c'est aussi le plus salutaire pour les personnes bien cons- tituées ; quand il est trop sec, il incommode les personnes qui ont la poitrine délicate.

fle , le temps eft ordinairement couvert ;
preuve inconteftable que pour lors la région
de l'air dans laquelle flottent ces nuages ,
contient plus d'eau qu'elle n'en peut diffoudre relativement à fa chaleur.

ARTICLE VI.

Corollaires tirés des articles précédents.

Corol. 1. La théorie que nous venons de
développer , nous donne des idées précifes
fur l'élévation & la fufpenfion de l'eau dans
l'air , & fur les caufes de fa précipitation ;
idées qui me paroiffent devoir être fubftituées aux notions vagues de raréfaction &
de condenfation des vapeurs , dont on s'eft
contenté jufqu'ici.

Corol. 2. L'eau déjà chargée de fel , en
diffout de nouveau d'autant plus rapidement ,
qu'elle eft plus éloignée du point de faturation. Il en eft de même de l'air , plus il eft
éloigné du point de faturation , plus vîte il
diffout l'eau. Cette remarque donne des idées
précifes fur l'état de l'air lorfqu'il eft *fec* ou
humide. Ces mots ne peuvent fignifier , comme on le croit ordinairement , la quantité
d'eau abfolue que l'air contient ; ils doivent
feulement défigner la quantité d'eau qu'il
contient relativement à fa chaleur. L'air peut
être très-defféchant un jour d'été , & conte-

nir beaucoup plus d'eau que l'air très-humide d'un jour d'hiver. Dans une forte gelée par un vent de nord, l'air peut être beaucoup plus éloigné du point de saturation (& par conséquent plus desséchant) que l'air fort chaud d'un jour d'été.

Corol. 3. Si l'on compare ce que je viens de dire sur ce qui rend l'air plus ou moins dessicatif, avec ce que j'ai dit plus haut (*art. V*) sur la différente quantité d'eau qu'il tient en dissolution, suivant la direction du vent & sa force, on s'appercevra aisément que les expériences que j'y ai rapportées mettent, pour ainsi dire, sous les yeux la constitution de l'air suivant tel ou tel vent, & les causes des effets différents que les vents produisent sur le corps humain.

Corol. 4. Suivant notre théorie, il n'est pas difficile de rendre raison de ce qu'une forte gelée, par un vent de nord, est letemps le plus favorable à l'électricité, puisqu'il suit évidemment de ce que nous avons dit dans les articles IV & V, que c'est dans ce temps que l'air est, pour ainsi dire, le plus pur, & contient le moins d'eau, qu'on sait être si contraire à la production de l'électricité.

Corol. 5. La pesanteur de l'air doit être attribuée, au moins en partie, à l'eau qu'il tient en dissolution. Quoique les expériences que nous avons rapportées plus haut ; prouvent seulement que l'air tient de l'eau en dissolution lorsque son degré de saturation est au-dessus du terme de la glace, je crois cependant que personne ne peut révoquer en doute que l'air le plus froid ne contienne de l'eau en dissolution, puisque cela paroît évident par l'évaporation rapide des liqueurs dans les plus fortes gelées. Je crois aussi que les personnes qui en répétant les expériences que j'ai rapportées dans l'article II, remarqueront la quantité considérable d'eau que l'air tient en dissolution pendant l'été, & qui feront attention qu'on est bien éloigné de pouvoir faire précipiter toute celle qui y est dissoute ; je crois dis-je, que ces personnes ne seront pas éloignées de croire avec moi que la pesanteur de l'air dépend en partie de l'eau qu'il tient en dissolution.

Corol. 6. Il suit de ce que nous avons dit jusqu'ici, qu'on doit considérer l'air de notre athmosphere comme un fluide composé de deux fluides dont les pesanteurs spécifiques sont prodigieusement inégales. Nous avons outre cela prouvé (*article IV*) que ces deux fluides se trouvent mêlés dans des proportions très-différentes, suivant l'éloignement plus ou moins grand de la terre ; de sorte que dans, les couches de l'athmosphere voisines de la terre, l'air se trouve uni à une beaucoup plus grande quantité d'eau que dans les couches qui en sont fort éloignées : d'où il suit qu'indépendamment de l'inégalité de condensation qui résulte de ce que les couches supérieures de l'athmosphere sont moins comprimées que les inférieures, la pesanteur spécifique de l'air doit varier encore, & se trouver d'autant plus grande dans les couches voisines de la terre, & d'autant plus petite dans celles qui en sont plus éloignées. Cette considération me paroît devoir entrer pour quelque chose dans l'estimation de la hauteur de l'athmosphere ; elle fait sentir toute la difficulté de ce problême, & l'impossibilité d'en donner une solution qui convienne également à tous les temps & à tous les climats ; elle nous donne aussi l'explication des observations de MM. Cassini, de Plantade [a] & Bouguer [b], qui ont trouvé, par des expériences, qu'en s'éloignant de la terre, la densité de l'air décroît dans une proportion beaucoup plus grande qu'on ne devroit l'observer, si l'air étoit un fluide homogène dont les couches ne différassent entr'elles que par l'inégalité de condensation qui résulte de ce que les couches inférieures sont plus comprimées que les supérieures.

Corol. 7. Le poids de l'eau que l'air tient

[a] *Histoire Académ.* 1733.
[b] *Relation du Voyage fait au Pérou.*

en diffolution, faifant au moins une partie confidérable de la pefanteur de l'athmofphere, & la hauteur moyenne du barometre étant vraifemblablement à-peu-près la même au niveau de la mer dans tous les pays, il s'enfuit néceffairement que la maffe d'air qui environne notre globe, prife en général, contient en tout temps à-peu-près la même quantité d'eau en diffolution.

Conjecture fur une des caufes du vent, déduite de notre principe.

Confidérons encore toute la maffe d'air qui environne notre globe ; appliquons à ce fluide les loix de l'Hydroftatique. Toute cette maffe d'air reftera calme & tranquille, tant qu'il y aura équilibre entre toutes fes colonnes : auffi-tôt que cet équilibre fera altéré, l'air fe tranfportera des endroits où il pefe le plus, vers ceux où il pefe le moins, ou, ce qui revient au même, il y aura du vent. Les changements de notre athmofphere, qui peuvent être admis pour caufes méchaniques du vent, doivent donc être tels qu'ils puiffent déranger l'état d'é-quilibre dont nous venons de parler (*m*).

(*m*) Suivant ces principes, il eft clair que la raréfaction & la condenfation de l'air, que la plûpart des Phyficiens ont regardées comme les caufes principales du vent, ne pouvant rien changer à la pefanteur de l'air, ne peuvent par conféquent concourir à la production des vents, au moins de ceux qui regnent dans toute la hauteur de l'athmofphere.

Ce n'est point ici le lieu de rechercher toutes les causes qui peuvent déranger cet équilibre, & d'ailleurs je ne suis point assez versé dans les Mathématiques pour l'entreprendre ; je me propose seulement de faire voir que le principe que nous venons de développer, nous conduit à la connoissance d'une des causes du vent.

La pesanteur de l'air dépend, au moins en partie, de la quantité d'eau qu'il tient en dissolution : la variation de cette quantité d'eau doit donc être mise au nombre des causes qui peuvent faire varier sa pesanteur, déranger l'état d'équilibre & de repos de l'athmosphere, & produire du vent. Pour éclaircir cette idée, & rendre la chose aussi simple qu'il est possible, je supposerai que l'air de toute l'athmosphere soit dans l'état de repos, & qu'il n'y arrive aucun changement, excepté dans la quantité d'eau que l'air qui couvre la France tient en dissolution. Cela posé, il est évident que si l'air qui couvre ce Royaume, venoit à se charger d'une plus grande quantité d'eau, il deviendroit plus pesant, l'équilibre seroit dérangé, & se rétabliroit, suivant les loix de l'Hydrostatique, par un vent qui distribueroit une partie de l'air de la France dans l'air de toute l'athmosphere. Ce vent iroit toujours en diminuant de force, à mesure

qu'il s'éloigneroit de ce Royaume, il souffleroit suivant une infinité de directions qui
partiroient toutes du centre de la France,
comme autant de rayons. Si au contraire
l'air qui couvre la France devenoit moins
pesant, par la précipitation d'une partie de
l'eau qu'il tenoit auparavant en dissolution,
ce changement produiroit un vent contraire au premier, qui souffleroit de tous les
pays voisins vers le centre de la France.
Le vent dont je vais parler, me paroît pouvoir servir d'exemple & de preuve de ce
que je viens d'avancer.

Sur les côtes de la Méditerranée, pendant les grandes chaleurs, on observe presque tous les jours, lorsque le temps est calme & serein, un vent de mer réglé & périodique. Ce vent s'éleve vers les huit ou
neuf heures du matin, se renforce insensiblement jusqu'à midi : il est dans sa plus
grande force depuis environ midi ou une
heure, jusqu'à trois heures ; ensuite il diminue insensiblement, & tombe totalement
vers les cinq ou six heures du soir. Ce vent
souffle directement sur les côtes ; il n'est pas
sensible au-delà de six à sept lieues dans les
terres ; sa force diminue à mesure qu'il s'é-
loigne de la mer (*n*).

(*n*) Voyez M. *Astruc*, *du Languedoc*. Quoique cette
Mém. pour servir à l'histoire description convienne vrai-

Un Physicien (o) a assigné pour cause de ce vent (comme l'avoient fait avant lui plusieurs autres Physiciens, par rapport à des vents semblables) la raréfaction de l'air. Suivant son opinion, l'air qui couvre les terres, se raréfiant pendant la chaleur du jour, plus que celui qui couvre la mer, devient parlà hors d'état de le contre-balancer. L'explication que M. Muffchenbroek donne des vents de mer *, quoiqu'appuyée sur le même fondement, est cependant un peu différente. Il pense que l'air qui couvre la mer devient plus pesant que celui qui couvre les terres, parce que celui-ci, plus raréfié par la chaleur, *s'éleve en-haut & passe par-dessus la surface de l'athmosphere.*

Mais les principes que nous avons établis ci-dessus, ne paroissent-ils pas prouver que la seule inégalité de raréfaction de l'air ne suffit pas pour produire du vent ? D'ailleurs, si l'inégalité de raréfaction pouvoit le produire, il sembleroit que ce seroit l'air qui couvre les côtes, qui étant plus dilaté, vaincroit la résistance de celui qui couvre la mer ; ce qui produiroit un vent qui souffleroit par une infinité de directions des côtes de la mer Méditerranée vers le centre

* Essais de Physique.

---

semblablement à tous les vents de mer, cependant j'ai cru ne devoir parler que de celui-ci, que j'ai observé.

(o) *Id. ibid.*

de cette mer ; directions cependant tout-à-
fait oppofées à celles du vent dont il s'a-
git.

A l'égard de la feconde fuppofition de
M. Muffchenbroek, que *l'air qui couvre les
terres paffe par-deffus la furface de l'athmofphere*, quoiqu'ingénieufe, elle eft fujette à
plufieurs difficultés que je pafferai fous filen-
ce, de peur d'être trop long. Enfin il me
paroît que fuivant notre théorie, l'explication de ce phénomene eft toute fimple, &
qu'on doit attribuer la caufe de ce vent à
ce que l'air, qui couvre la mer, fe charge
dans la grande chaleur du jour, d'une plus
grande quantité d'eau, & devient plus pefant que l'air qui couvre les terres.

QUESTIONS.

1°. Le plus ou moins d'eau que l'air tient
en diffolution, peut-il faire varier fenfible-
blement la réfraction aftronomique ?

2°. Si l'air de notre athmofphere, froid
au terme de la glace ou au-deffus, fe refroi-
diffoit au point de ne pouvoir tenir en diffolution toute l'eau qu'il tenoit auparavant,
les particules infenfibles de l'eau fe gele-
roient à mefure qu'elles fe précipiteroient :
n'eft-ce pas ainfi que fe forme la neige, dont
les flocons paroiffent formés de particules

très-déliées, glacées séparément, & unies en un corps rare & léger ?

3°. La figure réguliere qu'affectent quelquefois les flocons de neige, ne doit-elle pas la faire regarder comme une espece de cryſtalliſation de l'eau (*p*) ?

SECONDE PARTIE.

Sur la Roſée.

Les Anciens ont avancé, mais ſans en donner de preuves, que la roſée tomboit de l'air. En 1687, quelques Membres de l'Académie des Sciences ſoupçonnerent qu'elle s'élevoit de la terre ; MM. Gerſten & du Fay appuyerent ce ſentiment d'un grand nombre d'expériences. Celles que ce dernier rapporte, ſembloient démonſtratives. Enfin M. Muſſchenbroek paroiſſoit avoir réuni ces deux ſentiments ; mais ſi l'on fait attention à ce qu'il dit à la fin du paragraphe 1534°. & au commencement du 1535°. de ſes Eſſais de Phyſique, on remarquera aiſément que dans le fond ſon ſentiment eſt le même que celui de M. du Fay, & qu'il n'en differe qu'en ce qu'il ſoutient

---

(*p*) La variété de figure des flocons de neige ne détruit pas cette conjecture, puiſqu'on obſerve beaucoup plus de variétés dans la cryſtalliſation de certains ſels.

qu'après s'être élevée de la terre dans l'ath-
molphere , la rofée retombe enfuite d'un
mouvement direct de haut en-bas , tandis
que M. du Fay penfoit qu'elle flotte çà &
là , fans aucune direction déterminée. M.
Muffchenbroek parle d'une efpece de rofée
particuliere , qu'il regarde comme une fueur
des plantes , dont nous aurons occafion de
parler dans la fuite.

Voilà en peu de mots l'hiftoire de ce qu'on
a penfé jufqu'ici fur l'origine de la rofée. Il
feroit inutile d'entrer dans le détail de ce
qu'on a avancé fur les caufes de ce météo-
re ; les Auteurs qui en ont parlé , n'ayant
point connu la propriété de l'air qui a été
développée dans la premiere partie de ce
Mémoire, feule caufe de la rofée, & qui
ainfi peut feule fervir de fondement à fa
théorie, n'ont pû nous donner fur ce fujet
que des hypothefes vagues, fort éloignées
de la vérité. Je pafferai donc tout de fuite
au détail de mes expériences : commençons
par indiquer comment la connoiffance de la
propriété de l'air dont je viens de parler ,
m'y a conduit.

Le degré de faturation de l'air fe trouvant affez fouvent , pendant le jour , peu
éloigné de fon degré de chaleur , & l'air devenant toutes les nuits de plufieurs degrés
plus froid que pendant le jour , il étoit naturel

turel de penser que l'air se refroidissoit certaines nuits au-dessous du degré de saturation ; & que lorsque cela arrivoit, toute l'eau
surabondante au degré de chaleur de l'air
devoit se précipiter & former la rosée qui
tombe de l'air, supposé qu'il y eût une telle
rosée. L'expérience suivante me montra
bien-tôt la justesse de cette conjecture.

Le 27 Septembre 1752, au coucher du
soleil, j'observai sur la plate-forme de l'Observatoire, le degré de saturation de l'air,
qui étoit le 13°. degré $\frac{1}{2}$. Le thermometre
étant au même endroit à l'ombre, au 17e.
degré, je fixai sur le porte-lunette de la
machine parallactique, un thermometre &
une bouteille de verre blanc. Le lendemain
matin, ayant retourné à l'Observatoire avant
le lever du soleil, je trouvai beaucoup de
rosée sur ma bouteille ; le thermometre étoit
au 12e. degré $\frac{1}{2}$; un degré au-dessous de
celui de saturation observé le soir précédent.

Cette premiere expérience fut donc une
preuve complette de la vérité de ma conjecture. Il étoit facile d'en tirer cette conséquence, que puisque le degré de saturation,
observé la veille, étoit plus haut que le degré auquel l'air s'étoit refroidi pendant la
nuit, toute l'eau surabondante à ce degré
avoit dû nécessairement se précipiter, &

Tome I. C

Il y a une rosée qui vient de l'air.

former au moins une partie de la rosée qui étoit tombée cette nuit ; & par conséquent, que certains jours la rosée vient au moins en partie de l'air.

La conséquence que je viens de tirer de cette premiere expérience, a été confirmée par un grand nombre de semblables expériences, dont voici le résultat. Toutes les fois que j'ai trouvé ma bouteille mouillée de rosée, le froid de la nuit avoit fait descendre le thermometre au-dessous du degré de saturation observé le soir précédent ; & toutes les fois que je n'y ai point trouvé de rosée, le froid de la nuit n'avoit pas fait descendre le thermometre aussi bas que le degré de saturation observé la veille.

N'ayant trouvé de la rosée sur ma bouteille, que toutes les fois que l'air s'étoit refroidi pendant la nuit au-delà du degré de saturation observé la veille, ou, ce qui revient au même, toutes les fois qu'il étoit tombé de la rosée de l'air, il me semble qu'on en peut conclure que cette rosée venoit toute entiere de l'air, & que la rosée qui s'éleve de la terre, & dont nous parlerons dans la suite, ne peut guere s'élever à une si grande hauteur.

Je ne dois point dissimuler que les nuits du 12 au 13, du 14 au 15, du 15 au 16, & du 26 au 27 Octobre de l'année dernie-

re, je ne trouvai point de rosée sur ma
bouteille, quoique ces nuits-là le froid eût
fait descendre le thermometre au-dessous du
degré de saturation observé la veille. Cette
observation paroît d'abord contraire à ce
que nous venons d'avancer, mais il est facile de prévenir l'objection qu'on en pourroit
tirer contre moi, en avertissant que ces mêmes nuits le vent changea, & du sud ou
de l'ouest se tourna au nord ; changement
qui, comme nous l'avons remarqué dans la
premiere Partie, fait baisser subitement le
degré de saturation de l'air ; de sorte que
l'air auroit pû se refroidir ces nuits-là de
plusieurs degrés au-dessous du degré de saturation observé la veille, sans atteindre
pour cela le nouveau degré de saturation
introduit par le changement de vent ; ce
qui, suivant nos principes, auroit été nécessaire pour qu'il tombât de la rosée de
l'air. Par une raison contraire, il pourroit
arriver que le vent se tournant pendant la
nuit du nord au sud ou à l'ouest, l'air se refroidît au-dessous du nouveau degré de saturation introduit par le changement de
vent, & que par conséquent il tombât de la
rosée de l'air, quoique le thermometre se
fût soutenu plus haut que le degré de saturation observé la veille.

Ainsi, quoique certains jours le change-
C ij

ment de vent puisse causer des irrégularités dans le succès de notre expérience, ces
irrégularités, dont nous venons d'exposer
les causes, ne peuvent renverser ce que
nous avons avancé ; savoir, que certains
jours la rosée vient au moins en partie de
l'air, & que cette rosée est formée par la précipitation de la partie surabondante de l'eau,
laquelle, cet air refroidi pendant la nuit,
ne peut plus tenir en dissolution.

Pourquoi il ne tombe point de rosée dans les villes.

Lorsque l'air libre, après s'être refroidi
pendant la nuit jusqu'au degré de saturation,
continue à devenir plus froid, pour lors à
mesure que l'air se refroidit, la partie d'eau
surabondante se précipite insensiblement,
& le degré de saturation baisse en même-
temps que le degré de chaleur *. Cela posé,
il ne nous est pas difficile de rendre raison
de ce qu'il ne tombe point de rosée dans les
villes, même les nuits que l'air s'y refroidit
au-dessous du degré de saturation observé
la veille. Pour expliquer ce phénomene, il
suffit de faire observer que pendant la nuit
l'air est ordinairement de deux ou trois, &
quelquefois de quatre degrés plus chaud dans
la ville qu'à la campagne ; d'où il résulte (le
degré de saturation étant toujours le même
à la ville & à la campagne) que l'air ne peut
jamais se refroidir dans la ville pendant la
nuit jusqu'au degré de saturation : éclaircis-
sons ceci par un exemple.

* *Voyez l'Art. III, pag. 14 & suiv.*

Le 21 Septembre 1752, le soleil venant de se coucher, le thermometre étoit sur la terrasse de l'Observatoire au 16e. degré : le degré de saturation de l'air étoit le 15e. Le lendemain matin, avant le lever du soleil, le thermometre fixé sur le porte-lunette de la machine parallactique étoit descendu au 11e. degré, quatre degrés au-dessous du degré de saturation observé le soir précédent : la bouteille que j'avois fixée au même endroit, étoit toute couverte de rosée en grosses gouttes. Dans la ville, le thermometre n'étoit descendu qu'au 14e. degré $\frac{1}{2}$: je ne trouvai point de rosée sur une bouteille que j'avois mise en expérience sur mon balcon, quoique l'air de la ville se fût refroidi pendant la nuit un demi-degré au-dessous du degré de saturation observé le soir précédent.

Dans cet exemple, il est clair qu'avant que l'air de la ville eut atteint, en se refroidissant, le 15e. degré, le degré de saturation n'étoit plus le même que la veille, mais au moins trois degrés plus bas ; de sorte que, quoique l'air de la ville se fût refroidi cette nuit-là un demi-degré au-dessous du degré de saturation observé la veille, on peut cependant dire avec vérité qu'il n'avoit pas atteint, en se refroidissant, le degré de saturation, parce que ce degré avoit baissé pendant la nuit, & se trouvoit toujours au moins de trois degrés au-dessous du degré de chaleur de l'air de la ville. L'air de la ville se soutient donc toutes les nuits de quelques degrés au-dessus du degré de saturation (*q*): voyons comment cette différence peut être cause que la rosée qui tombe de l'air ne s'observe point dans la ville.

L'air qui est dans la ville n'atteint jamais le degré de saturation : il ne peut donc se précipiter de l'eau de cet air sur les corps qui lui sont exposés, & ces corps ne pourroient s'humecter de la rosée qui tombe de l'air, que par la chute des particules d'eau qui se précipiteroient de la partie de l'athmosphere qui est au-dessus de la ville ; mais ces particules d'eau sont aisément dissipées, ou plutôt *dissoutes*, à mesure qu'elles se précipitent, parce que l'air de la ville se soutenant toutes les nuits de quelques degrés audessus du degré de saturation, il ne peut perdre, comme l'air libre, toute son activité dissolvante : voici une observation qui me paroît confirmer ce que je viens d'avancer.

Dans le territoire de Montpellier, l'air

______

(*q*) Nous ne parlons ici que des quarriers garnis de maisons ; dans les endroits découverts, l'air se refroidit comme à la campagne, & il y tombe de même de la rosée.

est, certains jours d'hiver, si chargé d'eau, relativement à sa chaleur, qu'en plein jour, quoique le temps soit serein, il dépose de l'eau sur les plantes dans les endroits qui sont à l'ombre, de sorte que ces plantes se couvrent de rosée en plein jour. Cette espece de rosée ne s'observe pas seulement à la campagne, elle tombe en même-temps très-abondamment sur les pavés de la ville, dans les endroits qui sont à l'ombre. Cette eau, que l'air dépose en plein jour, n'est-elle pas une véritable rosée qui tombe de l'air dans les endroits où il n'est pas échauffé par les rayons du soleil, & où sa température est au-dessous du degré de saturation de l'air libre & échauffé par les rayons du soleil ? Cette rosée tombant aussi dans la ville, où l'air est, pendant le jour, & sur-tout en hiver, au moins dans les pays méridionaux, aussi froid, pour ne pas dire plus, que l'air libre, n'est-ce pas une preuve de ce que nous avons avancé, que la rosée qui vient de l'air & qui tombe la nuit, ne s'observe pas dans la ville, parce que dans ce temps l'air de la ville est beaucoup plus chaud que l'air libre ?

La rosée qui vient de l'air se forme dans tous les points de l'athmosphere, par la précipitation de l'eau qu'abandonne chaque partie de l'air refroidi au-delà du degré de sa-

Pourquoi la rosée qui vient de l'air, mouille la surfase inférieu-re des corps qui y font expofés.

turation : fi dans l'inftant de la précipitation ces particules d'eau fe trouvent voifines d'un corps qui les attire, elles s'y doivent attacher. Delà il eft aifé de concevoir pourquoi cette rofée mouille non-feulement la partie fupérieure, mais auffi la partie inférieure des corps qui attirent l'eau, tels que le verre, la porcelaine.

La propriété de s'attacher facilement au verre, aux porcelaines, & d'être, pour ainfi dire, repouffée par les métaux polis, ne paroît pas être particuliere à la rofée; il me femble au contraire qu'elle eft commune à toute vapeur aqueufe.

Deuxie-me efpece de rofée; qui, dans le fond, ne differe de la troifieme que par la quantité.

Lorfqu'il étoit tombé pendant la nuit de la rofée de l'air, j'ai obfervé conftamment le matin fur les campagnes humides, par exemple, fur les prairies, une vapeur épaiffe en forme de brouillard, qui s'éleve ordinairement de fept à huit pieds au-deffus du fol, quelquefois plus, quelquefois moins. Cette efpece de rofée vifible ne differe que par la quantité de la rofée invifible dont je vais parler : c'eft pourquoi je n'expoferai fa théorie qu'après avoir développé l'origine & les caufes de celle-ci.

Troifieme efpece de rofée.

Dans le cours de mes expériences, il m'eft arrivé le plus fouvent de trouver de la rofée fur les plantes à la campagne, quoique, l'air ne s'étant pas refroidi jufqu'au degré de saturation, je n'eusse point observé cette vapeur épaisse dont je viens de parler, & que je n'eusse point trouvé de rosée sur des bouteilles exposées sur la terrasse de l'Observatoire; en un mot, quoiqu'il ne fût tombé aucune des deux especes de rosée dont j'ai parlé ci-dessus: la rosée qu'on observe ces jours-là fait donc une troisieme espece de rosée. Les deux premieres especes s'observent peu fréquemment, au moins à Montpellier; au contraire, il y a peu de jours dans l'année où l'on ne trouve plus ou moins de cette troisieme espece. Commençons par le détail des observations qui m'ont servi à déterminer son origine, ensuite il ne nous sera pas difficile d'en développer la théorie.

Les jours où l'on observe les deux especes de rosée précédentes, les plantes se trouvent à la campagne chargées de beaucoup d'humidité, même celles qui sont dans les terres les plus arides; au contraire, les jours où l'on n'observe que cette troisieme espece de rosée, toutes les plantes sont moins chargées d'humidité, & l'on n'en trouve point du tout sur les plantes qui sont dans une terre seche. En général, l'humidité dont les plantes sont couvertes, est à-peu-près proportionnelle à l'humidité des lieux qu'elles habitent: j'ai souvent observé ces jours-là que dans un terrein inégal les plantes qui étoient dans l'endroit le plus bas & humide, étoient chargées de rosée, tandis que des plantes de la même espece qui étoient dans l'endroit élevé & aride, à une distance de quelques pieds, n'en étoient aucunement mouillées.

Les observations que je viens de rapporter, prouvent que la rosée dont il s'agit ici ne vient point de l'air : on ne peut non plus la regarder comme une humidité ou vapeur insensible, qui, s'élevant du sein de la terre, se répandroit de-là dans l'athmosphere, pour retomber ensuite sur les plantes. Enfin, il est clair que cette espece de rosée n'est point générale, mais qu'elle doit être attribuée à l'humidité particuliere des lieux que les plantes habitent. Il nous reste actuellement à déterminer comment cette humidité produit la rosée dont il s'agit ; si c'est une vapeur qui s'élevant de la terre dans les endroits humides, s'arrête ensuite sur les plantes, ou si nous devons regarder, avec M. Musschenbroek (r), cette rosée comme une espece des sueur des plantes : les expériences que je vais rapporter démontrent qu'elle se for-

____

(r) L'espece de rosée dont nous parlons actuellement, est la même que celle que M. Musschenbroek dit s'observer après une nuit séche. (*Essais de Physique*, n°. 1533). Il entend sans doute par le mot de *nuit séche*, une nuit pendant laquelle il ne tombe point de rosée sur des corps exposés en plein air, éloignés de la terre.

me, au moins pour la plus grande partie, de la premiere maniere.

Si l'on expose des morceaux de verre à un ou deux pouces au-dessus d'un terrein un peu humide, on observera, 1°. qu'ils ne se chargent d'aucune humidité pendant le jour, soit qu'ils soient exposés au soleil, soit que l'endroit soit à l'ombre : il en est de même lorsque le temps est couvert : 2°. que les nuits pendant lesquelles on n'observe que de notre troisieme espece de rosée, ils se couvrent de rosée, ce qui n'arrive pas aux morceaux de vitre exposés de la même maniere au-dessus d'un terrein sec ; d'où il suit que les nuits où l'on observe notre troisieme espece de rosée, il s'éleve de la terre une vapeur qui s'attache aux morceaux de verre qui en sont peu éloignés : cette vapeur ou humidité ne s'attache pas moins aux plantes : en voici la preuve.

Le 21 Avril de cette année, après le coucher du soleil, je pris des feuilles de chiendent arrachées de leurs tiges, j'exposai ces feuilles sur un réseau de fil au-dessus d'un endroit où il y avoit des herbes semblables : le lendemain matin j'observai que quoiqu'il ne fût tombé cette nuit que de notre rosée de la troisieme espece, les feuilles des plantes arrachées de leurs tiges en étoient chargées comme les feuilles des plantes entieres

qui étoient au-deſſous : les gouttelettes de
de roſée gardoient ſur les premieres à-peu-
près le même arrangement que ſur les plantes entieres. Cette expérience ayant été répétée un grand nombre de fois, a toujours
eu le même ſuccès.

Les expériences que je viens de rapporter
montrent que le verre & les plantes arrachées de leurs tiges, corps qui ne peuvent
ſuer, expoſés à peu de diſtance de la terre,
ſe couvrent de roſée de la troiſieme eſpece ;
d'où il eſt aiſé de conclure que cette roſée
doit être attribuée, au moins pour la plus
grande partie, à une humidité qui s'éleve de
la terre pendant la nuit, & s'arrête ſur les
plantes. Conſidérons cette roſée ſous ce
point de vue, eſſayons d'en développer la
théorie, & de l'appliquer à la deuxieme eſpece de roſée dont nous avons parlé plus
haut.

Théorie de cette ro- Pour expliquer clairement comment cette
ſée. vapeur s'éleve de la terre pendant la nuit,
& humecte les plantes & le verre, tandis
que la même choſe n'arrive pas dans le jour,
nous ferons avec le lecteur, les obſervations
ſuivantes. 1°. L'humidité étant ſuppoſée la
même, la quantité d'eau qui s'évapore des
corps, dépend de la chaleur propre de ces
corps, & de l'activité diſſolvante de l'air * ;
elle eſt proportionnelle à l'intenſité de ces
deux cauſes.

* *Voyez l'article V, Corol.* 2.

2°. Toutes les fois que l'air ne peut dissoudre à mesure toute l'eau qui s'exhale d'un corps, la partie de cette eau qui ne se dissout pas, forme une vapeur qui s'arrête sur les corps qui y sont exposés, supposé que ces corps soient considérablement plus froids que celui d'où part la vapeur (f).

3°. Dans un air dont l'activité de dissolution est foible ou nulle, la vapeur qui s'exhale d'un corps peut devenir sensible, & humecter les corps qu'on lui présente, quoiqu'elle soit en très-petite quantité; tandis qu'une vapeur beaucoup plus considérable sera insensible & ne mouillera pas les corps qui lui seront présentés dans un air dont l'activité de dissolution sera forte.

Ces principes, dont la vérité paroît incontestable, étant un fois posés, il est facile d'en déduire que l'humidité qui s'arrête pendant la nuit sur le verre & sur les plantes, dépend d'une évaporation toute simple, qui, quoique plus considérable pendant le jour, ne devient cependant pas sensible, & au contraire, quoique moins considérable pendant la nuit, devient sensible, & s'arrête sur le verre & sur les plantes. Pour faire sentir la

Elle dépend d'une évaporation toute simple.

(f) Si ces corps n'étoient considérablement plus froids que celui d'où part la vapeur, à raison de leur chaleur, ils dissiperoient autant d'humidité qu'ils en pourroient recevoir.

vérité de ce que je viens d'avancer, je me contenterai de faire remarquer que le jour & la nuit different par les circonstances requises pour que l'humidité qui s'éleve de la terre devienne sensible & s'arrête sur les plantes pendant la nuit, quoique moins considérable que le jour, où elle ne s'arrête pas sur les plantes : telles sont les circonstances suivantes.

Circonstances par lesquelles la nuit differe du jour, & qui font que l'humidité qui s'éleve de la terre s'arrête sur les plantes pendant la nuit.

1°. L'air est plus froid la nuit que le jour; lorsqu'on observe cette espece de rosée, son degré de chaleur est toujours près du degré de saturation (1), son *activité dissolvante* est beaucoup plus foible que pendant le jour (*Voyez ci-dessus la* 3. *Observation*).

2°. La terre ne se refroidit pas pendant la nuit autant que l'air, de sorte que la quantité d'eau qui s'en évapore, ne diminue pas dans la même proportion que l'*activité dissolvante* de l'air s'affoiblit.

3°. Enfin, les herbes ou le verre exposés à cette vapeur se refroidissent pendant la nuit autant que l'air, & par conséquent beaucoup plus que la terre, de sorte que la vapeur qui s'en éleve peut s'arrêter sur

(1) Le degré de chaleur de l'air ne differe ordinairement ces nuits-là que d'un, deux ou trois degrés du degré de saturation : quand il se soutient de plus de quatre degrés au-dessus du degré de saturation, il conserve une activité dissolvante considérable; aussi ne trouve-t-on point de rosée ces jours-là, au moins aux environs de Montpellier.

ces corps sans être dissipée à mesure. (*Voyez ci-dessus la* 2ᵉ. *Observation*).

Voici une expérience au moyen de laquelle, en imitant les circonstances que nous venons de remarquer, on peut produire en plein jour une rosée toute semblable à notre troisieme espece de rosée ; ce qui paroît une preuve complette de la justesse de la théorie que je viens d'établir.

Je prends un pot plein de terre bien humectée, j'expose à quelques lignes au-dessus de cette terre un morceau de vitre : ce pot pourroit demeurer des journées entieres dans une chambre, sans qu'il s'attachât une goutte d'eau à la surface du morceau de vitre ; il en seroit de même s'il demeuroit toute la journée exposé au soleil : mais si, cette terre ayant été bien échauffée par le soleil, on transporte le pot dans un endroit plus frais, par exemple, dans une chambre, la surface inférieure du morceau de verre se couvre en peu de minutes de goûttelettes d'eau. La similitude des circonstances de cette expérience & de celles que j'ai dit concourir pendant la nuit à la production de la rosée dont il s'agit, est si visible, qu'il seroit inutile de m'arrêter à la faire sentir : je conclurai donc que la vapeur qui, pendant la nuit, s'éleve de la terre & s'arrête sur les corps qui en sont peu éloignés, doit

être attribuée à une évaporation toute fimple, qui, quoique moins confidérable pendant la nuit, devient cependant fenfible par
le concours des circonftances que nous avons
indiquées.

Applica-
tion de cet-
te théorie à
la deuxie-
me efpece
de rofée.

Lorfque l'air fe refroidit pendant la nuit
jufqu'au point de faturation, la terre, beaucoup plus chaude que l'air, continue d'ex-
haler de l'eau : cette eau ne peut fe diffiper,
ou, pour mieux dire, fe diffoudre dans
l'air refroidi au degré de faturation, elle y
doit demeurer dans l'état de pure divifion
méchanique, ou, ce qui revient au même,
dans l'état d'un brouillard. De-là il eft aifé
de concevoir comment fe forme l'efpece de
rofée qui s'obferve les mêmes jours que la
rofée qui tombe de l'air, & qui s'éleve
comme un brouillard fur les campagnes humides : il eft clair que cette efpece de rofée
eft produite par les mêmes caufes que celle
dont nous venons de parler, & qu'elle n'en
differe que par la quantité.

Cette
théorie pa-
roît auffi
devoir s'ap-
pliquer aux
brouillards.

Suivant toutes les apparences cette théorie pourra auffi s'appliquer à ces brouillards
réglés qui s'obfervent à Lyon & ailleurs :
quoique je n'en aie point d'hiftoire exacte,
cependant autant que j'en puis juger par ce
que j'ai vu moi-même & par ce que j'en ai
entendu dire, il me paroît que les circonftances des temps & des lieux qui font favorables

tables à la production de notre deuxieme espece de rosée, sont aussi favorables à la production de ces brouillards, *& vice versâ*, & qu'ils ne different de cette espece de rosée que par leur élévation : peut-être aussi cette même théorie pourra-t elle s'étendre à tous les brouillards en général.

Pour ne rien laisser à desirer , j'aurois souhaité ne pas quitter cette matiere sans m'être assuré par des expériences si les plantes suent effectivement pendant la nuit , comme l'a pensé M. Musschenbroek , & si cette cause concourt avec celle que nous venons de développer , à la production de notre rosée de la troisieme espece ; mais ayant été détourné de ces recherches par des occupations qui vraisemblablement ne me permettront pas de quelque temps de les reprendre , j'ai mieux aimé laisser quelques doutes sur ce sujet, que de différer trop long-temps à publier ces observations. Je remarquerai seulement que l'expérience sur laquelle M. Musschenbroek appuie son sentiment, ne semble pas être aussi convaincante qu'elle lui a paru l'être : voici son expérience.

Il prend deux demi-cercles de plomb échancrés au milieu de leurs diametres , pour donner passage à la tige d'un pavot ; ces deux plaques étant posées sur la terre l'une contre

Tome I.   D

l'autre, & embraffant la tige du pavot, il couvre le tout d'une cloche de verre. Cette plante, à l'abri de toute humidité qui pourroit venir de l'air ou de la terre, s'humecte pendant la nuit de rofée, comme celles qui font en plein air ; d'où ce célebre Phyficien conclud que la plante qui fe couvre de rofée fous la cloche, ne pouvant recevoir d'humidité que par la voie de fa propre tranfpiration, la rofée qui fe trouve fur les plantes expofées en plein air, eft auffi dûe à leur tranfpiration, & qu'elle n'eft autre chofe qu'une efpece de fueur : fur quoi je remarquerai,

1°. Que cette conclufion eft trop générale, puifque nous avons démontré ci-deffus que notre troifieme efpece de rofée devoit être attribuée, au moins pour la plus grande partie, à l'humidité qui s'éleve de la terre.

2°. Que cette expérience ne pourroit être réellement démonftrative en faveur de ce fentiment, qu'autant que la plante qui eft fous la cloche fe trouveroit abfolument dans les mêmes circonftances que celles qui font en plein air ; avec cette feule différence, que celle-là ne pourroit recevoir d'humidité que par la voie de fa propre tranfpiration : mais il s'en faut bien que la chofe ne foit ainfi ; outre la différence dont je viens de parler, on remarque aifément qu'elles different encore par les circonstances suivantes ; 1o. la plante qui est sous la cloche ne se refroidit pas aussi vîte, & transpire beaucoup plus que celles qui sont exposées à l'air ; 2°. l'humeur de la transpiration de la plante couverte se ramasse sous la cloche dès le premier instant qu'elle en est couverte, ce qui n'arrive pas aux plantes exposées à l'air, l'humeur de leur transpiration (qui s'évapore avant que l'air soit assez refroidi pour que la rosée commence) est entiérement perdue, & ne peut servir à les humecter ; 3°. enfin, l'eau qui s'exhale de la plante renfermée sous la cloche, a bientôt soulé l'air qu'elle contient, de sorte qu'il ne peut plus dissoudre de nouvelle eau ; au contraire, l'air qui environne les plantes découvertes est toujours dessicatif ou dissolvant, toutes les nuits qu'il ne tombe que de notre troisieme espece de rosée.

Outre l'expérience que nous venons de rapporter, & sur laquelle M. Musschenbroek fonde principalement son sentiment, il s'appuie encore sur l'observation suivante : voici ses paroles. « La rosée des plantes est » proprement comme leur sueur, & par con- » séquent une humeur qui leur appartient, » & qui sort de leurs vaisseaux excrétoires ; » de-là vient que les gouttes de cette rosée » different entr'elles en grandeur & en quan-

» tité, & occupent différentes places, sui-
» vant la structure, le diametre, la quantité
» & la situation de ces vaisseaux excrétoires :
» tantôt on les voit rassemblées proche de la
» tige où commence la feuille, comme dans
» les choux & les pavots ; une autre fois
» elles se tiennent sur le contour des feuilles
» & sur toutes les éminences, comme cela
» se remarque sur-tout dans le cresson d'Inde ;
» quelquefois on les voit au milieu de la
» feuille proche de la côte ; elles se trou-
» vent aussi assez souvent sur le sommet de
» la feuille, comme dans l'herbe des prés :
» enfin elles occupent encore diverses autres
» places, de sorte qu'on ne sauroit trouver
» deux plantes de différentes especes sur les-
» quelles la rosée soit disposée de la même
» maniere.... On doit donc conclure que
» la rosée des plantes est proprement leur
sueur ». Les observations que je vais rapporter, me paroissent pouvoir être opposées à
celles de M. Musschenbroek, & montrer
que l'induction qu'il en tire n'est pas solide-
ment établie.

On trouve ordinairement sur les choux-
fleurs une quantité considérable de rosée à
l'aisselle des feuilles près de la tige, dans un
endroit où la feuille fait un repli ; ce qui
prouve, selon le sentiment de M. Musschenbroek, qu'il y a dans cet endroit des vais-

seaux excrétoires particuliers qui fourniffent cette rofée ; mais, pour peu qu'on y faffe attention, on remarquera aifémen. qu'elle s'y amaffe feulement à raifon de la déclivité. En effet, on ne trouve pas de la rofée feulement à la naiffance des feuilles, toute leur fuperficie en eft couverte, avec cette feule différence, que la rofée qui fe trouve répandue fur la fuperficie de la feuille eft difpofée en petites gouttes : un coup d'œil fur la pofition de ces feuilles, fuffit pour faire remarquer que les petites gouttes qui fe trouvent fur leur fuperficie ne peuvent fe réunir & rouler fur la feuille fans aller fe rendre à fon aiffelle, & il n'eft pas difficile de fe convaincre que la quantité confidérable de rofée, qui fe trouve à l'aiffelle des feuilles, s'y eft raffemblée de cette maniere ; car en fecouant légérement la feuille, on voit les gouttelettes de rofée, qui étoient répandues fur fa fuperficie, fe réunir en gouttes plus groffes, rouler fur la feuille, & fe rendre vers fa naiffance à l'endroit où l'on trouve ordinairement la rofée ramaffée. Cette obfervation ne prouve donc pas qu'il y ait dans cet endroit des vaiffeaux excrétoires particuliers, elle me paroît prouver feulement que fur les choux la rofée fe ramaffe vers l'aiffelle des feuilles à raifon de la déclivité ; cela eft fi vrai, que fi la conformation

D iij

de la feuille eſt telle qu'elle forme en quelqu'autre endroit un creux où la roſée puiſſe
être retenue , elle s'y ramaſſe de même. Enfin, lorſque le chou-fleur eſt avancé & que
la feuille commence à ſe renverſer, pour
lors la roſée eſt portée par la déclivité vers
les bords de la feuille , & s'y amaſſe en
groſſes gouttes ſur les petites éminences qui
ſe trouvent le long de ces bords. A l'égard
des plantes graminacées , il paroît beaucoup
plus difficile de rendre raiſon de ce que ,
lorſque ces plantes ſont fort petites & droites , on ne trouve de la roſée qu'à la pointe
de leurs feuilles ; mais il n'eſt pas a ſi difficile de faire voir que cette obſervation n'eſt
pas concluante en faveur du ſentiment de **M.**
Muſſchenbroek. Ayant ſemé du blé dans un
pot de terre , lorſqu'il étoit haut d'environ
deux pouces , je l'aſpergeai d'eau : d'abord,
après l'aſperſion , je vis des gouttes d'eau
diſperſées çà & là ſur la ſuperficie des feuilles, mais un quart-d'heure ou une demi-
heure après , je vis les pointes des feuilles
garnies chacune d'une groſſe goutte d'eau ;
ce blé étant expoſé à la pluie, j'ai obſervé
que la même choſe arrivoit. Or il eſt certain que dans ces deux cas l'eau qui ſe ramaſſe à la pointe des feuilles , vient du dehors ; d'où il ſuit qu'on ne peut pas conclure de ce qu'ordinairement la roſée ſe

trouve à la pointe des feuilles seulement, que cette rosée vienne de la plante même, & qu'elle y soit apportée par des vaisseaux excrétoires particuliers. J'aurois pu prouver encore la même chose, en faisant remarquer que cette particularité dépend beaucoup de la situation de la plante ; car dès que les feuilles sont inclinées, on trouve de la rosée sur toute leur superficie.

Je suis bien éloigné de penser que ces réflexions suffisent pour prouver que la transpiration des plantes ne concourt aucunement à la production de notre rosée de la troisieme espece, je les crois seulement suffisantes pour en faire douter, & pour montrer que si cette cause a quelque part à sa production, au moins elle n'y concourt pas de la même maniere que l'a pensé M. Musschenbroek, & que cette rosée ne paroît pas devoir être regardée comme une humeur fournie & déposée en certains endroits particuliers par des vaisseaux excrétoires destinés à cet usage.

Après ce que nous avons dit jusqu'ici sur la rosée & sur ses différentes especes, il nous est facile de répondre aux questions suivantes.

1°. Pourquoi la rosée est-elle plus abondante dans les campagnes basses & humides ? Pourquoi en trouve-t-on souvent dans ces campagnes, tandis qu'il n'y en a point ail-

Explication des variations que l'on observe dans

la quantité
de la rosée.

leurs ? C'eſt que la roſée qui s'éleve des terres dépend d'une évaporation proportionnelle à leur humidité.

2°. Pourquoi, dans l'automne, le printemps & l'hiver (*u*), la roſée eſt-elle plus abondante qu'en été ? C'eſt que dans cette derniere ſaiſon les terres ſont arides ; outre cela il me ſemble avoir obſervé que dans cette ſaiſon il y a moins de différence entre la chaleur de l'air dans le jour & pendant la nuit , que dans les autres ſaiſons. Cette derniere circonſtance (ſuppoſé que mon obſervation ſoit juſte) eſt également contraire à la production de la roſée qui vient de l'air , & à la production de celle qui s'éleve de la terre : la premiere circonſtance eſt ſeulement contraire à la production de celle-ci.

3°. Pourquoi la roſée eſt-elle très-abondante par un temps calme & ſerein , le vent étant au ſud , au ſud-eſt ou au ſud-oueſt , lorſqu'une nuit fraîche ſuccede à un jour chaud ? C'eſt que ce ſont-là les circonſtances dans leſquelles l'air eſt le plus chargé d'eau pendant le jour , & ſe refroidit le plus au-deſſous du degré de ſaturation pendant la nuit.

4°. Pourquoi, lorſque le vent du nord

(*u*) Sous le climat tempéré de Montpellier , on obſerve de la roſée en hiver comme dans les autres ſaiſons , excepté par le vent du nord. *Voyez la remarque* (*t*) *page* 46.

souffle, n'observe-t-on, pour l'ordinaire, aucune espece de rosée (*x*)? C'est que par ce vent le degré de chaleur de l'air se soutient pendant la nuit beaucoup au-dessus du degré de saturation, de sorte qu'il conserve trop d'activité à dissoudre l'eau, pour que la rosée de la troisieme espece puisse avoir lieu.

5°. Quel degré de chaleur pendant le jour, & quel degré de froid pendant la nuit sont requis pour qu'il tombe de la rosée ? Il est facile d'appercevoir par tout ce que nous avons dit jusqu'ici, que cette question de M. Musschenbroek est, pour m'exprimer avec les Géometres, une question indéterminée qui peut recevoir une infinité de solutions (*y*).

Enfin, je terminerai ce Mémoire par quelques remarques sur les expériences de M. du Fay * : j'examinerai seulement celle qui est rapportée à la page 360, parce que les réflexions que je ferai sur cette expérience seront faciles à saisir, & s'appliqueront aisément aux autres expériences du même Auteur.

Réflexions sur les expériences de M. du Fay.

* *Mém. Acad. 1736.*

« J'avois aussi exposé ce même jour-là, dit

(*x*) Nous ne parlons ici que d'un vent de nord décidé & qui se fasse sentir.

(*y*) On peut tirer ces solutions de ce que nous avons dit, *page* 32 *& suiv.* sur la rosée de l'air, & de ce que nous avons dit, *note* (*t*) *page* 46, sur celle qui s'éleve de la terre.

» ce célebre Physicien, deux vitres bien se-
» ches, l'une à un pouce de terre sur un ap-
» pui de bois, & l'autre à treize pieds, dé-
» bordant de trois pouces de dessus une
» planche isolée. A cinq heures & demie, il
» y avoit de l'humidité en dessus & en des-
» sous du verre qui étoit à un pouce de terre,
» mais plus en dessous qu'en dessus, & il n'y
» en avoit pas la moindre apparence sur la
» vitre qui étoit à treize pieds. A six heures
» il y avoit des gouttes formées dessus &
» dessous celle qui étoit près de la terre, &
» sur l'autre le commencement d'une très-lé-
» gere vapeur. A neuf heures, les gouttes
» étoient formées sur l'une & sur l'autre,
» mais celles de la vitre d'en-bas étoient
» beaucoup plus grosses & plus nombreuses,
» & toujours plus en dessous qu'en dessus ».
Cette expérience fut répétée six jours de
suite avec le même succès, ce qui faisoit
dire à M. du Fay « qu'il lui paroissoit que
» ces observations répétées tant de fois, &
» toujours uniformes, ne laissoient plus au-
» cun doute sur la nature de la rosée, au
» moins en ce qui concerne sa chûte ou son
» élévation, & qu'on pouvoit être assuré
» qu'elle s'éleve de la terre & des plantes ».
Cette conclusion a paru jusqu'ici à tous les
Physiciens, comme à M. du Fay, une conséquence nécessaire de l'expérience que nous

venons de rapporter (z) ; cependant j'espere faire voir que cette expérience ne dément point ma théorie, & qu'elle ne prouve pas que toute la rosée s'éleve de la terre.

Nous avons remarqué ci-dessus, *page* 46, *note* (*t*) que pour que la vapeur qui s'éleve de la terre puisse s'amasser en gouttelettes sur les corps qui en sont peu éloignés, il n'étoit pas nécessaire que l'air se refroidît jusqu'au degré de saturation : or l'air se refroidissant dans la nuit par une gradation insensible, il est clair qu'il ne peut parvenir subitement à ce degré, & qu'ainsi dans l'expérience de M. du Fay, la vapeur qui s'éleve de la terre devoit s'arrêter sur la vitre qui n'étoit qu'à un pouce de terre, long-temps auparavant que l'air se fût refroidi au degré de saturation, & que la rosée qui tombe de l'air eût commencé à mouiller la vitre qui étoit à treize pieds de distance de la terre ; d'où il suit que cette expérience ne prouve pas que toute la rosée s'éleve de la terre. Outre cela, on conçoit aisément qu'à mesure que le froid de l'air approche plus du point de saturation, la quantité de vapeur qui, s'élevant de la terre, ne peut se dissoudre dans l'air, &

(z) Même à M. Muschen- | de l'air (*Voy. ce que nous en* broek, quoiqu'il soutienne | *avons dit au commencement de* qu'il y a une rosée qui tombe | *cette seconde Partie*).

s'arrête sur les corps qu'on lui présente, devient toujours plus considérable, & peut s'arrêter & se manifester sur des corps placés à de plus grandes hauteurs. Cette proposition suit si évidemment de ce que nous avons dit plus haut *, & nous fournit une explication si facile des autres expériences de M. du Fay, qu'il seroit inutile d'entrer dans un plus long détail sur ce sujet.

* *Voy. la page* 45 , *observ.* 2.

Voilà ce que j'avois à dire sur la rosée : le principe qui m'a conduit dans cette recherche, m'a suggéré des idées & des expériences si éloignées de celles des Auteurs qui m'ont précédé, qu'à moins d'entrer dans de très-longs détails, il m'eût été impossible de faire une critique un peu exacte de ce qu'on a dit avant moi sur cette matiere ; c'est pourquoi je n'en ai parlé qu'autant qu'il m'a paru absolument nécessare pour l'intelligence exacte de ce que j'ai avancé : écrivant un Mémoire & non un Traité sur cette matiere, j'ai cru devoir me reposer sur le Lecteur, du soin d'examiner les sentiments de ces Auteurs dans leurs propres ouvrages, & de juger lui-même de ce que je puis avoir ajouté à ce qu'on savoit avant moi sur cette matiere.

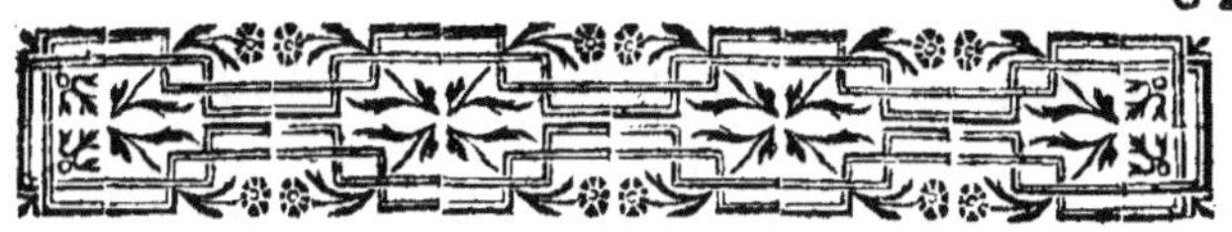

MÉMOIRE

SUR L'USAGE

DES EAUX DE BALARUC.

I L ne suffit pas de connoître la composition d'une Eau minérale , pour être en état de déterminer toutes ses propriétés ; les effets salutaires qu'elle peut produire dans telle ou telle maladie , & les différentes circonstances de ces maladies, qui exigent qu'on l'emploie avec plus ou moins de précaution , quelquefois même que l'on renonce entiérement à cette espece de remede. L'expérience seule peut nous donner des connoissances solides & suffisamment détaillées sur tous ces objets.

Les Médecins de Montpellier & ceux des environs, font seuls à portée d'acquérir de telles connoissances fur les Eaux de Balaruc ; & cependant il feroit à défirer, dans nombre de circonstances, que les Médecins qui en sont éloignés les eussent aussi ; c'est ce qui excite depuis long-temps leurs plaintes ,

& même celles de quelques malades, de ce qu'on n'a , jusqu'ici, imprimé aucun Mémoire suffisamment détaillé sur l'usage de ces Eaux : & c'est pour satisfaire à leurs désirs , que je publie celui-ci.

Je commencerai par décrire les différentes manieres dont on emploie les Eaux de Balaruc , & les effets sensibles qu'elles produisent, administrées sous ces différentes formes. Ensuite j'exposerai les maladies principales dans lesquelles elles ont coutume de produire des effets salutaires , & les différentes circonstances de ces maladies qui en interdisent l'usage , ou qui exigent qu'on ne les emploie qu'avec certaines précautions.

Personne n ignore que l'on prend les Eaux de Balaruc intérieurement ; on les prend le matin à jeun. La dose ordinaire est de sept livres & demie, poids de marc , que l'on fait boire au malade en douze grands verres dans l'espace de trois quarts d'heure ou d'une heure. On est dans l'usage de lui faire prendre un bouillon léger , une heure après le dernier verre d'Eau minérale. Sur les lieux on prend l'Eau à la source, où elle est chaude à peu-près au 41°. ou 42°. degré du thermometre de M. de Réaumur. Ailleurs on la fait tiédir au bain marie , à peu-près au même degré. On prend ordinairement les Eaux trois ou quatre matins consécutifs. La plupart des Médecins sont dans l'usage de dissoudre un minoratif, tel que deux ou trois onces de manne, ou une demi-once, six drachmes de sel de seignette ou d'epsom, dans le premier verre du premier jour, & d'ajouter le même minoratif au premier ou au dernier verre du dernier jour (*a*).

Les Eaux de Balaruc prises à cette dose & de cette maniere, purgent efficacement, mais beaucoup mieux sur les lieux que lorsqu'elles ont été transportées, & surtout lorsqu'elles ont vieilli dans les magasins. Il arrive souvent que le premier jour elles font aussi vomir, mais sans de grands efforts. Elles n'ont pas l'inconvénient de la plupart de nos purgatifs; elles n'affoiblissent pas l'estomach; elles ne rendent pas la bouche pâteuse, elles ne dégoûtent pas pour le reste de la journée. Presque tous ceux qui en prennent se sentent au contraire plus d'appétit à l'heure du dîner. Lorsque les évacuations qu'elles procurent font fort fréquentes & copieuses, elles excitent quelquefois de l'ardeur au fondement, quelquefois même elles font sortir des hémorrhoïdes.

(*a*) Quelques Médecins recommandent comme une chose fort essentielle d'ajouter ce minoratif au dernier, & non au premier verre du dernier jour. Ils croient que placé de cette maniere, ce minoratif évacue exactement tout ce qui pourroit rester d'Eau minérale dans les entrailles, & qu'il seroit dangereux qu'il y en restât. Cette opinion me paroît contredite par l'expérience. Je crois qu'il est indifférent d'ajouter ce second minoratif, soit au premier, soit au dernier verre.

La dofe ordinaire ne convient pas à tous les malades. On prefcrit donc ces Eaux en moindre quantité, à la dofe, par exemple, de fix livres, de quatre livres & demie, à ceux qui ayant une foible conftitution, les entrailles fort fenfibles, ou la poitrine délicate, ont cependant quelque maladie dans laquelle les eaux paroiffent devoir produire des effets falutaires, & à cette dofe elles font encore purgatives. A celle d'une livre & demie, deux livres, elles fourniffent un laxatif fort doux, qui n'incommode pas même les perfonnes les plus délicates; & l'on peut en continuer l'ufage plus long-temps, que lorfqu'on les prend à la dofe ordinaire.

Ces eaux ayant une vertu purgative bien décidée, il eft fort rare qu'elles ne paffent pas bien; & lorfqu'elles ne produifent pas des évacuations par les felles, elles excitent pour l'ordinaire un flux abondant d'urines qui les évacue. Il arrive néanmoins quelquefois, & fur-tout à certains paralytiques, lorfqu'on fe preffe trop de les leur faire prendre, qu'elles s'arrêtent dans l'eftomach, & occafionnent des angoiffes, de l'abbatement, des friffons, de la fiévre, quelquefois même de l'affaiffement, accidens auxquels on doit remédier en les purgeant avec les purgatifs ordinaires.

La

La fource de Balaruc communique avec un baffin dont la fuperficie eft à-peu-près d'une toife quarrée, & la profondeur de cinq pieds (*b*), c'eft ce qu'on appelle le *bain de la fource*, dont la chaleur eft du 41. au 42e. degré du thermometre de M. de Réaumur : on y defcend par un efcalier. Les malades que l'on y baigne font foutenus par derriere au moyen d'une ferviette paffée fur la poitrine & fous les aiffelles, afin de pouvoir, en cas d'accident, les en retirer promptement : on ne peut gueres foutenir un bain fi chaud plus de quatre, cinq, ou fix minutes : j'ai vu cependant un Efpagnol paralytique qui au grand étonnement des baigneurs le foutenoit jufqu'à dix minutes.

Le premier effet de ce bain eft d'exciter un fentiment de chaleur fi vif, qu'en y mettant le pied il femble à la plupart des malades qu'il leur fera impoffible de s'y plonger tout-à-fait. Dès qu'ils y font parvenus, la peau de toute l'habitude du corps devient d'un rouge cerife ; le vifage devient auffi fort rouge, & il en fourcille de toutes parts de groffes gouttes de fueur : le pouls eft bientôt très-fréquent, fort & élevé ; & alors la dilatation des arteres permet de fentir

(*b*) Ce baffin eft au milieu d'une chambre voutée, qui occupe environ quatre toifes quarrées de foi.

le battement de quelques-unes que leur petiteffe rend infenfible dans l'état naturel.
Enfin quelques accidents ont appris qu'un
bain fi chaud trop prolongé, pouvoit oc-
cafionner des vertiges, le tintement d'o-
reilles, la perte de connoiffance, & même
l'apoplexie.

Le degré de rougeur du vifage, la quantité de fueur qui en découle, la fréquence
& l'élévation du pouls obfervé fur l'artere
frontale, indiquent au baigneur le moment
de retirer le malade du bain. On l'enveloppe alors dans un drap chaud, & on le porte
dans un lit où on le laiffe fuer environ une
demi-heure. Alors on eft dans l'ufage de lui
donner un bouillon : on le change auffi de
drap ; on allége fes couvertures, & on le
laiffe encore au lit environ une demi-heure.
De cette maniere la fueur diminue par degrés, ainfi que la fievre, ou fi l'on veut,
l'extrême rapidité de la circulation du fang
que le bain avoit occafionnée. Nous obfer-
verons cependant que la force, la fréquence & l'élévation du pouls ne font pas encore entiérement tombées lorfqu'on fait fortir le malade du lit. Il fe paffe ordinairement quelques heures avant que le pouls
foit revenu à fon état naturel.

L'expérience a fait connoître que le bain
de la fource étoit trop chaud pour la plu-

part des maladies , & que des bains plus
tempérés leur étoient également salutaires ,
& accompagnés de moins de danger ; c'est
pourquoi nous ne conseillons que bien rarement le bain de la source , & pour l'ordinaire nous prescrivons celui *de la cuve* ; on
le nomme ainsi , parce qu'on le donne dans
une cuve où la chaleur de l'eau tirée dans
l'instant de la source est tempérée par une
certaine quantité de la même eau , qu'on
en a tiré la veille. La chaleur à laquelle on
donne le bain de la cuve n'a rien de fixe :
on le donne plus ou moins chaud selon que
la maladie , la constitution du malade & les
différentes infirmités auxquelles il peut-être
sujet l'exigent ou le permettent. Dans les
affections paralytiques , & ce sont celles-là
qui attirent le plus grand nombre de malades à Balaruc, on donne bien rarement le
bain de la cuve au-dessous du 36e. degré , on
le donne le plus souvent au 37e. au 38e.
quelquefois au 39 . degré. Dans les affections rhumatismales, nous conseillons pour
l'ordinaire des bains plus tempérés , & à-
peu-près du 30e. au 34e. degré.

Le bain de la cuve donné du 36e. au 39e.
degré produit les mêmes effets que celui
de la source , mais moins forts & avec moins
de célérité. Ce bain fait donc aussi rougir
la peau de toute l'habitude du corps, rougir

& fuer le vifage , il rend le pouls plus fort ,
plus fréquent & plus élevé , il rend fenfible
par leur battement de petites artéres qui ne
le font pas dans l'état naturel. Enfin ce bain
trop prolongé , auroit les mêmes inconvénients les mêmes dangers que celui de la
fource : il eft rare que les malades puiffent
le foutenir au-delà de quinze ou vingt minutes , fouvent on eft obligé de les en retirer
après la douzieme. Je viens de dire comment on gouverne les malades au fortir du
bain de la fource. On les gouverne abfolument de même au fortir de celui de la cuve.

Outre les effets dont je viens de parler,
le bain de la fource & celui de la cuve en
produifent encore de confécutifs qui méritent la plus grande attention. Ils échauffent, fatiguent & font maigrir les malades ;
ils les altérent fouvent. Après en avoir pris
un certain nombre de fuite , quelques malades affurent fentir continuellement un goût
de fel dans la bouche. Ils ont coutume de
faire avancer confidérablement les régles aux
femmes. Ils donnent affez fouvent des pa-
roxyfmes de goutte , de rétention d'urine,
d'afthme aux malades qui font fujets à ces
infirmités. Quelquefois ils ont fait cracher
le fang à des malades qui avoient la poitrine délicate. On affure qu'ils donnent la
fievre à ceux qui ont la vérole. Les malades

vaporeux, hypochondriaques en font auffi quelquefois fort incommodés : en entrant dans le bain ils font quelquefois affectés de fa grande chaleur au point d'être menacés de foibleffe & d'évanouiffement. Pour parer à cet inconvénient on tempere d'abord le bain au 34ᵉ. degré, & en y verfant de l'eau de la fource, on l'échauffe peu-à-peu jufqu'au degré néceffaire pour exciter la fueur & bien animer la circulation du fang.

Les bains de la fource ne fe prefcrivent pour l'ordinaire qu'au nombre de trois ; ceux de la cuve au nombre de fix au plus. Encore fommes-nous dans l'ufage de faire prendre au malade un jour de repos, & quelquefois deux, entre le troifieme & le quatrieme bain. J'ai vu des Praticiens prefcrire un plus grand nombre de bains, mais j'avoue que l'expérience me paroît condamner cette pratique : fix bains fuffifent, pour que le malade, s'il doit guérir ou être foulagé d'une affection paralytique, en retire tout l'avantage qu'il peut efpérer de ce remede. Un plus grand nombre le fatigue, l'échauffe & le fait maigrir en pure perte. On ne prend qu'un bain chaque jour, & c'eft le matin entre fix & neuf heures.

On doit fe rappeller que tout ce que je viens de dire des effets des bains de Balaruc, du nombre que l'on en peut prendre, &c, ne concerne que les bains chauds. Les effets du bain de la cuve, pris au 3°. degré, ne diffèrent point senfiblement de ceux du bain domeftique ; & l'on conçoit aifément qu'en montant fucceffivement du 30°. au 40°. degré, les effets de ces bains varient par une infinité de nuances. Cette reflexion mettra tout Médecin à portée de juger du nombre de bains qu'il pourroit prefcrire dans les affections rhumatifmales, felon qu'il détermineroit la température de ce bain au 30°. au 32°. au 33°. degré.

La douche eft, comme on fait, une efpece de bain local, que l'on donne en faifant tomber continuellement de l'eau fur la partie douchée. A Balaruc on n'eft pas comme ailleurs dans l'ufage de la donner de haut ; on établit la perfonne qui prend la douche au bord du baffin dont nous avons parlé, de maniere que la partie que l'on doit doucher, appuyée fur une planche, foit audeffus de ce baffin. Un domeftique puife & verfe continuellement de l'eau fur la partie douchée que le baigneur frotte légérement & continuellement. L'effet de la douche eft d'exciter de la chaleur, de la rougeur & une efpece de turgefcence dans la partie qui la reçoit : elle accélere la circulation du fang & anime le pouls, elle excite même une fueur générale , fi elle dure un peu long-temps. Sa durée ordinaire eft de douze à quinze minutes. On peut fans inconvénient la prolonger beaucoup plus , fi elle fe donne à un bras, à une jambe ; mais à la tête, on rifqueroit, en la donnant trop longue, de caufer au malade des vertiges, peutêtre même quelqu'accident plus grave.

Au fortir de la douche on conduit le malade dans une chambre voifine, devant un feu clair, où l'on feche à plufieurs reprifes la partie douchée avec des linges chauds, & où le malade fe repofe environ une demiheure, jufqu'à ce que la chaleur & la tranfpiration excitée par la douche foient bien modérées.

La douche n'échauffe & ne fatigue pas les malades, à beaucoup près, au même degré que le bain chaud ; c'eft pourquoi on peut en prendre un plus grand nombre de fuite & deux par jour, une le matin, & la feconde vers les cinq ou fix heures du foir. On doit cependant obferver que ce remede n'eft pas indifférent, comme quelques perfonnes fe l'imaginent, & que fes effets confécutifs, quoique plus foibles , font néanmoins du même genre que ceux du bain chaud. J'ai vu une perfonne délicate cracher le fang, pour avoir pris de fuite un trop grand nombre de douches à la tête. Un

Officier Suisse très-robuste , auquel j'avois
conseillé la douche à la jambe & à la cuis-
se gauche , pour résoudre une enflure œde-
mateuse qui occupoit toute cette extrêmité , se trouva singuliérement fatigué & maigrit à la quinzieme.

Le bassin dans lequel on donne le bain
de la source , communique avec un second
bassin , au-dessus duquel on a construit une
chambre obscure , voûtée , dont le plancher
est percé à jour : c'est ce qu'on appelle *l'é-*
tuve , dont la chaleur humide , quoiqu'elle
paroisse très-forte & suffocante , n'est cependant qu'au 30. ou 31ᵉ. degré du thermometre de M. Réaumur. Les malades qui
prennent ce bain de vapeur sont bien-tôt
couverts de sueur. Ils y sont assis & ont à
côté d'eux le cordon d'une sonnette pour
avertir le baigneur lorsqu'ils se sentent mal
au cœur & menacés de défaillance. Beaucoup de femmes , quelques hommes même ,
ne peuvent absolument supporter cette étuve ; & se trouvent mal en y entrant. D'autres au contraire la soutiennent une demi-
heure, trois quarts d'heure, quelques-uns jusqu'à une heure entiere. Au sortir de l'étuve on gouverne le malade comme au sortir
du bain : elle fatigue à-peu-près au même degré que celui de la cuve. On n'en prescrit
qu'une chaque jour , & rarement au-delà
du nombre de six de suite.

Baraluc étant fitué dans une plaine, on peut y envoyer, & lorfque le cas le requiert nous y envoyons effectivement des malades dans toutes les faifons. Il y en a cependant deux que l'on préfere dans les cas qui ne font pas urgents : la premiere s'étend depuis la fin d'Avril jufqu'à la fin de Juin ; la feconde depuis le dix ou le quinze de Septembre jufqu'à la Touffaint.

Les Eaux de Balaruc font particuliérement célebres pour la guérifon de la Paralyfie, & elles méritent à cet égard leur réputation. Dans l'hémiplégie, efpece de paralyfie la plus commune, nous prefcrivons pour l'ordinaire aux malades de prendre intérieurement les Eaux trois ou quatre matins confécutifs ; enfuite cinq ou fix bains, & chaque jour de bain, vers les cinq heures du foir, une douche à la tête & à la nuque du col, principalement à l'origine des nerfs du bras affecté. Le matin avant d'entrer dans le bain, on leur douche la jambe paralyfée. Avant d'en fortir (*c*), on leur douche toute l'épine du dos avec de l'eau de la fource, d'abord tempérée, & en dernier lieu toute pure. Ce traitement réuffit quelquefois comme par une efpece de prodige. On voit des paralytiques qui au fecond, au

____

(c) On fuppofe ici que le malade prend à l'ordinaire le bain dans la cuve.

troisieme bain, quelquefois même au premier, abandonnent leurs béquilles. Mais nous
ne sommes pas si heureux que d'avoir constamment de tels succès. Il y a des cas dans
lesquels on ne peut obtenir qu'un soulagement plus ou moins marqué. Il y en a qui
exigent des précautio[ns par]ticulieres dans
l'administration de[s remè]des. Il y en a
enfin dans lesque[ls il est inut]ile ou même
dangereux d'y av[oir recours.] En un mot,
dans cette maladie, [comme dan]s toutes les
autres, grande part[ie du savo]ir du Médecin consiste à distingue[r so]igneusement les
cas. Je vais donner sur [ce su]jet le résultat
des observations que m'a [m]is à portée de
faire le grand nombre de [ma]lades de cette
espece que j'ai vu, soit aux bains de Balaruc,
soit à leur passage par Montpellier, & à leur
retour des Eaux (*d*).

L'hémiplégie est sans doute une maladie
de tous les âges, mais elle s'observe rarement
dans l'enfance, plus rarement encore dans
la jeunesse, & l'on peut dire qu'en général
ce n'est que vers l'âge de quarante ou qua-

(*d*) La sincérité dont je fais profession exige que j'avertisse que je n'ai point d'observations particulieres des effets des Eaux de Balaruc, dans le traitement de l'hémiplégie scorbutique & de cel-le qui est le produit de la colique de Poitou, & de la colique métallique, especes de paralysies presqu'inconnues dans ce climat, & que j'ai vues seulement une fois chacune.

rante-cinq ans que l'homme devient sujet à cette infirmité. Plus le sujet est jeune, plus l'hémiplégie est récente, plus il subsiste de sentiment & de mouvement dans le côté du corps qui est affecté, plus . toutes choses égales d'ailleurs, on doit espérer de guérir le malade. Le bras recouvre un peu plus difficilement ses facultés que la jambe. L'hémiplégie qui affecte les organes intérieurs, le sphincter de l'anus, de la vessie, par exemple, ou les muscles qui servent à la déglutition (e), est beaucoup plus grave que celle qui n'affecte que les organes extérieurs. Elle ne m'a pas paru jusqu'ici susceptible d'une guérison complette, ni d'un soulagement bien considérable. Le prognostic de celle qui affecte les fonctions du cerveau, & par conséquent les facultés de l'ame, est encore plus fâcheux. Si l'on observe par exemple que le malade bave continuellement, s'il à la levre pendante, le regard fixe, indécis, stupide; si sa mémoire est considérablement altérée, s'il témoigne hors de propos de la sensibilité ou de l'indifférence, dans ce cas on peut le regarder com-

---

(e) Il arrive assez fréquemment que ces muscles sont affectés dans l'hémiplégie, & dans ce cas les malades avalent avec plus ou moins de difficulté, & souvent, comme on dit, *de travers*, ce qui leur excite une toux convulsive, quelquefois effrayante par le danger où elle paroît les mettre de suffoquer.

me incurable , & estimer son état d'autant plus fâcheux qu'il ressemble plus parfaitement au tableau que nous venons d'en faire , & qu'il persiste avec plus d'opiniâtreté.

L'hémiplégie qui s'observe le plus souvent dans la pratique s'établit d'une de ces trois manieres (*f*) : ou elle est en commence compliquée d'une fievre rémittente soporeuse qui dure de quatorze à vingt jours, ou elle débute par une attaque d'apoplexie, ou suit pour l'ordinaire une fievre soporeuse, soit continue, soit rémittente ; ou elle fait seule la maladie, & n'est compliquée au commencement ni de la fievre dont nous venons de parler ni d'apoplexie. Dans ce dernier cas, qui est en général le plus favorable, on peut & on doit, après les remedes généraux & convenables aux indications qui se présentent, se presser d'envoyer les malades aux Eaux, qui pour lors opérent assez souvent, soit une guérison complette, soit un soulagement si considérable, qu'il differe peu d'une entiere guérison. Dans les deux premiers cas, on y obtient souvent un soulagement sensible ; mais on ne peut

_____

(*f*) Je n'ignore pas que l'hémiplégie est aussi quelquefois la suite, soit d'une fievre maligne, soit de convulsions épileptiques ; & c'est particuliérement dans l'enfance que l'on observe des paralysies qui ont cette derniere origine. Mais ces cas sont infiniment plus rares que ceux dont je viens de parler.

gueres se flatter d'un succès complet, sur-tout si le malade est déja avancé en âge. L'expérience fait voir que dans ces sortes de cas les Eaux ne produisent pas les effets salutaires qu'on peut en attendre, soit qu'on differe trop d'y envoyer les malades, soit qu'on les y envoie trop tôt. On doit donc observer de ne les y envoyer que huit ou dix jours après que la fievre est dissipée, lorsqu'ils ont repris un peu de force, & que les fonctions de l'estomac & celles du cerveau sont à-peu-près rétablies. On doit exa-miner avec attention la physionomie de ces malades; lorsqu'ils ont la levre pendante, le regard fixe, indécis, stupide, tous in-dices d'une affection grave du cerveau; on ne doit pas se presser de les envoyer aux Eaux. Dans de telles circonstances, il y au-roit quelque danger à leur faire prendre les bains, la douche à la tête & les eaux inté-rieurement. Si ce symptôme est porté à un certain degré, il vaut mieux renoncer à ce genre de remedes jusqu'à ce qu'il ait dis-paru ou qu'il soit du moins très-considéra-blement diminué, & alors même on ne doit user de ces remedes qu'avec précaution; donner en premier lieu les eaux à petite dose, les premiers bains un peu courts & à-peu-près au 36e. degré, tenir les malades peu de temps à la douche de la tête, éviter

particuliérement que le Baigneur les douche couchés sur le ventre, la tête fléchie
& le visage expofé à la vapeur de l'eau
thermale. En un mot, il convient dans ces
fortes de cas que les malades foient accompagnés d'un Médecin qui fache obferver
avec foin l'effet de ces remedes, les fuf-
pendre à propos & remédier aux fymptômes qui pourroient furvenir & indiquer un
danger prochain de quelqu'attaque d'apopléxie.

Dans l'hémiplégie les parties paralyfées
confervent quelquefois leur volume naturel, quelquefois elles font affectées d'œdê-
me; fouvent auffi, lorfque la maladie eft un
peu ancienne, elles font atrophiées. On
voit au premier coup d'œil que le premier
cas eft le plus favorable, & que fi l'œdê-
me ou l'atrophie font confidérables & anciennes on ne peut raifonnablement efpérer
de guérir des paralyfies compliquées de telles affections. Celles qui font compliquées
de tremblement font auffi plus rebelles que
les paralyfies flafques, & elles demandent des
bains plus tempérés. Un excès de fenfibilité
dans la partie paralyfée, eft encore un fymptôme défagréable. Les paralyfies dans lefquelles on l'obferve font en général plus
rebelles, & d'ailleurs ce fymptóme ne permet pas d'employer des douches ni des fric-

tions auffi fortes que dans les paralyfies où ce fentiment eft diminué, ou au degré naturel.

Nous avons déja dit que les Eaux de Balaruc, les douches, & fur-tout les bains échauffent confidérablement les malades, & que cette faculté de ces remedes étoit nuifible à quelques-uns, qu'elle déterminoit facilement un paroxifme d'afthme, de goutte (g), de rétention d'urine à ceux qui font fujets à l'une ou à l'autre de ces infirmités. C'eft pourquoi on ne doit les leur prefcrire que dans les cas de néceffité & avec certaines précautions, ainfi qu'aux vaporeux, aux hypocondriaques, aux perfonnes qui ont la poitrine délicate, ou pour lefquelles on a lieu de craindre le crachement de fang ou toute autre hémorragie. Ces précautions confiftent en premier lieu à ne pas faire commencer brufquement de tels remedes à des perfonnes déja échauffées par les fatigues d'un voyage. 2°. Si le pouls eft plein, fur-tout s'il eft dur, fi le vifage eft animé. Si le malade eft d'une forte conftitution, il eft fouvent prudent de faire précéder une faignée. 3°. Dans les mêmes circonftances,

____

(g) Il fe préfente quelquefois des cas dans lefquels on défire au Paralytique un retour de goutte, loin de le craindre. On voit bien qu'alors il n'eft point néceffaire de prémunir, pour ainfi dire, le malade contre cet effet des bains.

& sur-tout s'il est sujet à quelqu'une des infirmités dont nous venons de parler , il
convient de le préparer pendant sept à huit
jours par l'usage de bouillons , d'apozèmes ,
de tisannes tempérantes. Et pendant le séjour au bain , de lui donner chaque matin un
bouillon de poulet. Enfin c'est par le même
genre de secours, je veux dire par le moyen
de la saignée & des remedes tempérants,
que l'on doit ordinairement remédier aux
accidents de cette espece qui pourroient
menacer ou survenir dans le cours du traitement des Eaux.

Ce que je viens de dire sur le prognostic
& le traitement de l'hémiplégie aura son
application à la paraplégie ou paralysie uni-
verselle , espece de paralysie très-rare &
que je n'ai eu occasion de voir qu'un trop
petit nombre de fois pour pouvoir en rien
dire de particulier.

C'est une chose d'observation journaliere
que dans l'hémiplégie la langue est souvent
affectée de paralysie plus ou moins complette : dans ce cas, outre le traitement in-
diqué ci-dessus, on prescrit au malade de
se gargariser fréquemment avec de l'Eau de
Balaruc , soit telle qu'elle est à sa source ,
soit concentrée par évaporation , afin de la
rendre un peu plus piquante & plus acti-
ve.

Lorsque

Lorfque la langue eft feule paralyfée, cette efpece de paralyfie particuliere a pour l'ordinaire beaucoup d'affinité avec l'hémiplégie, dépendant comme elle d'une affection du cerveau & donnant pour les fuites les mêmes craintes d'une nouvelle attaque, foit de paralyfie plus ou moins étendue, foit d'apoplexie. On a lieu de croire que la paralyfie de la langue eft de ce genre, fi le malade qui en eft attaqué eft d'un âge mûr ou avancé, & furtout fi cette paralyfie a été précédée foit d'une attaque plus ou moins décidée d'apoplexie, foit d'une fievre rémittente foporeufe & fi elle eft compliquée d'une altération fenfible dans les traits de la phyfionomie.

On obferve, quoique bien rarement, des paralyfies de la langue d'une autre efpece & dont la caufe bornée, pour ainfi dire, aux nerfs de la langue ne paroît tenir en aucune maniere à une affection du cerveau. J'ai vu à Balaruc un jeune Officier, qui venoit de la Rochelle, où, à la fuite d'une fievre quarte, il avoit été attaqué d'une telle paralyfie de la langue qui le rendoit abfolument muet; à la feconde douche il recouvra la parole. On lui douchoit la tête principalement fur le trajet des nerfs de la langue depuis les apophyfes maftoïdes jufqu'au deffous du menton.

Tome I. F

On emploie les Eaux de Balaruc, & fouvent avec fuccès, dans les autres paralyfies particulieres, foit qu'elles ayent été produites par des caufes externes (*h*) , foit qu'elles aient fuccédé à quelque maladie interne. Et dans ce cas on emploie principalement la douche que l'on donne à l'origine & fur le trajet des nerfs qui fe diftribuent à la partie paralyfée. Dans le cas d'impuiffance accidentelle qui n'eft dûe ni à un vice originaire ni à l'épuifement , & dans laquelle on a lieu de foupçonner l'inertie des nerfs qui fe diftribuent aux parties de la génération , j'ai vu une fois affez bien réuffir les douches de Balaruc données fur toute la région des lombes.

Les maux de tête opiniâtres , la furdité récente occafionnée par la fuppreffion de la tranfpiration de la tête font quelquefois guéris par la douche de cette partie. En douchant pour la furdité , le Baigneur ne manque pas d'injecter de l'eau minérale dans les oreilles , afin d'en faire fortir la cire accumulée & endurcie qui fait quelquefois l'unique caufe de cette maladie.

C'eft une chofe connue que les vertiges dépendent fouvent d'un amas de bile ou de

____

(*h*) Suppofé toutefois que ces caufes externes n'ayent point été de nature à couper, déchirer, &c. les nerfs qui vont aux parties paralyfées.

glaires dans les premieres voies & furtout dans l'eſtomac. Dans les cas où cette maladie tient à une pareille cauſe, les Eaux de Balaruc priſes intérieurement pluſieurs jours de ſuite ſont très-indiquées & très-utiles, comme étant un des remedes les plus efficaces que l'on puiſſe employer pour bien nétoyer les premieres voies.

Ces eaux priſes intérieurement ne ſont pas moins utiles dans la jauniſſe, pourvu qu'elle ne ſoit compliquée ni de fievre ni d'aucune eſpece de tumeur au foie. Il m'eſt arrivé nombre de fois de guérir par ce ſeul remede des jauniſſes conſidérables dans l'eſpace de ſept à huit jours ; j'ajoutois à ces eaux un purgatif ſalin, le premier, le cinquieme & le dernier jour.

Priſes de même, elles réuſſiſſent ſouvent à guérir les dérangements d'eſtomac qui occaſionnent une diminution ou même la perte de l'appétit. Elles réuſſiſſent auſſi quelquefois dans les vomiſſements opiniâtres, pourvu qu'ils ne tiennent point à quelque vice organique, tel qu'une obſtruction, un ſquirre, ou un ulcere formé dans quelques points du canal alimentaire. Enfin nous les conſeillons ſouvent avec ſuccès dans les fievres quartes opiniâtres, mais qui n'ont pas encore produit de tumeur à la rate ni au foie.

Les maladies vaporeuses spasmodiques ne
tiennent pas toujours uniquement à une
mauvaise disposition du système nerveux. Elles sont quelquefois sympathiques & dépen-
dantes d'un état maladif de l'estomac & du
canal intestinal. Dans ce cas les Eaux de
Balaruc prises intérieurement à de petites
doses, & long-temps continuées, ont souvent produit de très-bons effets. Bien plus,
lorsque les paroxismes périodiques d'une
épilepsie récente m'ont paru être détermi-
nés par des matieres bilieuses, âcres, ac-
cumulées dans les premieres voies, & sur-
tout dans l'estomac, j'ai quelquefois réussi à
guérir cette maladie, en purgeant le malade trois jours consécutifs avec les Eaux de
Balaruc, & en réitérant de deux en deux
mois, cette purgation pendant un an ou un
an & demi, & en éloignant ensuite peu-à-peu
& par degré le période de cette purgation.
Lorsque le tempérament du malade m'a paru
sanguin & disposé à la pléthore, je lui pres-
crivois en même-temps de se faire saigner
de trois en trois mois, la premiere année,
& de six en six mois, la seconde. Je n'ai pas
vu de bons effets de ces eaux dans l'épilepsie sympathique, qui ne dépend pas de l'estomac. Elles m'ont paru nuire, loin d'être
utiles dans l'épilepsie cérébrale.

Je finis ce Mémoire en faisant observer

qu'on pourroit faire au bâtiment des bains quelques augmentations, qui feroient peu couteufes, & qui tourneroient également à l'avantage du public & à celui des propriétaires. Je fouhaiterois donc qu'au-deffous du baffin de la fource, il y en eût quatre autres, & que l'eau fût dans le premier au 39e. degré du thermometre de M. de Réaumur, au 37e. dans lefecond, au 33e. dans le troifieme, & enfin au 30e. dans le dernier. Le baffin qui exifte actuellement, & les deux fuivants, feroient deftinés à baigner les paralytiques. Les deux derniers ferviroient pour les malades attaqués d'affections rhumatifmales, ou d'autres maladies qui demandent des bains tempérés. Cette graduation des trois premiers bains, rendroit pour les paralytiques le fervice infiniment plus prompt & plus aifé; & les bains tempérés attireroient fans doute à Balaruc un grand nombre de malades, que nous envoyons journellement aux bains de Bagnols ou à ceux de la Malou. Les différents moyens dont on pourroit fe fervir pour fixer ces bains gradués aux températures que je viens d'indiquer font fi faciles à imaginer, que je crois devoir me difpenfer de les expofer.

Je fouhaiterois encore qu'on fît quelques changements à l'étuve, que fon exceffive

chaleur rend prefqu'inutile, vu le petit nombre de malades qui peuvent la fuporter. Je
défirerois donc que l'on fît au plafond de
l'étuve une ouverture , que l'on pût modérer à volonté , par le moyen d'un couver-
cle mobile. Cette fimple réparation procu-
reroit de grands avantages. L'étuve n'étant
plus exactement fermée , l'air n'y feroit pas
totalement ftagnant , ce qui eft peut-être la
caufe principale de la difficulté qu'ont ces
perfonnes délicates à la fuporter. On pourroit auffi en bouchant une partie plus ou
moins grande de cette ouverture donner le
bain de vapeur au 25ᵉ. au 26ᵉ. au 27ᵉ. degré , en un mot l'adapter aux différentes
conftitutions des malades. Je ne fais fi je
me trompe , mais , confidérant toute l'influence de l'infenfible tranfpiration, tant dans
la production de nos maladies que dans leur
guérifon, je ne puis m'empêcher de croire
que cette efpece de bains , mieux connue &
mieux adminiftrée , pourroit devenir très-
utile dans le traitement de beaucoup de maladies chroniques.

OBSERVATIONS

SUR

LES EAUX DE BALARUC.

M. DUCLOS reconnut dans les eaux de Balaruc un fel femblable au fel marin. MM. Regis & Deidier obferverent de plus que cette eau rougit la teinture de tournefol, & que par conféquent elle contient un peu d'acide *. Voilà en peu de mots ce qu'on a dit jufqu'ici fur la nature de ces eaux. Les Auteurs que je viens de citer les ayant exa-minées dans un temps où la Chymie, & fur-tout celle des eaux minérales, étoit bien éloignée du degré de perfeêtion auquel elle eft parvenue de nos jours, il étoit naturel de penfer que ces Auteurs n'avoient pu nous donner une analyfe bien exaête de ces eaux. C'eft ce qui m'engagea à profiter du féjour que j'y ai fait les mois de Juin & de Septembre derniers pour en faire l'analyfe, & examiner en même-temps tout ce qui concerne la maniere de les employer. Les obfervations que j'ai faites en conféquence

** Hiſt. de l'Acad. des Scienc. année 1699.*

m'ont fourni la matiere de ce Mémoire ;
que je diviserai en deux parties : dans la
premiere je parlerai des différentes substances que j'ai retirées des eaux de Balaruc ;
dans la seconde je ferai quelques réflexions
sur les eaux qu'on pourroit employer en bain
à leur place, & j'y joindrai quelques observations sur les bains de cet endroit.

PREMIERE PARTIE.

Sur les substances contenues dans l'eau de Balaruc.

L'EAU de Balaruc est limpide, son goût
salé indique d'avance qu'elle contient du
sel marin ; puisée à sa source, elle dépose
bien-tôt après aux parois du vaisseau dans
lequel elle est contenue, des bulles d'air
qui couvrent toute la surface intérieure de
ce vaisseau : sa pesanteur spécifique est telle,
qu'il faut faire dissoudre dans de l'eau dis-
tillée à peu-près la $\frac{1}{130}^{me}$. partie de son poids
de sel marin, pour la rendre d'une pesan-
teur spécifique égale à celle de l'eau de
Balaruc.

L'eau de Balaruc se trouble & devient
laiteuse par l'affusion de l'huile de tartre,
ou de l'esprit volatil de sel ammoniac ; ce
qui indique la présence de sels neutres dont

la bafe eft une terre abforbante. L'infufion de noix de gale ne produit aucun effet fenfible fur cette eau, ce qui prouve affez qu'elle ne contient point de fer, au moins en affez grande quantité pour qu'il doive être mis en ligne de compte ; enfin cette eau rougit la teinture de tournefol, comme l'avoient obfervé MM. Regis & Deidier, ce qui indique qu'elle contient un peu d'acide libre & dégagé : au refte, cet acide ne donne des indices de fa préfence que par cette feule expérience, l'eau de Balaruc ne faifant point effervefcence avec les alkalis ; après même avoir demeuré quelque tems fur le feu, elle ne rougit plus la teinture de tournefol, feulement après un affez long-temps elle change la couleur de cette teinture en un violet tirant fur le rouge ; ce qui donne lieu de croire que cet acide s'y trouve en très-petite quantité, & qu'il difparoît par l'évaporation, foit à raifon de fa volatilité, foit parce qu'il s'engage dans quelque bafe. Je ne puis rien avancer de certain fur la nature de cet acide, je rapporterai feulement deux obfervations qui paroîtront peut-être indiquer que c'eft un acide fulphureux volatil ; la premiere, c'eft que plufieurs perfonnes m'ont affuré qu'étant defcendues le foir dans les bains, lorfque tout étoit bien fermé, elles avoient fenti une odeur de soufre (*a*) ; la seconde, c'est que la boue que l'on tire du ruisseau qui conduit l'eau de Balaruc à l'étang de Thau, a une odeur d'œufs couvés ou de foie de soufre (*b*).

Ces remarques préliminaires devoient naturellement précéder l'analyse des eaux de Balaruc, dont je vais actuellement rendre compte. Pour cette analyse, j'ai employé simplement l'évaporation lente & bien modérée, ayant soin de mettre à part les différentes résidences à mesure qu'il s'en étoit formé une certaine quantité. J'ai suivi en cela le conseil & le procédé de M. Boulduc, qui se servant presque uniquement de ce moyen, nous a laissé d'excellents modeles en ce genre *.

** V. Mém. de l'Acad. 1726. & 1729.*

Lorsqu'on met évaporer de l'eau de Balaruc, on voit après quelque temps paroître à sa surface de petits corpuscules & comme une poussiere fine, qui forme ensuite des feuillets, & enfin une pellicule qui couvre la surface de la liqueur. Des parties de

(*a*) MM. Regis & Deidier assurent avoir remarqué la même chose. *Voyez l'Histoire de l'Acad.* 1699.

(*b*) L'eau de Baraluc noircit à la longue la vaisselle d'argent sur laquelle elle séjourne : on pourroit regarder cet effet comme une preuve de la présence de l'acide sulphureux volatil dans cette eau ; mais l'eau mere, dont nous parlerons dans la suite, produit le même effet, quoiqu'elle ne rougisse point la teinture de tournesol.

la pellicule qui fe détachent à mefure & fe précipitent, il fe forme au fond une réfidence. Dans les premiers inftants de l'évaporation, cette réfidence & la pellicule paroiffent formées de fimples feuillets écailleux & fort minces; mais en continuant l'évaporation, la pellicule qui fe forme à la furface de la liqueur, & la réfidence qui s'amaffe au fond, changent bien-tôt, & paroiffent alors compofées de cryftaux figurés en petits filets, qui defféchés paroiffent foyeux & brillants. Ces cryftaux continuent à fe former, jufqu'à ce que l'évaporation ait réduit la liqueur environ à la quarantieme partie de fon poids. Commençons par examiner la nature de ces deux premieres réfidences, enfuite nous reprendrons notre évaporation au point où nous venons de la quitter.

Ces deux premieres réfidences contiennent premiérement un peu de fel marin, qu'on en peut féparer facilement par le lavage, le refte de ces réfidences ne pouvant fe diffoudre même dans l'eau bouillante.

Secondement, elles contiennent une terre abforbante qui fe reconnoît aifément par l'effervefcence qu'une partie de ce fédiment fait avec les acides, & par la propriété qu'elle a d'être foluble dans le vinaigre fans l'être dans l'eau.

Enfin, on y trouve un fel féléniteux, compofé de l'acide vitriolique & d'une terre abforbante : en voici la preuve. Le vinaigre ne peut diffoudre qu'une partie de ces deux premieres réfidences ; la partie qu'il ne peut diffoudre, ne fait point effervefcence avec les acides ; & par l'affufion de l'huile de vitriol, il ne s'en éleve aucune vapeur acide. Ces premieres épreuves me firent d'abord foupçonner un fel féléniteux, qu'il m'a été facile de démontrer par les expériences qui fuivent.

1°. Ayant expofé à un feu de fonte une certaine quantité de ce fédiment mêlé avec du fel de tartre, j'en ai retiré par la diffolution & la cryftallifation un véritable tartre vitriolé très-reconnoiffable par la figure de fes cryftaux.

2°. Ayant mêlé quelques pincées de ce fédiment avec du fel de tartre & du charbon en poudre, j'expofai ce mélange au feu de fonte, dans un creufet couvert, & dont les jointures étoient lutées avec exactitude. Après cette opération, le mélange refroidi a donné une violente odeur de foie de foufre. Ayant paffé de l'eau bouillante fur ce mélange, & ayant enfuite verfé du vinaigre fur cette eau, elle eft devenue laiteufe, & paffée fur le filtre elle y a dépofé du foufre dans une quantité très-pe-

tite à la vérité, mais cependant affez confidérable pour que fa couleur & fon odeur
le fiffent aifément reconnoître, même à des
perfonnes qui n'étoient aucunement préve-
nues. Ces deux expériences prouvent clairement que l'acide vitriolique fe trouve dans
notre fédiment : on fait d'ailleurs que cet
acide combiné avec les alkalis fixes ou vo-
latils, ou même avec les fubftances métalliques, forme des fels folubles, & que par
conféquent dans notre fédiment, qui ne peut
fe diffoudre dans l'eau, cet acide ne peut
qu'être combiné avec une terre abforbante,
& former ce que nous appellons un fel féléniteux.

Nos deux premieres réfidences contiennent donc une terre abforbante & un fel
féléniteux : je dis feulement une terre abforbante & un fel féléniteux, parce que ce
font effectivement les feules fubftances qui
foient, pour ainfi dire, effentielles à ces
deux premieres réfidences. Le fel marin qui
s'y trouve mêlé leur eft étranger, & vient
feulement de ce que quelque foin que l'on
prenne d'égoutter l'eau de deffus ces deux
premieres réfidences, elles reftent néceffairement imbibées d'eau de Balaruc, qui
contenant du fel marin, en laiffe toujours
une petite quantité mêlée avec la félénite
& la terre abforbante. Avant de finir cet

article , je dois faire remarquer que la terre
abforbante & le fel féléniteux ne fe trouvent point mêlés en égale quantité dans ces
deux premieres réfidences. La premiere ,
qui eft compofée de feuillets écailleux , fe
diffout prefque entiérement dans le vinaigre , & par conféquent n'eft autre chofe
qu'une terre abforbante mêlée avec une très-
petite quantité de félénite. La feconde au
contraire , dont les cryftaux font figurés en
petits filets , contient beaucoup moins de
terre abforbante, & plus l'évaporation avance , moins elle en contient ; à la fin c'eft
un fel féléniteux prefque pur , de forte que
la cryftallifation en fimples feuillets paroît
propre à la terre abforbante , & la cryftallifation en filets paroît propre au fel féléniteux.

Lorfque l'évaporation a réduit la liqueur ,
comme nous l'avons dit ci-deffus , environ
à la quarantieme partie de fon poids, pour
lors le fel marin commence à paroître , &
continue de fe cryftallifer jufqu'à ce que cette liqueur foit prefque entiérement épuifée.
Pour faire bien cryftallifer ce fel , on doit
employer une chaleur douce, telle que celle
du foleil ; de cette maniere il fe cryftallife
en cubes parfaits. On obferve qu'à mefure
que l'évaporation avance, ces cryftaux deviennent toujours plus petits , de forte

qu'à la fin ils font prefque imperceptibles.

Lorfque le fel marin a ceffé de fe cryf-tallifer, il refte à la fin un peu d'eau mere qui, mife fur la langue, y imprime un goût falé & comme cauftique, mêlé d'une amer-tume très défagréable qui m'a femblé fe diftinguer, quoique foiblement, dans l'eau de Balaruc. Cette eau mere deffechée don-ne un fel qui attire puiffamment l'humidité de l'air : les expériences qui fuivent me paroiffent démontrer que ce fel eft formé de l'acide du fel marin engagé dans une terre abforbante.

1°. L'huile de tartre & l'efprit de fel ammoniac verfés fur la diffolution de ce fel, la troublent & en précipitent une ter-re blanche qui fait effervefcence avec tous les acides ; expériences qui prouve que la bafe de ce fel eft une terre abforbante

2°. L'acide de ce fel, tranfporté dans l'expérience précédente fur du fel de tar-tre, donne un fel marin régénéré, dont le goût eft femblable à celui du fel marin.

3°. Si on verfe de l'huile de vitriol fur ce fel, il s'en éleve une vapeur très-péné-trante, qui fe fait aifément reconnoître pour une vapeur d'acide du fel marin.

4°. La folution de ce fel verfée fur une diffolution de mercure par l'eau forte, ou fur une diffolution d'argent par le même acide , produit un caillé blanc. Ces trois dernieres expériences me paroiffent fuffi-famment établir que l'acide de notre fel eft véritablement l'acide du fel marin , & que par conféquent ce fel qui eft contenu dans l'eau mere eft , comme nous venons de le dire , compofé de l'acide du fel marin , & d'une terre abforbante. Quoique le fel marin domine , comme nous allons le faire re-marquer , dans les eaux de Balaruc , ce-pendant le goût âcre & pénétrant du fel dont je viens de parler , me perfuade qu'il a beaucoup de part aux effets que ces eaux produifent , prifes intérieurement. Je penfe même que les Praticiens devroient effayer de donner ce fel mêlé avec les purgatifs ou les apéritifs : fon goût pénétrant donne tout lieu de croire qu'il conviendroit parfaite-met dans les cas où il s'agit d'incifer puif-famment les matieres vifqueufes des pre-mieres & des fecondes voies , par exem-ple , dans les affections foporeufes. Le fuc-cès avec lequel la Médecine emploie plu-fieurs fels , depuis environ un fiecle , fait affez voir que cette conjecture n'eft point du tout deftituée de fondement , & l'on pourroit effayer les vertus de celui-ci avec d'autant plus de fécurité , que l'on fait déja que les malades prennent à peu-près un gros de ce fel , dans la prife ordinaire des eaux

de

de Balaruc, qui ne produifent que de bons effets lorfqu'elles font employées à propos.

Voilà ce que j'ai obfervé par rapport aux fubftances contenues dans l'eau de Balaruc : pour terminer cette premiere partie, il me refte à dire en peu de mots ce que j'ai obfervé fur les quantités relatives de ces différentes fubftances.

Le mois de Juin je fis évaporer douze pots, mefure de Montpellier, d'eau de Balaruc, pefant 30 livres $\frac{1}{4}$ poids de marc; j'en ai retiré,

Premiere & feconde réfidences, contenant une terre abforbante & un fel féléniteux, 3 gros $\frac{1}{2}$.

Sel marin, une once $\frac{3}{4}$.

Sel déliquefcent tiré de l'eau mere & un peu humecté, 3 gros.

Le mois de Septembre dernier, j'en fis évaporer 48 livres poids de marc ; j'en ai retiré,

Terre abforbante & fel féléniteux, un once 2 gros.

Sel marin, 4 onces & $\frac{1}{2}$ gros.

Sel déliquefcent un peu humecté, 6 gros $\frac{1}{2}$.

Le réfultat de la premiere opération donne le poids de l'eau de Balaruc au poids des fubftances que j'en ai retirées, comme 192 eft à 1.

Tome I. G

Le résultat de la seconde opération donne le poids de l'eau de Balaruc au poids des
substances qu'elle contient, comme 125 est
à 1. J'attribue la grande différence de ces
deux résultats, en partie à ce que dans le
mois de Septembre, après une longue sé-
cheresse, l'eau de Balaruc devoit être plus
chargée de minéral que dans le mois de Juin;
& aussi en partie à ce que les sels que j'ai
retirés par la deuxieme opération n'ont pas
été autant desséchés que ceux de la premiere. Le lecteur s'appercevra aisément qu'il est
impossible de rien donner de bien précis sur
ce sujet, le plus ou moins de siccité des
sels apportant une différence considérable
dans leur poids.

SECONDE PARTIE,

*Contenant quelques Réflexions sur les Eaux
qui, employées en bain, pourroient être
substituées à celles de Balaruc; avec quelques observations particulieres sur les Bains
de cet endroit.*

C'EST une opinion généralement reçue,
que l'effet des eaux minérales chaudes employées en bain pour les paralysies, les en-
gourdissements, les rhumatismes, dépend de
la quantité, de la qualité & de la combinai-

ſon des différentes ſubſtances qu'elles contiennent : en un mot, on croit devoir attribuer cet effet à leur *compoſition ſpéciale*, de
ſorte que ſi quelques perſonnes ont penſé
qu'il fût poſſible de préparer des bains qui,
dans un cas de néceſſité, puſſent tenir lieu
des bains pris à la ſource, je ne ſache pas
qu'on ait cru juſqu'ici pouvoir y parvenir
autrement qu'en ſe ſervant de ces eaux minérales tranſportées, ou d'eaux minérales artificielles qui les imitaſſent parfaitement.

Je me propoſe dans cette ſeconde partie
de faire voir le peu de fondement de cette
opinion, & de prouver que pour qu'une eau
minérale naturelle ou artificielle employée
en bain, & au degré de chaleur requis,
puiſſe produire dans les cas dont il s'agit les
mêmes effets que les eaux de Bourbon ou
de Balaruc *, il n'eſt point néceſſaire qu'elle contienne préciſément les mêmes ſubſtances & aux mêmes doſes que l'eau de Bourbon ou celle de Balaruc. De-là il ſera aiſé
de conclure, qu'en cherchant à préparer des
bains qui, dans un cas de néceſſité, puiſſent
tenir lieu des bains de Bourbon ou de ceux
de Balaruc, bien loin de s'en tenir ſcrupuleuſement au moyen dont nous venons de
parler, on doit au contraire prendre d'au-

* Ces eaux ſont les plus uſitées dans les cas d'apoplexie,
paralyſie, rhumatiſme.

tres vues, & chercher des ſecours moins
coûteux & auſſi efficaces dans certaines eaux
minérales naturelles, froides ou chaudes,
qu'on ne croyoit pas pouvoir être employées
à cet uſage : c'eſt ce que je vais tâcher de
prouver par une comparaiſon ſuivie des eaux
de Bourbon & de Balaruc, qui, employées
en bain, produiſent, de l'aveu général des
Médecins, à-peu-près les mêmes effets,
quoique leur compoſition ſoit très-différente.

M. Boulduc a retiré des eaux de Bourbon
une ſélénite, du ſel marin, un ſel de Glauber, du bitume, du ſel de ſoude, une terre
abſorbante qui accompagne la ſélénite & enfin un peu de fer. Les eaux de Balaruc ont
donné par le même procédé un ſel ſéléni-
teux, une terre abſorbante qui accompagne
ce premier ſel, du ſel marin, & le ſel déliqueſcent qui ſe tire de l'eau mere, & qui
eſt compoſé de l'acide du ſel marin, & d'u-
ne terre abſorbante. Outre cela, l'eau de
Balaruc rougit la teinture de tourneſol, &
ainſi donne des marques d'acide.

Ces eaux n'ont, comme on voit, de
commun que le ſel marin, la ſélénite & la
terre abſorbante ; du reſte elles contiennent
des ſubſtances fort différentes. On pourroit
croire que faute d'y avoir apporté aſſez d'attention, je n'aurois pas trouvé dans les eaux

de Balaruc un fel de Glauber, du bitume & du fer, qui y exifteroient réellement ; mais je ne vois pas qu'on puiffe fuppofer avec aucune apparence de raifon, que ces eaux contiennent un fel de foude libre & dégagé, tel que celui qui fe trouve dans les eaux de Bourbon. On n'auroit pas plus de raifon de foupçonner que les eaux de Bourbon contiennent un acide libre, & un fel femblable à celui que j'ai retiré de l'eau mere des eaux de Balaruc, & que ces fels auroient échappé à l'habileté de M. Boulduc. Il refte donc pour conftant que les eaux de Bourbon & de Balaruc contiennent des fels entierement différents ; cependant employées en bain elles produifent à-peu-près les mêmes effets * : d'où il fuit par une conféquence néceffaire, que ces eaux contiennent l'une & l'autre plufieurs fubftances qui ne concourent pas effentiellement à cet effet, & que par conféquent on pourroit trouver

* A Bourbon on fait prendre aux malades des bains dans l'eau de Bourbon refroidie au degré de chaleur des bains domeftiques : ces bains ne font pas fuer les malades, & ne produifent aucunement les mêmes effets que les bains que l'on donne à Balaruc. Le remede que l'on fait à Bourbon, & qui répond à ces bains, c'eft une douche donnée fur tout le corps avec de l'eau récemment tirée de la fource ; après cette douche les malades fuent comme après les bains de Balaruc. C'eft de ce bain donné en forme de douche que j'entends parler dans ce Mémoire, lorfque je dis que les bains de Bourbon produifent à-peu-près les mêmes effets que ceux de Balaruc.

des eaux minérales naturelles, ou en compofer d'artificielles, qui, employées en bain
& au degré de chaleur requis, produiroient
dans ces cas les mêmes effets que les eaux de
Bourbon ou de Balaruc, fans qu'il fût néceffaire pour cela qu'elles continffent précifément
les mêmes fubftances & aux mêmes dofes.

Les eaux des fontaines falées me paroiffent
des plus propres à cet ufage ; comme les
eaux de Bourbon & de Balaruc, elles contiennent abondamment du fel marin ; outre
cela on en retire un fel de Glauber & une matiere bitumineufe, fubftances qui fe trouvent
dans l'eau de Bourbon : enfin, quand on fait
évaporer ces eaux, il refte en dernier lieu une
eau mere qui tient en diffolution un fel déliquefcent, pareil à celui qu'on retire de l'eau
mere des eaux de Balaruc (*voyez les ca-
hiers de M. Rouelle à l'article du fel marin ;*)
d'où il fuit clairement que les eaux des fontaines falées ont au moins autant d'affinité
avec les eaux de Bourbon ou de Balaruc, que ces eaux en ont entr'elles. On
doit donc efpérer que dans les cas dont il
s'agit, elles pourroient, échauffées au degré de chaleur requis, leur être fubftituées
avec fuccès ; quand même ou voudroit fuppofer que l'effet des bains de Bourbon ou de
Balaruc dépendroit en partie de quelques-
uns des fels qui font particuliers à l'une ou
l'autre de ces eaux.

L'eau de la mer contient à-peu-près les mêmes fubftances que celle des fontaines falées (*voyez l'Hiftoire de l'Académie , année* 1731), elle contient de plus une matiere huileufe phofphorique ; il y a donc auffi lieu de croire que cete eau pourroit être employée au même ufage ; l'expérience même femble nous l'indiquer , puifque nous voyons tous les jours que dans les cas d'enflûres œdémateufes des jambes , les bains de ces parties dans l'eau de la mer , chaude , réuffiffent auffi-bien que les bains dans l'eau de Balaruc. Les bains préparés avec l'eau de la mer auroient encore cet avantage , que cette eau contenant beaucoup de fel , on pourroit , en la mêlant à diverfes proportions avec de l'eau douce , rendre ces bains plus ou moins actifs fuivant les vues du Médecin.

Ce que je viens de dire fur les eaux minérales naturelles , qui , employées en bain , me paroiffent pouvoir être fubftituées dans les cas où l'on envoye aux eaux de Bourbon & de Balaruc , s'applique naturellement aux eaux minérales artificielles qu'on voudroit compofer dans la même vue. Il eft clair que dans la compofition de ces eaux , on ne doit point s'aftreindre à imiter minutieufement les eaux de Bourbon ou de Balaruc , mais qu'on doit feulement les charger des fels qui

paroiſſent avoir le plus de part à l'action de
ces eaux : enfin, pour ne rien diſſimuler, il
me paroît vrai-ſemblable que la chaleur
très-conſidérable des eaux de Bourbon & de
Balaruc chaleur qui excite une fievre d'environ une heure ou une heure & demie) &
le ſel marin qui domine dans l'une & l'autre
de ces eaux , ſont les cauſes principales des
effets qu'elles produiſent , employées en
bain , & qu'on pourroit peut-être avec de
l'eau pure & du ſel marin préparer des bains,
qui , dans un cas de néceſſité , pourroient être
ſubſtitués à ceux de Bourbon & de Balaruc.

Quoique les raiſons que je viens de rapporter en faveur de mon ſentiment, me paroiſſent très-fortes , je ſens cependant combien j'aurois tort de me flatter que les autres
perſonnes en jugeaſſent de même ; j'eſpere
ſeulement qu'elles ſeront trouvées aſſez fortes pour exiger que les Médecins à qui l'âge
& le ſavoir ont mérité la confiance du Public, ne négligent aucune occaſion de faire
ſur ce ſujet les expériences convenables :
l'eau de la mer mérite ſur-tout leur attention, la découverte de ſes propriétés inté-
reſſant une partie très-conſidérable du genre
humain.

Les perſonnes qui voudroient entrer dans
mes vues, doivent être exactement au fait
de ce qui concerne la maniere de baigner les

malades dans les cas dont il s'agit ; c'est pourquoi je terminerai ce Mémoire par une histoire abrégée de ce que j'ai observé à Balaruc sur la chaleur des bains , sur le temps
que les malades y demeurent, sur les signes
auxquels on reconnoît qu'ils y ont assez demeuré , & enfin sur la maniere de les soi-
gner après le bain. Il ne sera pas inutile d'entrer dans ces détails , parce que les Auteurs
qui ont parlé des eaux de Balaruc, ou les
ont omis , ou n'en ont pas parlé avec assez
d'exactitude.

La chaleur de l'eau de Balaruc , à sa sour-
ce, est du $42^{me} \frac{1}{2}$ au 43me degré du thermometre de M. Reaumur ; j'ai fait cette expé-
rience quinze jours de suite au mois de Juin
dernier , & autant au mois de Septembre,
& j'ai trouvé constamment le même degré
de chaleur *. Les malades ne peuvent guére demeurer dans la source que quatre , six
ou huit minutes , plus ou moins suivant leur
tempérament : cette chaleur est si forte ,

---

* M. le Monnier le Méde-
cin fixe cette chaleur au 32ᵉ.
degré (*Obs. d'Hist. Nat. pag.*
221) : ce degré est si éloigné
de celui que j'ai observé , &
si peu propre à produire les
effets qu'ont produit constamment les bains pris à la source , qu'il me paroît certain
que ce célebre Physicien aura
écrit sur ses tablettes 32 pour
42. L'eau de Balaruc parvenue aux bains des pauvres
(*Voyez la description des bains*
de Balaruc , dans les Mémoires
pour servir à l'Histoire Natu-
relle de Languedoc) n'est plus
si chaude , elle ne fait monter
le thermometre qu'au 41ᵉ.
degré.

qu'elle ne convient qu'à très-peu de fujets ;
auffi les Médecins les plus habiles ne pref-
crivent-ils les bains pris à la fource que dans
les cas de relâchement total.

Le bain pris dans la cuve eft beaucoup
moins chaud ; le baigneur a foin de tirer
tous les foirs de l'eau de la fource , qui , refroidie pendant la nuit , fert à tempérer
celle qu'on tire le lendemain pour préparer
le bain de chaque malade. Le degré de chaleur auquel le baigneur donne ordinairement
ce bain , eft à-peu-près du 37 au 39me degré ; la longue habitude lui a rendu le taét
affez délicat pour qu'il ne s'écarte guére de
ces deux degrés. Quoique ce degré de chaleur convienne affez à la plus grande partie
des malades , cependant les perfonnes qui
connoiffent toute la variété des tempéra-
ments, fe perfuaderont aifément qu'il ne peut
convenir à tous ; en effet , il y a des malades pour qui ce degré de chaleur eft encore
trop fort , & qui fe trouvent mieux du 36me.
Il feroit à fouhaiter qu'on fît fur ce fujet
des obfervations fuivies , qui miffent les Médecins en état de déterminer avec plus de
précifion qu'on ne l'a fait jufqu'ici, le degré
de chaleur qui convient aux malades qu'ils
envoient à Balaruc.

Les malades fupportent ordinairement le
bain dans la cuve , pendant dix , douze ou

quinze minutes. La grande chaleur de ces bains est une des causes essentielles de leurs effets : pour le prouver, il suffit de faire observer que les bains pris dans l'eau de Balaruc refroidie au 32me degré, chaleur ordinaire des bains domestiques, ne produisent aucun effet remarquable.

Lorsque les malades sont dans le bain, on voit bien-tôt la sueur découler de leur visage, leur pouls devient de plus en plus fréquent & élevé, à la fin il devient très-fréquent, & en même-temps foible & irrégulier ; c'est à ce signe, que le baigneur n'attend pourtant pas ordinairement, que l'on reconnoît qu'il y auroit du danger à laisser le malade plus long-temps dans le bain. Le baigneur observe le pouls sur l'artere frontale, c'est sans doute ce qui a fait croire à une infinité de personnes, que le gonflement de la veine frontale lui servoit à juger du temps que le malade devoit rester dans le bain ; mais l'artere frontale étant fort petite, & n'étant pas sensible dans beaucoup de personnes, il seroit mieux d'observer le pouls sur quelque autre artere de la tête.

Au sortir du bain, on enveloppe le malade dans un drap, on le met dans un lit, on le couvre bien, & on l'y laisse suer environ demi-heure ou trois quarts d'heure, ensuite on le change de draps & on l'essuie, on al-

lege ſes couvertures , & on le laiſſe encore
au lit environ une demi heure , après quoi il
prend un bouillon & ſort du lit ; pendant ce
temps , la fréquence & l'élévation du pouls
diminuent & reviennent inſenſiblement à l'é-
tat naturel.

Il y a quelque temps qu'on a conſtruit à
Balaruc des étuves dont la chaleur eſt au
32me degré.

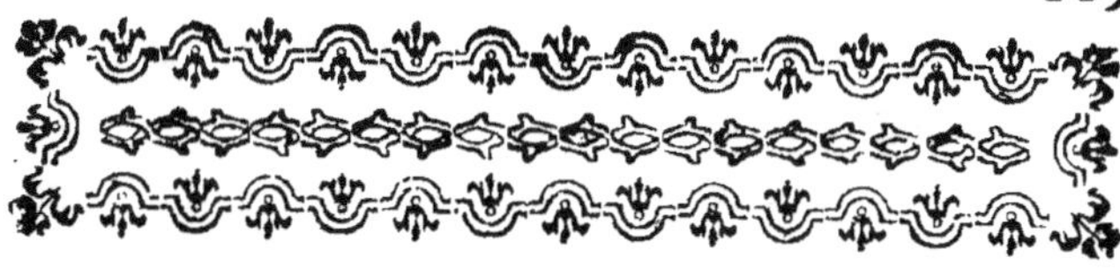

MEMOIRE

Sur le Méchanisme par lequel l'œil s'accommode aux différentes distances des objets.

M. DE LA HIRE a pensé il y a long-temps *, que le cryſtallin n'étoit pas ſuſceptible des mouvements qu'on lui attribuoit, & que les différentes ouvertures de la pupille ſuffiſoient pour rendre la vue diſtincte à différentes diſtances des objets ; mais quoique ce célebre Académicien ait fondé ſon ſentiment ſur des raiſonnements & des expériences qui lui paroiſſoient très-favorables, l'ancienne opinion n'en a pas moins prévalu : on croit encore aujourd'hui que le cryſtallin peut s'éloigner plus ou moins de la rétine, & par ces mouvements adapter l'œil aux différentes diſtances des objets. M. Porterfields, digne Membre de la Société d'Édimbourg, paroît avoir encore affermi cette opinion, en combattant

* Diſſertation ſur les différents accidens de la vue.

les expériences que M. de la Hire rapporte
en faveur de la fienne.

On croit donc généralement que l'œil
s'accommode aux différentes diftances des
objets par les mouvements du cryftallin; &
cette opinion eft fi univerfelle, que les Phy-
fiologiftes & les Phyficiens ne paroiffent pas
même fonger à mettre en queftion, fi les
différents degrés d'ouverture de la prunelle
ne pourroient pas au moins y contribuer;
tant l'opinion de M. de la Hire paroît unanimement rejetée. Je vais tâcher de la faire
revivre: les raifons que j'alléguerai en fa faveur étant fondées, comme les principales
qu'on apporte en faveur de l'opinion générale, fur des expériences faites avec un inf-
trument de phyfique qu'on nomme *Chambre
obfcure*, je commencerai par rappeller en
peu de mots dans l'efprit du Lecteur la
ftructure de cette machine, & le méchanifme par lequel les objets lumineux ou
éclairés s'y deffinent.

La chambre obfcure la plus fimple, &
dont l'ufage nous repréfente le mieux ce
qui fe paffe dans l'œil, n'eft compofée que
d'un verre lenticulaire & d'un papier huilé
placé derriere le verre, & dans un plan pa-
rallele à celui du verre. Ce verre étant à
une jufte diftance du papier huilé, fi on le
dirige vers un objet éclairé ou lumineux,

cet objet se peint avec ses couleurs sur le papier huilé qui fait le fond de la chambre obscure, par un méchanisme tel, que chaque point de l'objet envoyant au verre lenticulaire un faisceau conique de rayons, ces rayons, après avoir traversé le verre, de divergents qu'ils étoient deviennent convergents, & vont se rassembler & peindre le point de l'objet d'où ils étoient partis, sur le point correspondant du papier. Tous les points de l'objet se peignant de la même maniere sur les points du papier qui leur sont diamétralement opposés, il en résulte une image exacte de l'objet.

Il suit du méchanisme que je viens d'exposer, 1°. que les rayons qui, dispersés en faisceau conique, partent de chaque point de l'objet, tombent à différents angles sur les mêmes points du verre, selon que l'objet en est plus ou moins éloigné ; que, par exemple, les rayons qui tombent sur chaque point du verre y tombent sous un angle d'autant plus ouvert, que l'objet d'un point duquel ils sont partis est plus éloigné. 2°. Que, suivant les loix de la réfraction, plus les rayons divergents qui partent de chaque point de l'objet tombent inclinés sur le verre, plus ils se réunissent loin du verre, & que par conséquent si l'on veut que les objets se peignent exactement & sans confusion, il faut que le fond de la chambre obscure soit d'autant plus près du verre que les objets en sont plus éloignés ; & réciproquement, que plus les objets sont près du verre, plus le papier qui fait le fond de la chambre obscure doit en être éloigné. En ceci l'expérience est d'accord avec le raisonnement, au moins tant que l'ouverture par laquelle on admet les rayons reste la même.

Voilà le principal fondement de l'ancienne opinion sur le méchanisme par lequel l'œil s'accorde aux différentes distances des objets. On a comparé l'œil à la chambre obscure, le cryftallin au verre lenticulaire, & la rétine au papier qui fait le fond de la chambre obscure. Le même objet, près ou éloigné, ne se peignant exactement sur ce papier qu'autant que le verre lenticulaire s'en éloigne par degrés à mesure que l'objet devient plus proche, on a cru qu'il en étoit de même de l'œil ; que puisque les personnes qui jouiffent d'une bonne vue pouvoient voir diftinctement les objets depuis la diftance d'environ un demi-pied jufqu'à celle de trente pouces, il s'enfuivoit que les objets placés à ces différentes diftances pouvoient se peindre exactement au fond de l'œil, & que cela suppofoit néceffairement que le cryftallin étoit capable de certains mouvements par lefquels il pouvoit s'éloigner

gner ou s'approcher du fond de l'œil, ſuivant que la proximité ou l'éloignement de l'objet regardé l'exigeoit. Suivant cette idée, on a d'abord penſé que l'avancement gradué du cryſtallin s'exécutoit par les muſcles de l'œil, qui le comprimant diverſement, pouvoient lui donner une figure plus ou moins alongée, & par-là rendre le cryſtallin plus ou moins éloigné de la rétine; mais dans la ſuite on a ſenti le faux de cette explication, & on l'a abandonnée. Les meilleurs Auteurs s'accordent à attribuer l'avancement gradué du cryſtallin à l'action des *procès ciliaires :* on appelle ainſi certaines fibres radiées, qui, placées ſur la ſurface antérieure de l'humeur vitrée, vont au cryſtallin. Les Phyſiologiſtes ont regardé ces fibres comme muſculeuſes, & propres à éloigner plus ou moins le cryſtallin de la rétine.

Pour faire ſentir le peu de fondement de l'opinion que je viens d'expoſer, je me contenterai d'une ſeule réflexion, & cette réflexion me diſpenſe de diſcuter plus au long, comme j'aurois pu faire, les expériences & les raiſonnements dont M. Porterfields a voulu l'appuyer : c'eſt que, ſuivant la découverte des excellents Anatomiſtes qui ont écrit récemment & le mieux ſur la ſtructure de l'œil, les fibres dont nous venons de parler

font, & par leur nature, & par leur difpofition, tout-à-fait impropres à exécuter les
mouvements du cryftallin qu'on leur attribue. En effet, les procès ciliaires ne fe terminent point aux bords de la capfule du
cryftallin, comme on l'a fuppofé, mais ils
s'avancent confidérablement fur la furface
antérieure de cette capfule, & y flottent
fans adhérence remarquable. Bien plus, ces
fibres ne font point de nature mufculeufe, &
font fimplement des vaiffeaux ramifiés qui,
felon toute apparence, n'ont d'autre ufage
que de fervir à la fécrétion de l'humeur
aqueufe, ou de celle qui lubrifie la furface
du cryftallin *. Le fentiment des perfonnes
qui penfent que l'œil s'accommode aux différentes diftances des objets par les mouvements du cryftallin, peche donc dans la fuppofition même qui en fait le fondement.
Voyons fi le fentiment de M. de la Hire a
les mêmes inconveniens : commençons par
examiner fur notre chambre obfcure, fi les
divers degrés de rétréciffement de l'ouverture par laquelle on admet les rayons, peuvent l'adapter aux différentes diftances des
objets.

Je mets au-devant du verre lenticulaire
un morceau de carton, percé dans fon milieu d'un trou qui a quatre lignes & demie

* *Voyez* Zinn, Defcript. anat. oculi.

de diametre, le centre de l'ouverture répondant directement au centre du verre. Les choses étant ainsi disposées, je place ma chambre obscure à deux pieds d'une chandelle allumée : je mets le verre lenticulaire à la distance requise du papier huilé, de sorte que l'image de la chandelle y paroisse exactement terminée ; ensuite, la chambre obscure restant dans le même état, j'approche la chandelle jusqu'à ce qu'elle ne soit éloignée que de six pouces du verre lenticulaire : à cette distance, l'image de la chandelle ne paroît plus terminée exactement, le sommet de la flamme paroît quarré. Pour lors, si je mets au-devant du verre lenticulaire un autre morceau de carton, dont l'ouverture n'ait que deux lignes de diametre, l'image de la flamme ne se trouve plus mal terminée comme auparavant, elle paroît au contraire dessinée avec beaucoup de netteté ; d'où il est facile de conclure que si en passant de la distance de deux pieds à celle d'un demi-pied, l'ouverture du carton qui représente la pupille s'étoit rétrécie par degrés, de sorte qu'ayant quatre lignes & demie de diametre dans le plus grand éloignement de l'objet, elle n'en eût eu que deux lorsque l'objet seroit parvenu à la distance d'un demi-pied, l'image de la chandelle auroit toujours paru bien terminée,

H ij

malgré la différence des distances. Le rétrécissement gradué de l'ouverture par laquelle on admet les rayons, est donc un moyen d'adapter la chambre obscure aux différentes distances des objets, & les Physiciens en sentiront aisément la raison. A présent nous devons rapprocher de l'œil l'expérience que nous venons de faire sur la chambre obscure. Tout le monde sait que par sa dilatation & sa contraction, la pupille sert à adapter l'œil aux différents degrés de force de la lumiere : tâchons de faire voir qu'elle a aussi l'usage de l'accommoder aux différentes distances des objets.

La structure de l'œil ressemble en quelque maniere à celle de la chambre obscure ; le méchanisme par lequel les objets se peignent renversés sur le fond de la chambre obscure, ne différe point essentiellement de celui par lequel les objets se peignent pareillement renversés au fond de l'œil sur la rétine. Enfin il y a dans l'œil au-devant du crystallin un petit cercle membraneux, percé dans son milieu d'un trou qu'on appelle la pupille ou la prunelle ; ce petit trou est susceptible de dilatation & de contraction. Si donc la chambre obscure de l'œil étoit construite de maniere que la pupille se resserrât par degrés à mesure que l'objet qu'on regarde est plus près de nous, il est

certain que les mouvements de la pupille
pourroient adapter l'œil aux différentes diftances des objets. Mais ce que nous venons
d'énoncer comme une suppofition , fe trouve exactement conforme à la verité ; la pupille fe dilate effectivement lorfqu'on regarde un objet éloigné , & fe contracte à mefure qu'il devient plus proche , fans qu'il
foit befoin pour cela que cet objet plus voi-
fin de l'œil lui envoie plus de lumiere ; d'où
il paroît fuivre évidemment que les mouvements de la pupille adaptent effectivement
l'œil aux différentes diftances des objets.

Le rétréciffement de la prunelle a fes limites , au-delà defquelles elle ne peut plus
fe refferrer ; c'eft ce qui fait auffi que les
perfonnes qui ont une vue ordinaire ne peuvent guere voir diftinctement des objets
plus près que de fix pouces : mais fi à la pupille naturelle qui ne peut plus fe rétrécir ,
on fubftitue une pupille artificielle plus petite , je veux dire une carte percée d'un
trou plus petit que la prunelle , on peut
par cet artifice adapter l'œil à des diftances beaucoup plus petites , jufqu'à voir parfaitement des objets éloignés feulement d'un
ou deux pouces ; d'où il fuit que fi la pupille avoit la faculté de fe rétrécir au même
point , elle pourroit adapter l'œil à cette
diftance , & cette obfervation paroît ajou-

ter encore un nouveau degré de probabilité à notre fentiment. Je remarquerai en paffant que lorfqu'on regarde par un petit trou un objet petit bien expofé à la lumiere & placé tout près de l'œil, il paroît très-diftinctement & fort groffi; de forte que par cet artifice fimple on peut jouir de l'avantage des perfonnes qui ont la vue courte, qui comme on fait, voient les petits objets, placés à une jufte diftance de leurs yeux, plus gros, & beaucoup plus diftinctement que ceux qui ont une vue ordinaire.

Jufqu'ici j'ai dit en général que la prunelle, par fes mouvements de dilatation & de contraction, adaptoit l'œil aux différentes diftances des objets. Cette propofition eft un peu trop vague; il eft néceffaire d'en particularifer le fens par quelques réflexions. Obfervons premierement à quelle diftance le refferrement de la prunelle commence à être néceffaire pour adapter l'œil à la différente proximité de l'objet.

Les perfonnes qui jouiffent d'une bonne vue, & qui ne font ni myopes ni prefbytes, ont le cryftallin & les autres humeurs de l'œil conftituées & figurées de maniere à peindre exactement fur la rétine l'image d'un objet placé à dix ou onze pouces de diftance. C'eft ce dont on peut s'affurer aifément par une expérience connue * , & qu'il feroit inutile de répéter ici. Ainſi, lorſqu'un objet placé à la diſtance de dix ou onze pouces s'approche ſucceſſivement juſqu'à celle de ſix pouces , il eſt néceſſaire que la pupille ſe rétréciſſe par degrés pour adapter l'œil aux différentes proximités de l'objet ; mais lorſque l'objet regardé paſſe de la diſtance de ſeize ou dix-huit pouces à la diſtance d'un pied , il n'eſt point néceſſaire que la pupille ſe rétréciſſe ſenſiblement , parce que les humeurs de l'œil ont naturellement la conformation néceſſaire pour peindre exactement l'objet placé à cette diſtance.

Je ſuppoſe ici que quoique la vue ſoit diſtincte juſqu'à l'éloignement de deux pieds & demi , il ne s'enſuit pas que l'œil doive changer de conformation pour s'adapter à ces diſtances ; ce qui paroît fournir une objection contre mon ſentiment , mais il ne ſera pas difficile de la prévenir. Il ſuffira d'obſerver que l'œil étant conformé pour la diſtance de douze pouces , les rayons partis de chaque point d'un objet placé à dix-huit pouces ont leur foyer dans l'œil ſi près de celui des rayons qui partent des points d'un objet placé à douze pouces de diſtance , qu'il

* Voyez la Diſſertation de M. de la Hire ſur les diffé- rents accidents de la vue , *ſeconde partie , au commen- cement du ſixieme article.*

ne doit y avoir prefqu'aucune différence fenfible dans les images du même objet placé à ces deux diftances. A l'égard des objets placés à la diftance de deux pieds, & même de deux pieds & demi, les images de ces objets doivent encore être affez axactes pour qu'on puiffe abfolument diftinguer ces objets ; mais, à parler rigoureufement, ces images ne font point auffi bien terminées, & la vue n'eft pas auffi nette à ces diftances qu'à celle d'un pied ou d'un pied & demi.

Avant de finir, je dois encore faire obferver que fi la pupille étant dilatée, il eft néceffaire qu'elle fe contraƈte pour qu'un objet placé à peu de diftance de l'œil foit vû diftinƈtement, il n'eft pas réciproquement néceffaire que la pupille étant contraƈtée, elle fe dilate lorfqu'il faut regarder un objet plus éloigné. Je fuppofe, par exemple, que ma pupille foit contraƈtée au point néceffaire pour que je puiffe voir diftinƈtement un objet placé à fix pouces de diftance ; ce refferrement de la pupille ne peut empêcher qu'un objet placé à onze pouces de mon œil ne fe peigne exaƈtement fur la rétine, puifque les humeurs de l'œil font conftituées de maniere à l'y peindre exaƈtement à cette diftance. Ce rétréciffement de la pupille n'empêcheroit pas davantage qu'un objet placé à dix-huit pouces de distance ne fût vu distinctement : au contraire, le resserrement de la pupille favorise toujours l'exacte terminaison de l'image , à quelque distance que l'objet soit placé ; d'où il suit que la pupille restant resserrée , l'œil peut voir distinctement les objets placés dans toute l'étendue des limites de la vue distincte, sans qu'il soit nécessaire pour cela qu'il lui arrive aucun changement. C'est aussi ce qui arrive lorsque nos yeux sont exposés à une forte lumiere ; dans ce cas , la pupille reste constamment rétrécie , & ce resserrement donnant à l'œil la faculté de voir distinctement les objets proches , ne l'empêche pas de voir aussi distinctement ceux qui sont plus éloignés : mais dans une lumiere foible , les mouvements de resserrement & de dilatation de la prunelle sont manifestes , suivant qu'on regarde un objet près ou éloigné. Il suit de ce que nous venons de dire , que le resserrement de la pupille est absolument nécessaire pour qu'un objet placé près de l'œil se peigne exactement sur la rétine , mais que sa dilatation sert plus pour la force que pour l'exacte terminaison de l'image d'un objet éloigné.

Je conclus de tout ce que j'ai dit jusqu'ici , premierement que l'avancement successif du verre lenticulaire n'est pas le seul moyen dont on puiffe fe fervir pour adapter la chambre obfcure aux différentes diftances des objets ; qu'on peut produire le même effet par un rétréciffement gradué de l'ouverture par laquelle les rayons paffent ; fecondement, que l'œil ayant une analogie parfaite avec la chambre obfcure dont nous nous fommes fervis , l'Auteur de la Nature a pu employer l'un ou l'autre moyen, ou les mouvements du cryftallin , ou ceux de la pupille , pour que les objets placés à différentes diftances puffent être vus diftinctement ; que vu le peu d'apparence qu'il y a que le cryftallin jouiffe effectivement des mouvements qu'on lui attribue , il eft vraifemblable que c'eft par les mouvements de la pupille que l'œil s'adapte aux différentes diftances des objets, & que cette opinion eft beaucoup plus probable que la premiere, puifque nous voyons que la pupille fe rétrécit effectivement à mefure que les objets deviennent plus proches de l'œil.

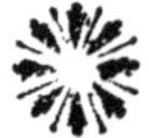

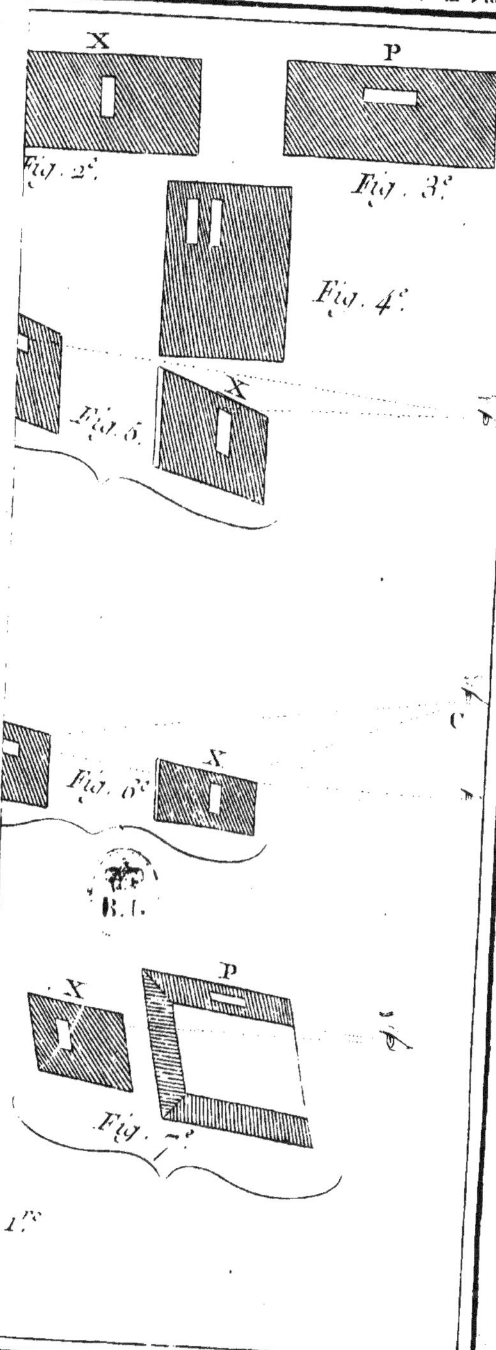
X
P
Fig. 2ᵉ.
Fig. 3ᵉ.
Fig. 4ᵉ.
X
Fig. 5.
X
Fig. 6ᵉ.
B.L.
X
P
Fig. 7ᵉ.

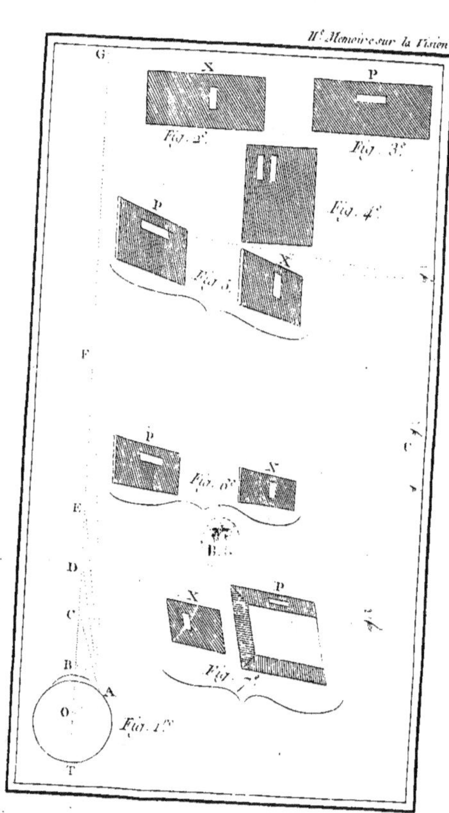
G
X
P
Fig. 2.
P
Fig. 3.
P
Fig. 4.
P
Fig. 5.
X
F
P
C
X
Fig. 6.
E
B
D
X
P
C
Fig. 7.
B
A
O
Fig. 1.ᵉ
T

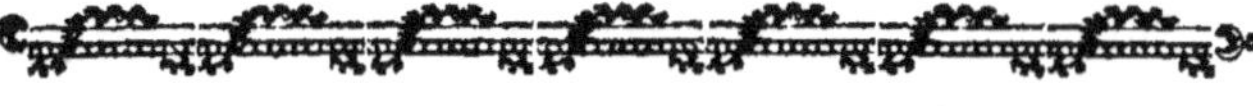

SECOND MÉMOIRE

Sur la Vision, considérée relativement aux différentes distances des objets.

L'OBJET de mon premier Mémoire étoit de faire voir que les sentiments les plus reçus sur le méchanisme, par lequel l'œil s'adapte aux différentes distances des objets, étoient destitués de vraisemblance, & que ce méchanisme consistoit, comme l'avoit pensé M. de la Hire, dans le mouvement de la pupille qui se rétrécit à mesure que l'objet devient plus proche de l'œil. Je pensois même dès-lors, & je l'ai avancé, que partant de la distance de 10 ou 11 pouces, pour laquelle les yeux des personnes qui jouissent d'une bonne vue sont conformés (*a*) ; partant, dis-je, de cette dis-

(*a*) On trouve cette distance en regardant avec un œil à travers une carte, percée de deux petites fentes fort près l'une de l'autre, *fig. IV*, un petit morceau de papier blanc, posé verticalement sur un fond noir. Ce petit objet paroit double jusqu'à ce que l'œil de celui qui fait l'expérience se trouve précisément à la distance pour laquelle il est conformé.

tance, comme d'un point fixe ; de ce que
le rétréciffement de la pupille étoit néceffaire pour adapter l'œil à des diftances
plus petites de l'objet, il ne s'en fuivoit
pas réciproquement qu'il fût néceffaire que
l'œil fut adapté par quelque mouvement
extérieur à de plus grands éloignements. Je
me propofe dans ce fecond Mémoire d'é-
claircir de plus en plus cette matiere & de
la traiter avec plus de précifion.

Soit *A*, *Figure* **1**, un point pris fur la
cornée vers la circonférence de la bafe d'un
cône optique formé par des rayons divergents, partis d'un point rayonnant, placé
dans l'axe optique *I B*, prolongé : *A B*, une
tangente, dont la longueur eft d'une ligne,
menée du point *A* de la cornée, fur l'axe
optique prolongé *I B C*. Je confidere enfin la cornée, fuivant les mefures de **M.**
Petit, (Mémoires de l'Acad. 1728), com-
me une portion d'une fphere de 7 lignes $\frac{1}{2}$
de diametre, de forte que le rayon *A O*
eft de 3 lignes $\frac{3}{4}$.

Dans le triangle rectangle *A B O* les
deux côtés *A B*, *A O*, font connus ; d'où
il eft aifé de trouver la valeur de l'angle
A B O, qui eft de 75°. 4′. Prenant enfuite
fur l'axe optique prolongé *C B*, égale à
12 lignes & formant le triangle *A C B*,
dont l'angle en *B*, & les deux côtés *A B*,

$C\,B$, font connus, on trouve que l'angle $C\,A\,B$, est de 70°. 34′. Prenant enfin $D\,B$ égale à 2 pouces, $E\,B$ égale à 3 pouces, & ainfi de fuite, & calculant les angles, $D\,A\,B$; $E\,A\,B$, &c. que forment les lignes tirées des points D, E, F, &c. fur le point A de la cornée, on peut former les trois feries fuivantes : dont la premiere indique les diftances variées de l'objet placé fucceffivement aux points C, D, E, &c. La feconde, les variations des angles fous lefquels les rayons $C\,A$, $D\,A$, &c. tombent fur le point A de la cornée ; angles qui, comme on le voit clairement, vont en augmentant à l'infini fans jamais parvenir à être de 75°. 4′. valeur de l'angle $A\,B\,O$. Enfin la troifieme repréfente les augmentations fucceffives de ces angles fuivant que l'objet eft tranfporté fucceffivement aux points C, D, E, F.

C.	D.	E.	F.	G.	H.
1 pouce	2 pouces	3 pouces	6 pouces	12 pouces	24 pouces
70°. 34′.	72°. 47′.	73°. 32′. 30″.	74°. 18′.	74°. 41′.	74°. 52′. 30″.
	2°. 13′.	45′. 30″.	45′. 30″.	23′.	11′. 30″.

Un coup d'œil fur la premiere & la troifieme féries, fuffit pour faire obferver que l'objet étant peu éloigné de l'œil, de petites variations de diftances influent beaucoup davantage fur les angles d'incidence des rayons latéraux, & par conféquent fur

leur direction après leur réfraction , que
ne le font des variations de distances infiniment plus considérables , lorsque l'objet est
fort éloigné de l'œil. D'où on peut concevoir 1°, que partant comme d'un point
fixe de la distance de 10 à 11 pouces pour
laquelle les yeux des personnes qui jouissent d'une bonne vue font conformés , la
nécessité d'adapter l'œil , par quelque mouvement intérieur , à de plus petites distances , jusqu'à celle de 5 pouces & demi ,
n'emporte pas réciproquement la nécessité de
l'adapter de même aux variations de distances , l'objet passant à celle de 20 ou 22 pouces , puisque dans ce dernier trajet la variation de l'angle en *A* n'est que la moitié de
celle qu'il éprouve dans le premier. 2°. Que
l'objet passant de la distance de 11 pouces
à celle de 5 pouces $\frac{1}{2}$, la variation de
l'angle en *A* , qu'on trouve par le calcul
être de 22'. 15''. transporte le foyer si peu
au delà du lieu où il se trouve, l'objet étant
placé à la distance de 11 pouces, qu'on ne
doit pas être surpris que le rétrécissement
de la pupille rendant les cônes optiques
plus pointus, corrige en partie l'inexactitude de la délinéation de l'image. Car il est
évident que le diametre de la pupille devenant une fois plus petit , les variations de
l'angle en *A* , diminuent aussi de moitié ,

comme on le voit par les ſéries ſuivantes, qui ſont calculées pour la pupille rétrecie, ſupoſant la tangente $AB = \frac{1}{2}$ ligne.

C.	D.	E.	F.	G.	H.
1 pouce	2 pouces	3 pouces	6 pouces	12 pouces	24 pouces
80°. 3′.	81°. 13′.	81°. 37′.	82°. 0′ 30″.	82°. 12′. 15″.	82°. 18′. 7″.
	1°. 10′.	24′.	23′. 30″.	11′. 45″.	5′. 52″.

C'eſt ici le lieu de répondre à une objection qui m'a été faite par quelques Phyſiciens. On ſait que dans les verres lenticulaires de courbure ſphérique les rayons rompus par les bords ont leur foyer ſenſiblement moins éloigné que ceux qui paſſent près de leur axe, de ſorte que recevant, par exemple, les rayons du ſoleil ſur un verre lenticulaire entiérement découvert, le foyer ſera moins éloigné que lorſque le verre eſt couvert en partie par un diaphragme. D'où on tire cette conſéquence, que le rétréciſſement de la prunelle, loin de favoriſer l'exacte délinéation des images doit au contraire en éloignant le foyer, concourir avec l'approximation de l'objet à les rendre confuſes.

Pour répondre à cette objection, je remarque en premier lieu que c'eſt à tort qu'on ſuppoſe que les humeurs de l'œil ont les mêmes imperfections que les verres des anciennes lunettes, puiſque c'eſt d'après la ſtructure de l'œil, & en l'imitant, que M.

Euler a eu la premiere idée de conſtruire des objectifs où l'aberration de ſphéricité & celle des couleurs fuſſent corrigées ; idée qui depuis a été exécutée avec le plus grand ſuccès par M. Dollond. Si on ſe ſert d'un tel objectif pour faire une chambre obſcure ; ſi cet objectif étant entiérement découvert, les objets placés à deux pieds de diſtance ſe peignent exactement ſur ſon fond, qu'on ſuppoſe fixe & immobile, il eſt clair qu'on pourra, au moyen d'un diaphragme, adapter cette chambre obſcure à de plus grandes proximités des objets, les rétréciſſements ſucceſſifs de ce diaphragme rendant à meſure les fuſeaux optiques plus pointus & corrigeant en partie, de cette maniere, l'inexactitude de la délinéation de chaque point de l'objet, ſur le point correſpondant du fond de la chambre obſcure.

Le paralogiſme de l'objection que je réfute me paroît conſiſter en ceci : c'eſt que faute d'attention on regarde le foyer comme un point géométrique, ou du moins comme un point phyſique qui a toujours les mêmes dimenſions, ſoit qu'on laiſſe toute la ſurface du verre découverte, ſoit qu'on en couvre plus ou moins les bords : on ſuppoſe que dès que le plan ſur lequel l'image d'un objet ſe peint, eſt au foyer du verre lenticulaire, cette image doit être parfaite,

ſans

sans s'embarrasser si ce foyer est un bon foyer, ou si le verre étant découvert & imparfait, ce ne peut-être qu'un foyer vicieux, qui ne donne que des images très-imparfaites & beaucoup plus mal-terminées que celles que donneront des fuseaux optiques plus pointus, quoique reçus sur le fond de la chambre obscure, un peu auparavant d'être parvenus à leur foyer. C'est ce que je vais prouver par l'expérience ; j'en supprime à dessein la démonstration géométrique. Toute personne un peu instruite dans ces matieres la trouvera aisément, & elle déplairoit à ceux qui ne le font pas.

J'observe donc, comme je l'ai dit dans mon premier Mémoire, que c'est une chose de fait, que dans une chambre obscure ordinaire, dont l'objectif est un verre simple lenticulaire & de courbure sphérique, le rétrécissement gradué d'un diaphragme peut adapter cet instrument aux approximations de l'objet, & qu'en général moins ce diaphragme laisse d'ouverture, mieux les images font terminées. On peut faire la même expérience sur l'œil, en substituant à la pupille naturelle une pupille artificielle plus petite ; je veux dire, en mettant au-devant de l'œil une carte percée d'un petit trou. On peut par ce moyen rapprocher les limites de la vue distincte jusqu'à voir très-distinctement de petits objets, placés à deux ou trois pouces de l'œil. Or si ce rétrécissement artificiel de la pupille peut adapter l'œil à de si petites distances, on ne doit pas douter qu'un rétrécissement moindre & naturel ne puisse l'adapter à la distance de six pouces, & corriger à un certain point la confusion de l'image qui naîtrait de l'éloignement du foyer occasionné par l'approximation de l'objet.

Considérant comme un point fixe, la distance pour laquelle l'œil est primitivement conformé, je crois qu'à proprement parler, on peut dire que l'œil ne s'adapte pas par des mouvements intérieurs à de plus grandes distances, que si l'on voit distinctement un objet placé à la distance de vingt ou vingt quatre pouces ; si on lit, par exemple, à cette distance un caractere un peu gros, ce n'est pas que l'œil s'adapte à cette distance par aucun mouvement intérieur ; mais cela vient seulement de ce qu'en passant de la distance de dix à douze pouces, pour laquelle l'œil est primitivement conformé, à celle de vingt ou vingt-quatre pouces, la variation de l'angle sous lequel les rayons latéraux extérieurs tombent sur la cornée n'est que d'environ 11′. 22″, variation qui n'est que la moitié de celle qui s'observe dans le même angle, l'objet passant de la distance de douze pouces à celle de six. De forte qu'il n'est pas étonnant que malgré cette petite variation des angles, l'image de l'objet se peigne encore fur la rétine avec affez de netteté pour que la vue foit à cette diftance *à-peu-près diftincte*, fans qu'il foit nécessaire que l'œil s'y adapte par aucun mouvement intérieur.

Je dis *à-peu-près diftincte*, parce que je pense effectivement qu'elle ne l'eft pas tout-à-fait : & pour m'expliquer nettement fur cet objet, je crois que fi l'on prend cette expref-fion *vue diftincte* dans la précifion géomé-trique pour la vue parfaite, telle que celle dont nous jouiffons, lorfque l'objet regardé eft à une telle diftance que le plan concave de la rétine fe trouve précifément au foyer des fufeaux optiques, partis de chacun des points de cet objet ; je crois, dis-je, que la *vue diftincte* prife dans ce fens rigoureux a des limites très-étroites, & ne s'écarte pas fenfiblement de la diftance pour laquelle l'œil eft primitivement conformé, diftance à laquelle on porte conftamment tout objet bien éclairé, dont on veut examiner les par-ties avec attention.

C'eft ce dont on peut fe convaincre en effayant de lire un calandrier pl cé à la dif-tance de dix-huit pouces ou à celle de fix. Quoique les perfonnes qui jouiffent d'une bonne vue puiffent lire ce caractere à cette diftance, on s'apperçoit néanmoins que ce n'eft pas fans un peu de peine & de confufion ; & fi fermant un œil, on regarde avec l'autre le même caractere à travers un petit trou fait dans une carte, on y remarque tout de fuite deux changements ; le premier qu'il paroît plus net, le fecond qu'il paroît plus noir : ce qui prouve que cette pupille artificielle, corrige par fa petiteffe, en rendant les fufeaux optiques plus pointus, **la** légere confufion de l'image, & que, par conféquent, l'œil ne s'adapte pas à ces diftances, de maniere à faire tomber précifément fur la rétine le foyer des rayons partis de chaque point de l'objet.

On ne doit donc pas croire qu'on ne voit les objets, qu'on ne les voit diftinctement, à prendre cette expreffion dans le fens ordinaire, qu'autant que la rétine fe trouve précifément au foyer des rayons partis de chacun de leurs points. On doit remarquer au contraire que comme il y a une infinité de nuances entre une image deffinée parfaitement & une image entiérement confufe, il y a de même entre voir un objet parfaitement & ne le pas voir du tout, une infinité de degrés de vue plus ou moins diftincte, fuivant que l'objet s'écarte plus ou moins de la diftance pour laquelle l'œil eft primitivement conformé : que les limites de la vue distincte, à prendre, comme nous l'avons dit plus haut, cette expression dans le sens rigoureux, sont très-étroites : qu'au contraire si on fait signifier à la même expression les distances extrêmes entre lesquelles les images d'un objet, quoique de plus en plus inexactes, à mesure qu'il s'écarte davantage de la distance pour laquelle l'œil est conformé, gardent néanmoins assez de netteté pour que l'objet soit reconnu & distingué de ceux qui l'avoisinent, pour lors les limites de la vue distincte auront une certaine étendue. Remarquons encore que les limites ne sont pas les mêmes pour tous les objets ; que plus un objet est gros, plus il est éclairé, plus il est isolé, plus sa couleur & son degré de lumiere contrastent avec la couleur & le degré de lumiere du fond sur lequel il est projetté, plus aussi les limites de la vue distincte seront étendues par raport à cet objet. Toutes choses dont le lecteur attentif trouvera si aisément les raisons qu'il seroit inutile de les détailler.

Je conçois que malgré toutes les raisons que je viens d'apporter, beaucoup de Physiciens n'abandonneront pas l'opinion reçue, & persisteront à croire que pour qu'un objet soit apperçu & distingué, il est nécessai-

I iij

re que fon image foit parfaitement exacte ; & que la rétine fe trouve précifément au foyer des rayons partis de chaque point de cet objet : c'eft pourquoi j'ai jugé néceffaire de rapporter encore l'expérience fuivante, commençant par avertir que les réfultats de cette expérience ont été pour moi directe- ment contraires à ceux que rapporte M. Portersfields, dans les Effais d'Edimbourg, *Tom. IV. pag.* 187. Je plante fur une che- minée deux épingles, l'une à une des extré- mités, l'autre à l'autre extrémité : enfuite fermant un œil, je difpofe celui qui eft ou- vert, de maniere qu'en vifant à une des épin- gles, éloignée de dix à douze pouces, l'au- tre épingle éloignée de l'œil d'environ qua- tre à cinq pieds, fe trouve à-peu-près dans la même ligne. Et je remarque que je dif- tingue en même-temps très-bien les deux épingles. L'expérience que je viens de rap- porter me réuffit également, fi, vifant avec l'œil ouvert à un petit clou planté fur ma fenêtre & éloigné de huit à dix pouces, un objet pris fur une maifon de l'autre côté de la rue, fe trouve à-peu-près dans la mê- me ligne (*b*), d'où il eft aifé de tirer cette

______

(*b*) Je remarque au fujet de cette expérience 1°. Que pour la faire on doit choifir deux objets qui foient vus tous les deux fous un petit angle, afin que leur image fur la rétine ne s'écarte guere de l'axe optique, fans quoi celui

conféquence ; que puifque deux objets placés à différentes diftances peuvent être vus
en même temps diftinctement, pour qu'un
objet foit vu diftinctement, il n'eft pas néceffaire que fon image foit parfaitement deffinée fur la rétine, que la rétine foit précifément
au foyer des rayons divergents qui partent de
chacun de fes points, & qu'ainfi l'œil étant
primitivement conformé pour la diftance de

des objets dont l'image s'en éloigneroit trop & ne pour-roit être vu que confufément. 2°. Qu'il faut avoir foin que les deux épingles foient pro-jettées fur un fond qui con-trafte avec leur couleur. 3°. Dans la feconde maniere de faire l'expérience que je viens de rapporter, fi on regarde le clou avec les deux yeux, on ne voit que très-confufément les objets qui font de l'autre côté de la rue. Plufieurs Phy-ficiens entr'autres M. Por-tersfields fe fervent de cette expérience pour prouver que l'œil s'adapte aux diftances des objets, de façon que la rétine fe trouve précifément au foyer de leurs rayons, & que les images des objets plus éloignés ne peuvent s'y peindre affez exactement pour les faire bien diftinguer. Mais il eft aifé de faire voir que la vue confufe des objets fitués de l'autre côté de la rue, dé-

pend dans cette expérience d'une toute autre caufe. En effet ceux de ces objets qui répondent à l'un & l'autre œil par des lignes droites qui fe croifent au clou ; ces ob-jets, dis-je, font vus les uns feulement par l'œil droit, les autres par l'œil gauche, pre-miere caufe de vue confufe. De plus, les objets placés fur la muraille dans l'intervalle de ceux dont je viens de par-ler, paroiffent doublés, com-me on fait, étant rapportés à droite de leur fituation par l'œil droit & à gauche par l'œil gauche. D'où il ne peut réfulter qu'une vue très-con-fufe de ces objets. Et la preu-ve que la confufion de la vue dépend de ces caufes, c'eft que fermant un œil, on dif-tingue tout de fuite les ob-jets fitués de l'autre côté de la rue, qui font à-peu-près dans l'axe optique prolongé de l'œil ouvert.

I iv

dix à onze pouces, la vue diſtindte d'un objet éloigné de vingt ou vingt-deux pouces,
ne prouve pas du tout que l'œil change de
conformation pour s'adapter à cette nouvelle diſtance, & mettre la rétine avec une préciſion géométrique au foyer des rayons qui
ſont envoyés à l'œil par chacun des points de
cet objet.

Ayant une fois admis que la pupille ſert
par ſon rétréciſſement à adapter l'œil aux
diſtances plus petites que celle pour laquelle il eſt primitivement conformé , on
aura aiſément remarqué que cette idée me
conduiſoit à conclure que , partant de cette
diſtance comme d'un point fixe , l'œil ne
s'adaptoit qu'aux approximations & non aux
éloignements de l'objet ; & cette remarque
aura pu donner quelques préjugés contre
les preuves de raiſonnement & d'expérience dont je me ſuis ſervi pour le prouver.
Pour écarter le préjugé il ſuffira de faire obſerver que cette concluſion n'eſt pas particuliere à mon ſentiment, & que les Phyſiciens qui ont imaginé différents méchaniſ-
mes par leſquels l'œil peut, ſuivant leur opinion, s'adapter aux différentes diſtances des
objets, auroient preſque tous dû avertir que
ce méchaniſme ne pouvoit ſervir qn'à adapter l'œil aux approximations & non aux
éloignements des objets. En effet ſuppoſant

que le cryſtallin ſoit ſuſceptible d'être avancé en devant par des fibres muſculaires, on
devoit naturellement penſer que ces fibres
ne ſont pas en action lorſque l'œil regarde
un objet placé à la diſtance pour laquelle il
eſt primitivement conformé, & que par conſéquent ces fibres, ſuppoſé qu'elles exiſtaſ-
ſent, ne pourroient ſervir qu'à avancer le
cryſtallin, ou, ce qui revient au même,
qu'à adapter l'œil à de plus petites diſtances que celles pour laquelle il eſt primitivement conformé. On fera aiſément l'application du même raiſonnement au ſentiment de
M. Jurin, qui ſuppoſe qu'il doit y avoir
dans l'anneau ciliaire des fibres charnues qui
ſervent à rendre la cornée plus convexe à
meſure que l'objet s'approche d'avantage de
l'œil.

Après tout ce que nous venons de dire,
il ne ſera pas difficile de répondre aux
queſtions ſuivantes. Pourquoi chez les Myopes les limites de la vue ſont-elles ſi étroi-
tes ? Pourquoi ont-ils ce grand déſavantage
de ne pouvoir diſtinguer, même à-peu-près
rien, d'un peu éloigné ? Il ne ſeroit pas
fort aiſé de bien répondre à cette queſtion,
ſi l'on penſoit, avec la plûpart des Phyſiciens, que l'œil a des organes de mouvement
capables de faire varier le foyer du cryſtallin & de l'adapter aux différents éloigne-

ments de l'objet : au lieu qu'il nous est très-facile de rendre raison de cette défectuosité de la vue. Les yeux myopes sont primitivement conformés pour la distance de deux ou trois pouces. Considérant la premiere & la troisieme series, on voit qu'en deçà & au-delà de cette distance les variations des angles sont si considérables, qu'on ne doit pas être étonné, que, pour peu que l'objet s'en écarte, son image devienne si confuse qu'il ne puisse être apperçu distinctement. Pourquoi les personnes qui jouissent d'un bonne vue ont-elles le grand avantage de voir assez distinctement les objets qui sont au-delà de ce qu'on appelle les limites de la vue distincte, & même des objets fort éloignés, quoique leurs yeux ne s'adaptent pas par des mouvements intérieurs à ces distances ? C'est que leurs yeux sont primitivement conformés pour une distance telle, qu'au-delà, les variations des angles d'incidence sont assez peu sensibles pour que l'image d'une objet éloigné se peigne encore sur la rétine avec assez d'exactitude pour les faire appercvoir & distinguer. On conçoit aussi aisément que dans le nombre des personnes qui jouissent d'une bonne vue, celles dont les yeux sont primitivement conformés pour une plus grande distance de l'objet, par exemple, pour celle de douze à treize pouces, doivent auffi avoir l'avantage de voir plus diftinctement les objets fort éloignés ; & qu'au contraire les perfonnes dont les yeux font primitivement conformés pour la diftance de fix ou fept pouces, doivent avoir, & ont effectivement, ce défavantage de ne rien diftinguer d'un peu éloigné, quoiqu'elles ne paroiffent pas myopes à la lecture.

M. Portersfields rapporte, dans le Mémoire que nous avons cité, quelques expériences qui femblent démontrer avec évidence le fentiment que j'ai combattu jufqu'ici. Il eft donc néceffaire de difcuter ces expériences, & de faire obferver que leurs réfultats font précifément contraires à ceux que M. Portersfields a cru y remarquer ; en un mot, que répétées un grand nombre de fois & à plufieurs reprifes, variées de différentes manieres, elles prouvent évidemment. 1°. Que lorfqu'un objet eft placé à une plus grande diftance que celle pour laquelle l'œil eft conformé, les pinceaux optiques, partis de chacun des points de cet objet, ont leur foyer en deçà de la rétine. (c) 2°. Que lorfque l'objet eft placé à une moindre diftance que celle pour laquelle

(c) Cette conclufion fouffre une exception, lorfque l'objet s'éloigne notablement de l'axe optique. Voyez plus bas les expériences fix & fept.

l'œil eft conformé, les foyers des pinceaux
optiques fe trouvent au-delà de la rétine. 3°.
Que les foyers de ces pinceaux optiques ne
font précifément fur la rétine, que lorfque
l'objet eft placé à la diftance pour laquelle
l'œil eft conformé. 4°. Enfin, que le cryftallin n'a point par conféquent les mouvements qu'on lui attribue, qu'il ne s'éloigne
pas à divers degrés de la rétine, de maniere à fixer, avec une précifion géométrique,
fur cette membrane, les foyers des pinceaux optiques partis des points d'un objet placé à des diftances variables.

Définitions Préliminaires.

J'appelle *X*, *Fig. II*, une petite bande
de papier fort étroite & collée verticalement fur un morceau de papier noir, placé
lui-même dans un plan vertical.

J'appelle *P*, *Fig. III*, une petite bande
de papier blanc, fort étroite, collée tranf-
verfalement fur un morceau de papier noir,
placé dans un plan vertical.

Premiere Expérience.

Regardant l'objet *X*, avec un œil à
travers une carte *Fig. IV*, percée de deux
petites fentes paralelles, verticales, féparées
par une petite bande large d'environ une

ligne : cet objet X, paroît simple, vu de cette maniere, à la distance pour laquelle l'œil est primitivement conformé. Pour moi c'est à dix ou dix pouces & demi. Il paroît double soit en deçà soit au-delà de cette distance.

Deuxieme Expérience.

LORSQUE cet objet X, paroît double, pour être trop éloigné de l'œil, en bouchant une des fentes l'apparence du même côté disparoît.

Troisieme Expérience.

LORSQUE cet objet X, paroît double, pour être trop près de l'œil, en bouchant une des fentes l'apparence du côté opposé disparoît.

Quatrieme Expérience.

METTANT l'objet X, *Fig. V*, à la distance pour laquelle l'œil est primitivement conformé, plaçant ensuite l'objet P à une distance double & à-peu-près dans la même direction, de sorte qu'il puisse être au-dessus de l'objet X; les choses étant ainsi disposées, si on regarde l'objet X seulement avec l'œil gauche, à travers les fentes de la carte, il paroît simple. Mais si ouvrant

enfuite l'œil droit je dirige le regard vers
l'objet *P* , pour lors l'objet *X* , vu par l'œil
gauche , dirigé vers *P* , paroît double , &
cette duplication de l'objet eft telle , qu'en
couvrant une des fentes l'apparence oppofée difparoît. D'où comparant cette expérience avec la précédente , on tire cette conclufion : que les deux yeux regardant l'objet *P* , ils fe difpofent , ils s'adaptent par
quelque mouvement intérieur à fa diftance ,
qui eft double de celle pour laquelle ils
étoient primitivement conformés. Cette expérience , qui m'a réuffi tout-de-même qu'à
M. Portersfields , paroîtra fans doute démonftrative , & je dois avouer qu'après l'a-
voir répétée plufieurs fois , elle m'a paru
fi concluante contre le fentiment de M. de
la Hire , que j'ai cru pendant un affez long-
temps que j'avois eu tort de l'embraffer. Et
néanmoins , à force d'y réfléchir & de la
varier , j'ai trouvé que la conclufion qui paroiffoit fuivre fi naturellement cette expérience n'y étoit point du tout renfermée ; &
ce fera , fi je ne me trompe , un nouvel
exemple des précautions minutieufes avec
lefquelles on doit marcher dans la recherche de la vérité , même en fuivant la voie
des expériences.

Cinquieme Expérience.

TOUT étant disposé comme dans l'expérience précédente, avec cette différence que je tiens l'œil droit fermé, je regarde avec l'œil gauche à travers les fentes de la carte l'objet P ; & quoique je ne le regarde que de cet œil, l'objet X ne m'en paroît pas moins double. Cette expérience m'a fait faire les réflexions suivantes : 1°. Que puisqu'il suffit pour la duplication de l'objet X que je regarde l'objet P seulement avec un œil à travers les fentes de la carte, & qu'il est démontré par les trois premieres expériences, comme M. Portersfields en convient, qu'un seul œil regardant un objet à travers ces fentes ne change pas de conformation pour s'adapter à sa distance, il étoit clair que la duplication de l'objet X dépendoit d'une autre cause que de l'adaptation de l'œil à la distance de l'objet P. 2°. Ayant exclu cette cause de la double apparence de l'objet X dans la quatrieme & cinquieme expériences, il me vient dans l'idée qu'elle pourroit bien dépendre de ce que l'œil étant dirigé vers l'objet P, l'image de l'objet X tomboit sur un point de la rétine un peu au-dessus de l'axe optique ; que ce point de la rétine n'étant pas tout à-fait aussi éloigné du crys-

tallin que sa partie qui se trouve à l'extrémité de l'axe optique, il n'étoit pas étonnant que ce point se trouvât un peu en-deçà
du foyer des cônes optiques, partis des
points de l'objet X, & le fit paroître double. Les expériences suivantes me confir-
merent de plus en plus dans cette conjecture, & me prouverent que c'est la véritable
cause de la duplication de l'objet X dans
les expériences quatre & cinq.

Sixieme Expérience.

Je dispose sur une même feuille de papier noir l'objet X, & l'objet P, celui-ci
un peu au-dessus du premier. L'œil droit
étant fermé, je regarde avec le gauche à
travers les deux fentes l'objet X, & je prends
la distance à laquelle il me paroît simple.
Ensuite ouvrant l'œil droit, & dirigeant le
regard vers l'objet P, l'objet X vu par l'œil
gauche paroît double, & en bouchant une
des fentes de la carte, l'apparence opposée
s'évanouit. L'objet X paroît également double, si, fermant l'œil droit, je dirige l'œil
gauche vers l'objet P. Or dans cette expérience, il est clair que la duplication apparente de l'objet X ne peut venir de ce que
l'œil s'adapte à la distance de l'objet P,
puisque P & X sont également éloignés de
l'œil. Au contraire, cette expérience fait
voir

voir évidemment, de même que celle qui va suivre, que la duplication apparente de l'objet *X* dépend de ce que la partie de la rétine sur laquelle il va se peindre, l'œil étant dirigé vers *P*, n'est pas tout-à-fait aussi éloignée du crystallin que celle qui est l'extrêmité de l'axe optique.

Septieme Expérience.

METTANT l'objet *X* à la distance de dix pouces de mon œil, l'objet *P*, *Fig. VI*, atteignant le bord supérieur du papier noir sur lequel il est collé, & visant avec l'œil gauche à travers les fentes de la carte, de maniere que l'objet *X* se trouvât presque dans la même ligne que l'objet *P*; les choses étant ainsi disposées, lorsque je dirigeois l'œil vers l'objet *P*, l'objet *X* ne paroissoit pas double; mais si m'élevant un peu, en *C*, par exemple, de maniere que les rayons envoyés à l'œil par l'objet *P*, fissent un angle sensible avec les rayons envoyés à l'œil par l'objet *X*, je continuois de diriger l'œil vers l'objet *P*, alors la duplication de l'objet *X* devenoit très-sensible, & les apparences d'autant plus écartées l'une de l'autre que cet angle étoit plus considérable. On voit aisément que cette expérience prouve, comme la précédente, que la duplication apparente de l'objet *X*, vu à travers les fentes de la carte par l'œil dirigé vers l'objet P, que cette duplication apparente, dis-je, de l'objet X, dépend de ce que son image tombe sur une partie de la rétine qui est moins éloignée du crystallin que celle qui répond à l'extrêmité de l'axe optique.

Huitieme Expérience.

M. PORTERSFIELDS dit avoir fait une expérience inverse de la quatrieme que nous avons rapportée. Il dit que plaçant l'objet X à la distance pour laquelle son œil étoit primitivement conformé, & regardant ensuite avec les deux yeux l'objet P qu'il avoit placé à une distance moindre de la moitié, l'objet X, vu par l'œil qui regardoit à travers les fentes, avoit paru double, & que cette duplication étoit telle que couvrant une des fentes, l'apparence du même côté disparoissoit ; que par conséquent l'objet X étoit devenu trop éloigné par rapport à la nouvelle disposition qu'avoient pris ses yeux en regardant l'objet P. Je prie cet habile homme, supposé que mon Mémoire parvienne jamais à sa connoissance, d'excuser la liberté que je prends de le contredire. Mais je suis obligé de le faire ayant repété cette expérience un grand nombre de fois ; & ayant toujours observé le contraire. Je place l'objet X à la diſtance de dix pouces, *Fig. VII*, de maniere que vu par mon œil gauche à travers les fentes de la carte, il paroît ſimple. Enſuite je place ſur la bande ſupérieure d'un cadre de papier noir l'objet P, à ſix pouces de diſtance de mon œil, à-peu-près dans la direction de mon œil gauche à l'objet X, & de façon qu'à travers l'eſpace vuide du cadre je puiſſe voir l'objet X. Les choſes étant ainſi diſpoſées, & regardant avec les deux yeux l'objet P, l'objet X vu par l'œil gauche à travers les deux fentes de la carte paroiſſoit double. Mais loin que cette duplication fût la même que celle d'un objet trop éloigné de l'œil, eu égard à ſa diſpoſition, au contraire en couvrant une des fentes l'apparence du côté oppoſé diſparoiſſoit. D'où il ſuit 1°. Que dans cette expérience la duplication apparente de l'objet X ſe fait dans un ſens contraire de ce que M. Portersfields croit l'avoir obſervé. 2°. Que l'expérience, telle que la rapporte M. Portersfields ſe trouvant fauſſe, les conſéquences qu'il en tire pour l'exiſtence de certains mouvements intérieurs de l'œil, capables de faire varier le foyer du cryſtallin, ſont également fauſſes. 3°. Que dans cette expérience, comme dans les précédentes, la duplication apparente de l'objet X, placé à la diſtance pour la-

quelle l'œil est primitivement conformé, dépend encore de ce que son image va tomber sur un point de la rétine qui est moins éloigné du crystallin que la partie de cette membrane qui répond à l'extrêmité de l'axe optique. On sera moins surpris de me voir en contradiction avec M. Portersfields sur le résultat de cette expérience, si l'on fait attention qu'il y avoit deja quelques temps qu'il l'avoit faite, lorsqu'il écrivoit son Mémoire, & qu'il paroit se défier un peu lui-même du soin qu'il y avoit apporté. Ce qu'il semble indiquer par les expressions dont il se sert en finissant cet article de son Mémoire, *pag.* 209. » Lorsque je fis les expérien-
» ces ci-dessus, dit-il, je me proposai de les
» répéter avec plus de soin & d'exactitude,
» & d'y en ajouter quelques-unes de nou-
» velles..... Mais je fus alors interrompu
» dans le cours de ces expériences, & je n'ai
» pas actuellement le temps de les suivre &
» d'y donner l'attention nécessaire.

INSTRUCTIONS *sur la maniere de faire les Expériences que je viens de rapporter.*

1°. Pour faire aisément ces expérien-
ces il faut que les objets P & X soient de très-petites bandes de papier blanc appli-

quées sur un morceau de papier noir. 2°. Il
est bon de mettre derriere les papiers, dif-
posés pour l'expérience, une grande feuille
de papier noir, afin que l'expérience ne soit
pas troublée par la vue d'un mur blanc, ou
des autres objets qui sont dans la chambre.
3°. En s'y prenant de cette maniere, on
réussira aisément à répéter les expériences
que j'ai rapportées. On doit néanmoins remarquer que si l'on ne réussissoit pas du
premier coup à voir les duplications de l'o-
jet *X*, on ne devroit pas pour cela nier la
vérité de ces expériences. En ceci, comme
en tout, il faut un peu d'usage : mais cet
usage on l'acquerra dans deux ou trois fois
que l'on tentera de faire ces expériences.
4°. Il est essentiel que la bande qui sépare
les deux fentes de la carte, *Fig. IV*, ne
soit ni trop large ni trop étroite. La largeur
d'une ligne me paroît la mieux convenir.
5°. On ne réussit pas bien à répéter ces expériences quand on a les yeux fatigués. 6°.
Dans celles des expériences que j'ai rapportées où il est nécessaire de ne se servir que
d'un œil, il vaut mieux mettre sa main au-
devant de l'autre, que de le fermer, par la
contraction du muscle des paupieres, cette
contraction forcée influant un peu sur l'autre
œil. 7°. Dans celles de nos expériences où
l'on doit diriger les deux yeux vers l'objet

K iij

P , pour examiner la duplication apparente de l'objet X, vu à travers les fentes de la carte par un des deux yeux ; dans ces expériences, dis-je, afin d'éviter de confondre l'apparence d'X, vu par l'œil découvert, avec l'une des deux apparences du même objet, vu par l'autre œil à travers les fentes de la carte, il eft plus commode d'interpofer un morceau de papier noir, de maniere que l'objet X ne foit point apperçu par l'œil découvert.

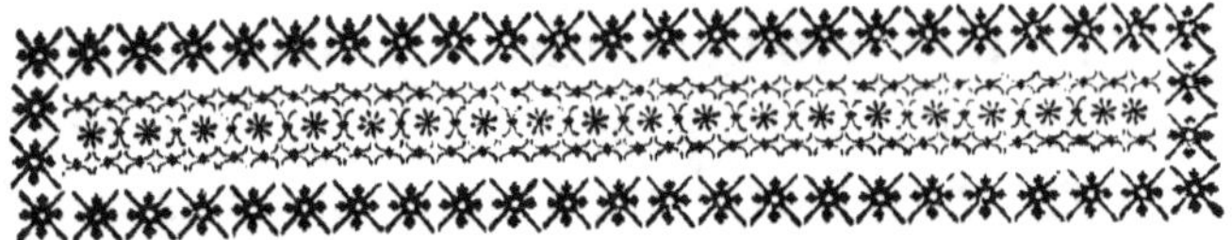

MÉMOIRES

SUR

LES FIEVRES AIGUËS.

L ORSQUE je me suis appliqué sé-
rieusement à la Pratique de la Médecine,
j'avoue que les Fievres aiguës m'ont beaucoup plus embarrassé que les autres maladies. Je ne savois comment concilier les
dissensions des Auteurs, je ne dis pas sur
les causes, matiere éternelle de spécula-
tions hypothétiques & de disputes, mais même sur la distribution & la description de
ces fievres. D'un autre côté l'extrême variété de leurs symptômes m'offroit une espece de labyrinthe dans lequel il me sembloit impossible de me frayer une route à
l'aide seule de mes propres observations. J'ai
demeuré plusieurs années dans cette perplexité. Enfin à force d'observer, d'étudier, de
réfléchir sur cet objet, je me suis cru en
état de faire connoître avec évidence les
causes qui ont retardé les progrès de l'art

K iv

dans cette partie. Je me fuis même flatté de
pouvoir contribuer un peu à l'avancement
de nos connoiffances fur cette matiere, &
en particulier de mettre les jeunes Médecins en état d'apprécier les ouvrages qui en
traitent, & de fe former en peu de temps
fur des maladies fi graves & fi fréquentes
des idées précifes & conformes à l'obfervation. Tel eft l'objet des recherches que je
hazarde de publier. Il eft aifé de prévoir
qu'elles ne feront pas goûtées de tout le
monde. On eft mal reçu à propofer à la plûpart des hommes de revenir à l'examen d'o-
pinions qui femblent confacrées par leur an-
cienneté. Mais j'efpere que les bons efprits
me fauront gré de l'avoir fait, & que les
Praticiens trouveront mes obfervations d'accord avec l'expérience. Je renfermerai dans
deux Mémoires tout ce que j'ai à dire fur
ce fujet. Le premier contiendra un effai de
defcription des Fievres aiguës. Dans le fecond je rendrai compte des obfervations que
j'ai faites fur les différentes divifions, defcriptions & dénominations des mêmes Fievres
qui ont été en ufage, ou qui le font encore aujourd'hui. Quoique la Rougeole, la
Petite-vérole, la Pleuréfie & quelques autres maladies de cette efpece aient un rapport immédiat avec les Fievres aiguës, néanmoins elles n'entrent pas dans le plan de

ces Mémoires. L'évidence & la conftance
de leurs fignes les a mifes, pour ainfi dire,
de même que les Fievres intermittentes, à
l'abri des équivoques, de la confufion, des
contradictions mêmes qui fe font gliffées
dans la defcription des Fievres continues aiguës, qu'on appelle ordinairement *effentielles*, & qui feules font le fujet de ces recherches.

PREMIER MEMOIRE

Contenant un essai de description des Fiévres Aiguës.

CE Mémoire sera partagé en trois Sections. Dans la premiere je donnerai la description des Fievres aiguës sporadiques telles qu'on les observe dans ce pays-ci. La seconde contiendra des observations sur les différences remarquables qui se trouvent entre les fiévres aiguës sporadiques de différents pays. Enfin dans la troisieme je parlerai des Fievres aiguës épidémiques.

SECTION PREMIERE

Contenant la description des Fievres aiguës sporadiques telles qu'on les observe dans ce pays-ci.

JE comprends sous le nom de *Fievres aiguës*, toutes celles qui ont une marche vive, & qui se terminent dans les bornes des maladies aiguës. Je les divise en bénignes & malignes. J'appelle bénignes celles qui ne mettent point le malade en dan-

ger de perdre la vie. J'appelle malignes celles qui font dangereufes, fouvent mortelles.
Je demande pour ce moment qu'on me paffe cette divifion des fiévres aiguës. Je tâ-
cherai d'en faire voir dans la fuite la juftelle
& l'utilité. Je ferai voir en particulier que
quoique cette divifion ne foit pas adoptée
dans les Livres, elle eft du moins fuivie
par le général des Praticiens, fur-tout en
France. On doit bien fentir que je ne comprends pas dans le nombre des fievres aiguës,
l'éphémere fimple & prolongée, ni la fievre de lait éphémere, ni la fievre de rhume
& de fluxion. J'ai inféré dans la Note (*a*),
le peu de remarques que j'ai à faire fur ces

(*a*) Je remarque au fujet de la fievre éphémere, que les perfonnes qui ayant des carnofités dans l'uretre, piffent mal, & celles qui ayant quelque fuppuration intérieure n'ont cependant pas de fievre lente ; que ces perfon-nes, dis-je, font fujettes à une efpece de fievre éphémere périodique qui commence par un friffon, & revient après quinze, vingt, trente jours d'intervalle. Cette efpece d'éphémere ne doit point être confondue avec l'ordinai-re. Elle indique une mauvife difpofition du fujet, & elle eft pour l'ordinaire tôt ou tard fuivie de maladies très-fâ-cheufes, & qui enfin font pé-

rir le malade . . . On ne doit pas confondre *notre fievre de rhume* avec la fievre *catarrhale bénigne* des Allemands. J'ap-pelle fievre de rhume, cette fievre légere qui dure un, deux, trois jours au début d'un rhume, & qui fe fait fen-tir principalement le foir & dans la nuit avec de fréquents éternuements, quelquefois de légers friffons, l'enchif-frenement, pefanteur & mal de tête, fur-tout le foir, & laffitudes fpontanées. Cette fievre eft commune ici com-me ailleurs ; ce qu'on ne peut pas dire de la catarrhale bé-nigne, telle qu'elle eft décri-te dans Hoffman, & chez les meilleurs Auteurs du même

fortes de fievres que leur marche exempte de toute apparence de danger, & leur prompte & heureuse terminaison excluent du nombre des fievres aiguës.

Les principales especes de fievres continues aiguës bénignes qu'on observe dans ce pays-ci, se réduisent aux suivantes, savoir la fievre continue bénigne proprement dite, la fievre quotidienne intermittente dégénérée en continue, la fievre tierce dégénérée en continue (*b*), & enfin la fievre conti-

Pays.... J'appelle fievre de fluxion, celle qui accompagne les douleurs de fluxion qui se font sentir sur un côté des gencives, & s'étendent même quelquefois sur tout un côté de la tête. Cette fievre est marquée par de légers frissons qui reviennent souvent dans la journée. Elle se termine le deuxieme, le troisieme jour, sur-tout si, par des boissons tiédes & les autres moyens, on a soin d'entretenir une transpiration abondante. On sait qu'à la suite de cette fievre & de ces douleurs de fluxion, il arrive souvent que la joue du même côté s'enfle, que même quelquefois il se fait un petit abscès à la gencive.... La fievre éphémere de lait se prolonge quelquefois au-delà du terme ordinaire, jusqu'au douzieme, quatorzieme jour, & même au-delà,

mais sans être accompagnée des accidents qui caractérisent la *fievre de lait maligne* dont nous parlerons dans la suite. Je l'appelle dans ce cas *fievre de lait aiguë simple ou bénigne*. J'en dis un mot ci-après.

(*b*) J'appelle dans la suite cette espece de fievre *tierce automnale dégénérée*, parce qu'on ne voit pas ici, comme dans quelques autres pays, que les tierces intermittentes du printemps, prennent le type de continues. Pour l'ordinaire on commence à voir de ces fievres au mois d'Août, certaines années plutôt & au commencement, d'autres plus tard & vers la fin du même mois. Elle s'étendent ensuite jusques vers la fin d'Octobre, inclinant de plus en plus à prendre le type intermittent, & débutant plus rarement sous celui de continues.

nue qui eſt accompagnée d'éréſipèle à la face. Je vais donner une deſcription abrégée de ces quatre eſpeces de fievres.

J'appelle *continue bénigne* une eſpece de fievre aiguë ſporadique qu'on obſerve fréquemment dans ce pays-ci. Les ſymptômes principaux de cette fievre ſont le mal de tête qu'on rapporte ordinairement au front, plus de chaleur à l'habitude du corps que dans l'état naturel, le pouls fréquent, la langue chargée, quelquefois des envies de vomir, ſur tout au commencement. Aſſez ſouvent un délire léger lorſque le malade eſt, pour ainſi dire, dans un état moyen entre le ſommeil & la veille ; délire qui finit ſitôt qu'on l'éveille. Si cette fievre eſt compliquée de vers, ils occaſionnent quelquefois des nauſées, des défaillances, des anxiétés s'ils ſont dans l'eſtomac ; un ſentiment de quelque choſe qui monte au goſier, le reſſerre & menace d'étouffer le malade, s'ils montent dans l'œſophage ; enfin des piquûres dans les entrailles, des douleurs de colique, quelquefois même de fauſſes douleurs de pleuréſie, lorſqu'ils piquent les inteſtins. Dailleurs on n'obſerve dans cette fievre, ni grand & ſubit abbattement de forces, ni vomiſſement opiniâtre, ni délire furieux &c. en un mot, aucun de ces ſymptômes qui caractériſent les fievres dangereuſes &

meurtrieres, & dont nous aurons occafion de parler dans la fuite. Dans la fievre donṭ il eſt ici queſtion, le pouls eſt ordinairement égal, fouple, développé. Lorſqu'elle eſt compliquée de vers, qui rampant dans l'eſtomac ou le piquant, produifent les accidents que nous venons de décrire, pour lors le pouls eſt fouvent dérangé : il devient inégal, foible. Mais dans ce cas cette affeⅽtion du pouls eſt paffagere : elle n'eſt pas conſtante comme dans les fievres malignes dans lefquelles on l'obferve.

La marche de cette fievre n'eſt pas toujours la même. Quelquefois elle n'a point de redoublements fenfibles. Le plus fouvent elle en a, foit en quotidienne, foit en tierce. Elle débute quelquefois par un friſſon, mais enfuite l'entrée des redoublements n'eſt annoncée que par un refroidiſſement des extrêmités, quelques baillements, quelquefois par une quinte de toux, enfin d'autres fois par une grande foif. Les redoublements ne fe font guere remarquer que par l'augmentation de la fréquence, de la force & de l'élévation du pouls, de la chaleur, de l'inquiétude, du mal de tête, de la foif, fans faire naître des fymptômes plus graves tels que ceux qu'amenent fouvent les redoublements des fievres malignes. Lorſque la fievre continue bénigne tend à fa fin (elle s'é-

nd rarement au-delà du quatorzieme jour ;
ſouvent elle ſe termine plutôt ,) la langue
ſe dépouille ſucceſſivement de la croûte
blanche qui l'enduit d'ordinaire dans cette
eſpece de fievre. Elle s'humecte davantage
ainſi que tout l'intérieur de la bouche. Les
urines deviennent naturelles , (elles ſont
ſouvent crues , pendant le cours de cette
fievre) quelquefois auſſi elles dépoſent un
ſédiment épais , d'un blanc rougeâtre. Le
ventre s'ouvre naturellement , ou du moins
les purgatifs , ſi l'on en donne vers la fin
de cette fievre , produiſent des ſelles plus
copieuſes , plus épaiſſes & qui ſoulagent infiniment davantage que les mêmes remedes
donnés vers le milieu de la maladie. Il m'a
paru en général que les deux évacuations
dont je viens de parler terminoient bien plus
ſouvent cette fievre que les ſueurs. Au reſte
cette terminaiſon eſt ordinairement fort tranquille. On ne voit point ici de ces troubles ,
de ces ſymptômes inquiétans qui accompagnent les criſes proprement dites. Cette eſpece de fievre eſt le triomphe de ces Médecins, qui, ſoit par charlatanerie, ſoit à
raiſon du peu de lumieres qu'ils ont ſur les
différences des maladies , ſe flattent preſque
toujours d'avoir ſauvé de la mort les malades qui confiés à leurs ſoins ſe ſont tirés
d'affaire.

J'appelle *fievres intermittentes dégénérées* les fievres aiguës qui, quoique continues, ne font dans le fond que des fievres intermittentes mafquées, & qui fe terminent fouvent en de telles fievres. La fievre quotidienne & la fievre tierce m'ont paru produire ici de femblables fievres. Les accès de la fievre quotidienne s'étendent quelquefois au point de fe toucher, & pour lors ils produifent une efpece de fievre continue particuliere. Cette fievre eft rare ; elle fuit le caractere de la fievre quotidienne intermittente. La fievre ni les fymptômes n'ont rien de vif ni de fâcheux, mais elle eft opiniâtre. Elle s'étend fouvent au quarantieme, au cinquantieme jour. Pour la marche elle a du rapport avec les fievres lentes qui ont des redoublements quotidiens précédés de *friffon*. Elle a auffi quelque rapport avec la fievre quotidienne fcorbutique, dont nous aurons occafion de parler ailleurs. Mais un examen attentif de tous les fymptômes, fera aifément diftinguer la fievre quotidienne dégénérée, des deux efpeces de fievres dont nous venons de parler.

La fievre tierce *autumnale* dégénére auffi, mais bien plus fouvent, en une fievre continue dont la marche eft vive & très-différente de celle de la quotidienne dégénérée. Cette feconde efpece de fievre intermittente dégénérée

générée s'obſerve plus fréquemment les années où les fievres intermittentes ſont plus communes qu'à l'ordinaire. Ses redoublements varient pour le type. Pour l'ordinaire ils marchent en tierce ou double tierce ; quelquefois en hémitritée (c) , & chaque redoublement eſt précédé de friſſon ; ce qui, dans l'uſage, m'a paru, comme à nos meilleurs Auteurs, être le ſigne principal qui caractériſe ces ſortes de fievres, & le ſeul ſur lequel on puiſſe bien compter.

Les redoublements très-forts préſentent ces ſortes de fievres ſous l'aſpect de fievres graves & dangereuſes. Elles ne le ſont cependant pas pour l'ordinaire. Depuis quelques années j'en ai obſervé un bon nombre avec attention, & je n'ai point vu que les malades en mouruſſent. Leur terminaiſon ordinaire eſt telle, qu'après huit, dix, douze jours, elles ceſſent au moyen des remedes généraux d'être continues, & ſe changent en intermittentes tierces qui enſuite dégénérent quelquefois en quartes, & qui réſiſtent plus ou moins ſuivant les remedes plus ou moins convenables qu'on emploie pour les combattre.

(c) Comme tous les Auteurs ne ſont pas d'accord ſur le type de l'hémitritée, je crois qu'il eſt bon de déclarer que je donne ce nom aux fievres qui ont des redoublements marqués en double tierce, tels, qu'un jour il n'y a qu'un redoublement, & l'autre jour il y en a deux. Chaque redoublement marqué par un *friſſon* avec tremblement.

Tome I. L

Les fievres tierces autumnales, tant intermittentes que dégénérées en continues, font ici ordinairement bénignes, comme nous venons de le dire. Il arrive néanmoins certaines années, comme nous l'avons éprouvé l'Automne derniere, que la conftitution de l'air qui produit ces fortes de fievres, étant pour ainfi dire renforcée, elles deviennent beaucoup plus fâcheufes ; les accès de celles qui reftent intermittentes, & les redoublements de celles qui font dégénérées en continues, étant accompagnés, foit d'affoupiffement, foit d'anxiété, de cardialgie, de *cholera morbus*, ou d'autres fymptômes qui font craindre avec raifon pour la vie des malades. Mais malgré cela on peut dire que même dans une telle conftitution ces fievres font en général plus effrayantes que meurtrieres. Le quinquina adminiftré à temps, méthodiquement & à haute dofe, y réuffit également, foit qu'elles foient véritablement intermittentes, foit qu'elles foient dégénérées en continues ; pourvu néanmoins que prenant le caractere de véritables fievres malignes, elles ne perdent pas le figne principal des intermittentes dégénérées en continues, dont nous avons parlé tout à l'heure. L'obfervation exacte de ces fortes de fievres & leur traitement méthodique, doivent fans doute être mis au rang des travaux utiles de la Médecine moderne (*d*). Obfervons encore au fujet des fievres tierces autumnales, tant intermittentes que dégénérées en continues, que les années qu'elles font ici plus fâcheufes que de coutume, elles y font auffi épidémiques d'une maniere plus ou moins marquée : car c'eft une chofe d'obfervation, que les influences générales, qui font changer le caractere des maladies fporadiques & les rendent plus fâcheufes que de coutume, les rendent en même-temps beaucoup plus communes ; du moins c'eft l'ordinaire.

Ce feroit bien peu connoître la nature de la maladie qu'on appelle communément l'éréfipele de la face, que d'y confidérer l'éréfipele comme l'affection primitive & la fievre comme acceffoire ou fymptomatique. C'eft précifément le contraire. Cette maladie n'eft autre chofe qu'une fievre éruptive, dont la crife plus ou moins parfaite fe fait par le dépôt de l'humeur, qui l'excite, fur les téguments de la face, de la tête & du col. Et cette confidération me fait penfer que cette éréfipele doit occuper un article dans la defcription des fievres aiguës fporadiques de cette Province, & de beaucoup d'autres où elle s'obferve également, d'au-

(*d*) Voyez à ce fujet principalement *Torti Therapeut. Spec. febr. Werloof. obf. de febr.* & le Traité *de reconditâ febr. tam remitt. tum interf. naturâ.*

tant plus que des étrangers de la plus grande
réputation n'en difent rien dans leurs écrits,
& qu'on trouve même dans Hoffman un
chapitre fur la fievre éréfipélateufe très-ca-
pable d'induire en erreur, fur la maladie
dont il eft ici queftion, les jeunes Médecins
qui le prendroient pour guide. J'obferve donc
en peu de mots que *l'eréfipele de la face* a
coutume de débuter par un friffon, après
lequel il s'allume une fievre vive. Que dans
le commencement le malade eft tourmenté
pour l'ordinaire de maux de cœur, d'envie
de vomir; qu'il vomit même quelquefois des
matieres bilieufes, & que dans ce point de
la maladie, les émétiques font ordinairement fort utiles. Que le deuxieme jour ou
à la fin du premier, quelquefois même dès
le début, il fe déclare une rougeur avec
enflure luifante dans quelque partie du nez,
d'où femble partir l'enflure éréfipélateufe
pour s'étendre fur la face, une partie du
col, les oreilles, fouvent même fur le cuir
chevelu : que cette tumeur acheve de s'é-
tendre & parvient à fon plus haut degré
dans l'efpace de trois ou quatre jours; que
cette tumeur étant formée, pour l'ordinaire la fievre & les accidents diminuent beaucoup & même ceffent quelquefois entiérement; qu'enfuite cette tumeur fe diffipe
peu-à-peu, & qu'à la fin l'épiderme de la

partie affectée tombe en écailles ; que cette maladie eſt bénigne ; que les perſonnes qui l'ont eue une fois ſont ſujéttes à y retomber dans la ſuite ; qu'on doit bien diſtinguer la maladie dont il s'agit ici de certaines éréſipeles aux jambes, compliquées de fievre aiguë, qu'on obſerve ſur-tout chez les perſonnes avancées en âge & cacochymes ; éréſipeles qui ſont ſouvent des eſcharres gangréneuſes, & produiſent de fâcheuſes ſuppurations.

Les ſymptômes qui, familiers aux fievres malignes, ſervent à les diſtinguer des fievres aiguës bénignes, ſont principalement ceux-ci ; ſavoir, l'abbattement extraordinaire des forces, la foibleſſe & l'inégalité du pouls (e), les nauſées, le vomiſſement opi-

---

(e) Nombre d'Auteurs ont dit, à la ſuite les uns des autres, que dans la fievre maligne le pouls eſt naturel ou du moins très-ſouvent naturel, & en cela je crois qu'ils ſe ſont trompés. J'ai conſulté exprès un grand nombre de deſcriptions de fievres malignes épidémiques ; j'ai obſervé avec attention celles que la Pratique m'a préſentées, & je me ſuis convaincu que le pouls naturel, & même plus rare que le naturel, s'obſerve effectivement quelquefois dans ces ſortes de fievres : mais le pouls foible, inégal & fréquent s'obſerve, ſans contredit, beaucoup plus généralement ; de ſorte que ſur ce ſeul ſymptôme il m'eſt ſouvent arrivé de ſuſpecter & de reconnoître des fievres malignes dans le temps qu'aucun autre ſymptôme ne paroiſſoit encore rien annoncer de formidable. Qu'on me permette de remarquer ici en faveur des jeunes Praticiens, que l'élévation ou la petiteſſe du pouls ne décide pas toujours de ſa force ou de ſa foibleſſe. Il peut être, comme on ſait, foible

niâtre , le flux de ventre féreux , bilieux , très-liquide , les foubrefauts des tendons , & toute forte de mouvements convulfifs ; le délire phrénétique , l'affoupiffement léthargique , apopleétique ; certaines affeétions paralytiques qui furviennent dans le cours & à la fin de ces fievres ; favoir , la furdité , la goutte fereine , la paralyfie de la langue , l'hémiplégie , quelquefois , comme je l'ai obfervé , la paralyfie du bras d'un côté & de la jambe du côté oppofé ; le bas ventre foulevé , tendu , plein de vents , & réfonnant comme un tambour ; les fymptômes qui annoncent le dépôt de la matiere fébrile fur les principaux vifceres de la poitrine ou du bas-ventre : le gonflement du vifage ; certaines anxiétés , certaines défaillances (*f*) ; l'éruption de taches pourprées , de paroti-

quoiqu'élevé , & fort quoique petit. La maniere la plus fûre , felon moi , de diftinguer la force ou la foibleffe du pouls , c'eft d'appuyer à divers degrés de force les extrémités des doigts fur l'artere. Lorfque le pouls eft réellement foible , en preffant l'artere on éteint facilement fes pulfations. Au contraire lorfqu'il eft fort , en appuyant on fent que la force des pulfations augmente. J'ai cru quelque-temps avoir été le premier à faire cette obfer-

vation , j'ai vu depuis que je m'étois trompé. Nombre d'habiles Médecins l'avoient faite avant moi , mais elle ne paroît pas auffi généralement connue qu'elle devroit l'être , & c'eft ce qui m'a engagé à en parler ici.

(*f*) Je dis certaines anxiétés , certaines défaillances , pour excepter celles qui font occafionnées par une irritation de l'eftomac , fur-tout de fon orifice fupérieur , dépendante foit d'un amas de bile âcre , foit des mouve-

des, de bubons, de charbons, de certaines veſſies pleines de ſéroſité, groſſes comme une noiſette, une aveline, une noix : enfin l'éruption de petites veſſies miliaires pleines d'une ſéroſité claire appellées par nos Auteurs *ſudamina*, parce qu'elles reſſemblent à des gouttes de ſueur.

Nos expreſſions l'ont aſſez fait ſentir ; il eſt preſque ſuperflu de faire remarquer qu'on n'obſerve pas tous ces ſymptômes chez tous les malades, mais que tels ou tels de ces ſymptômes ſe développent chez certains malades, d'autres ſymptômes chez d'autres, & ſervent par-là à caractériſer le genre de fievre dont ils ſont atteints. Il ſeroit également ſuperflu de faire obſerver d'une maniere diffuſe, que nous croyons impoſſible de définir avec une préciſion de logique les fievres malignes par leurs ſymptômes ; que de ſemblables définitions peuvent plutôt ſe donner & ſe ſoutenir dans des livres & dans l'école, que dans l'uſage, auprès des malades ; qu'on doit avouer de bonne foi qu'on ne peut faire bien connoître ces maladies que par de bonnes deſcriptions ; qu'on n'en peut donner de ſigne pathognomonique comme

ments ou de la piquure de quelques vers. Nous avons dit plus haut *pages* 157 & 158, que les anxiétés, les défaillances, qui dépendent de pareilles cauſes, s'obſervent quelquefois dans des fievres qui d'ailleurs ne ſont point dangereuſes.

L iv

de la pleurésie ; que dans le nombre de ces fievres il y en a quelques-unes dont le caractére est si marqué par les symptômes qui se déclarent dès le début, qu'il est presque impossible de s'y méprendre, à moins d'être tout à-fait étranger dans la pratique; mais que souvent elles sont un peu équivoques dans leur commencement, quoique pourtant infiniment moins pour le Médecin instruit, exercé, attentif, que pour le nouveau Praticien ou le routinier (g).

(g) Je dois faire remarquer ici que les objets de notre Art ne sont pas toujours distingués avec autant de précision dans la nature que dans les livres. Il arrive ici comme dans beaucoup d'ordres de choses naturelles : les extrémités sont très-distinctes, les milieux se touchent & se confondent. Ainsi quoique pour l'ordinaire les fievres aiguës malignes soient très-evidemment séparées par leurs signes des fievres aiguës bénignes, cela n'empêche pas que, sur le grand nombre, il ne se présente des fievres aiguës équivoques, pour ainsi dire, dans leur commencement, & capables d'embarrasser le Médecin le plus habile qui seroit pressé de répondre sûr leur caractere. Mais, dira-t-on, il faut donc abandonner ces distinctions, puisqu'elles ne sont pas parfaitement d'accord avec la nature. Point du tout. Quoique les distinctions de l'Art ne puissent atteindre les variétés infinies de la nature, il n'en est pas moins nécessaire de les employer, donnant toujours la préférence à celles qui ont le moins d'inconvénients ; à celles surtout qui sont tirées des symptômes sensibles & non des causes inconnues, puisque sans cela tout enseignement, tout commerce d'idées & d'observations devient impossible. Mais il faut en même-temps savoir évaluer quel point de précision on est en droit d'exiger de ces distinctions dans un Art tel que le nôtre, & en bannir sur-tout ce rigorisme logical, qui enfantant des disputes continuelles sur les mots, fait perdre à ces minuties un temps dû à des études plus importantes, & pour ainsi dire plus substantielles.

Ce que je viens de dire en dernier lieu m'avertit d'infifter ici fur une remarque qui me paroît bien effentielle. C'eft que dans le nombre des fymptômes dont nous venons de faire l'énumération, il y en a beaucoup qui pour l'ordinaire ne fe déclarent que lorfque la maladie eft déja fort avancée & reconnoiffable pour les moins habiles, tandis qu'il y en a d'autres au contraire qui fe développant au commencement, doivent être étudiés avec d'autant plus de foin, que leur jufte évaluation peut, fi je ne me trompe, fouvent décider de la réputation du Médecin, & qui plus eft, de la vie du malade (*h*).

L'abbattement extraordinaire des forces, la foibleffe & l'inégalité du pouls, les naufées, le vomiffement opiniâtre, le cours de ventre féreux, bilieux, très-liquide, font les fymptômes qui nous ont paru, dans l'ufage, fervir le plus fouvent à faire fufpecter & reconnoître les fievres malignes dès leur commencement & avant le développement des autres fymptômes qui rendent leur danger manifefte pour tout le monde. On peut y joindre encore le gonflement du vifage (*i*),

(*h*) On fent bien que nous parlons ici des fievres aiguës malignes fporadiques; car pour ce qui concerne les épidémiques, le grand nombre de malades familiarife bientôt les Médecins avec leurs fymptômes, de maniere à les leur faire aifément reconnoître dès le début.

(*i*) Le gonflement du vifage & la furdité font deux fym-

la furdité & l'affoupiffement. Ne pouvant entrer ici, au fujet de ces fymptômes, dans aucun détail qui ait une application également jufte aux différentes efpeces de fievres que nous allons décrire, nous nous contenterons pour le préfent de cette remarque générale. A mefure que nous parlerons de ces différentes efpeces de fievres, nous n'oublierons pas de faire mention de ceux de ces fymptômes qui fervent principalement à les faire reconnoître dans leurs commencements.

Les principales efpeces de fievres malignes fporadiques que nous obfervons ici font au nombre de quatre, favoir, la fievre maligne avec redoublements foporeux, je l'appellerois volontiers la fievre maligne des vieillards : la fievre maligne proprement dite, & celle-ci s'obferve principalement chez les jeunes-gens : la fievre maligne charbonneufe, & la fievre de lait maligne. Je décrirai fuccinctement ces quatre efpeces de fievre, joignant à la defcription de la fievre maligne des vieillards, celle de la fievre compliquée d'hémiplégie qui y a beaucoup de rapport.

ptómes des plus familiers aux fievres malignes. On fait au fujet de la furdité qu'elle eft de mauvais préfage lorfqu'elle fe déclare au commencement, & qu'elle eft fouvent de bon augure lorfqu'elle furvient dans le fort ou vers la fin de ces fortes de fievres. De même le gonflement du vifage paroît quelquefois au commencement de ces fievres, & pour lors il eft toujours fymptomatique ; & au contraire lorfqu'il furvient à la fin il m'a paru quelquefois de bon augure & critique.

La fievre maligne avec redoublements foporeux, autrement la fievre maligne des vieillards, eft fans contredit de toutes les fporadiques qu'on obferve ici, la plus dange-reufe & la plus meurtriere. Tout Médecin qui aura à traiter une pareille fievre bien ca-ractérifée, doit craindre beaucoup de voir périr fon malade. Les malades meurent quel-quefois le huit ou le neuf, plus fouvent le onze ou le treize ; je n'en ai point vu chez lefquels finiffant par la mort elle fe foit éten-due plus loin. Cette fievre a conftamment des redoublements très-marqués , quelque-fois en tierce , quelquefois en double tierce, quelquefois auffi en quotidienne du moins apparente (*k*). Le redoublement eft annoncé par un refroidiffement des extrémités , fur-tout du nez & des pieds. Ce refroidiffement eft plus ou moins long. Quand on l'obferve on peut être affuré que le redoublement ne manquera pas d'arriver. Quelquefois ce froid eft fi long vers la fin de la maladie, qu'il fe fait fentir dix, douze, quinze heures avant le redoublement. Lorfque cela arrive, fur-tout fi non feulement les pieds , mais mê-

---

(*k*) Je dis quotidienne du moins apparente , parce que quoique dans certaines de ces fievres les redoublements commencent chaque jour à la même heure, néanmoins pour l'ordinaire ces redoublements paroiffent, eu égard au degré de force, n'être pas tout-à-fait égaux & fe répondre en tierce.

me les cuiſſes ſont trouvées froides , on doit s'attendre à un redoublement terrible qui ſouvent emporte le malade. Le hoquet, s'il ſurvient , ajoute encore à la certitude de ce funeſte pronoſtic.

Deux ſymptômes tirés de l'état de la tête & de celui du pouls pendant les redoublements & hors des redoublements , caractériſent principalement cette maladie. Il eſt néceſſaire de faire ici des obſervations particulieres & bien circonſtanciées ſur chacun de ces deux ſymptômes.

Il arrive quelquefois que cette fievre débute par un aſſoupiſſement apoplectique. Mais le premier redoublement paſſé , le malade recouvre l'uſage de ſes ſens & n'eſt paralyſé d'aucune partie. Juſques-là il eſt difficile de diſtinguer cette eſpece de fievre de ce qu'on appelle une fauſſe attaque d'apopléxie. Mais le redoublement qui ſuit en manifeſte le caractere. Le cas dont je viens de parler eſt aſſez rare. Il eſt plus ordinaire de voir cette fievre commencer ſans aſſoupiſſement bien marqué , & cet aſſoupiſſement ſurvenir enſuite dans le ſecond ou le troiſieme redoublement. (*l*) Il n'eſt pas de la même

---

(*l*) L'aſſoupiſſement qui ſurvient dans une fievre aiguë , n'eſt pas toujours également dangereux. Si le malade bien réveillé, a le regard net, s'il répond avec préſence d'eſprit aux queſtions qui lui ſont faites , cet aſſoupiſſement n'annonce pour l'ordinaire rien de ſiniſtre. Mais au contraire ſi

force dans tous les redoublements : ordinairement il va en augmentant d'un redoublement à l'autre, de forte que dans le dernier, quelquefois auffi dans l'avant-dernier, il eft véritablement apopleƐtique. Il eft plus léger dans les premiers redoublements : le malade excité fe réveille, mais pour fe rendormir dès qu'on ceffe de le tourmenter. Cet affoupiffement eft quelquefois accompagné de délire, quelquefois fans délire. J'ai vu quelques malades balbutier dans l'affoupiffement, comme ceux qui font paralytiques de la langue. Si le malade éprouve quelque foubrefauts de tendons, quelques mouvements convulfifs, c'eft dans le redoublement.

A l'égard du pouls ; dans les intervalles que laiffent les redoublements, il eft ordinairement développé, égal, peu fréquent, fur-tout au commencement de la maladie. Dans le redoublement, il devient beaucoup plus fréquent, petit, inégal, foible, au point que vers la fin de la maladie on a quelquefois de la peine à le fentir : & néanmoins avec un tel pouls la peau eft fouvent brûlante. Telles font les affeƐtions du pouls

le malade étant réveillé, fon regard paroît indécis & ftupide, s'il ne répond pas jufte aux queftions qu'on lui fait, s'il délire ; cet affoupiffement a quelque chofe de léthargique : il annonce un grand danger. Celui qui caraƐtérife la fievre que nous décrivons, eft toujours de cette derniere efpece.

qu'on a coutume d'obferver dans cette efpece de fievre. Il faut pourtant remarquer que dans le nombre des malades il s'en trouve dont le pouls eft plein & fort dans le redoublement, mais ce cas eft très-rare.

Dans cette efpece de fievre les redoublements ont ordinairement une marche réguliere ; on y obferve cependant quelques variétés qu'il eft bon de faire remarquer. J'ai déja dit que pour la force de l'affoupiffement, ils alloient en augmentant du commencement à la fin. Ils augmentent auffi pour la durée, de forte que vers la fin de la maladie fouvent ils fe touchent, ou du moins ils laiffent entr'eux des intervalles beaucoup plus courts & moins exempts de fymptômes fâcheux qu'au commencement. On voit au contraire des malades qui jufqu'à la fin paroiffent fi bien dans les intervalles, même dans celui qui précede le dernier redoublement, qu'on a de la peine à perfuader aux affiftants que ces malades font dans un danger prochain de mourir. (*m*) Mais les malades eux-mêmes ont fouvent un funefte preffentiment de ce qui les attend ; de forte qu'au fortir d'un des derniers redoublements

(*m*) C'eft, fi je ne me trompe, cette efpece de fievre maligne qui a le plus fouvent fait tomber les Médecins dans les erreurs de prognoftic les plus frappantes, en prononçant qu'un malade étoit bien, dans le temps que peu d'heures après il devoit entrer dans l'agonie.

ils confentent aifément à mettre ordre à
leurs affaires, & même quelquefois le demandent les premiers. Il eft encore néceffaire
de faire remarquer que quelquefois vers
le fept ou huitieme jour de cette efpece
de fievre, elle donne du relâche, au point
que l'intervalle d'un redoublement à l'autre
s'allonge de vingt-quatre, de trente-fix
heures. L'expérience m'a fait connoître qu'en
pareil cas il ne falloit pas fe preffer de juger la maladie terminée ; fur-tout lorfque
cet amendement n'eft précédé ni accompagné d'aucune évacuation ou éruption critique & falutaire auxquelles on puiffe raifonnablement l'attribuer. Souvent après le temps
que je viens de dire la maladie recommence
de plus belle, & ridiculife le Médecin qui
fe flattoit imprudemment de l'avoir guérie.

Les accidents qui caractérifent cette maladie ne fe développant que dans les redoublements, on fent aifément de quelle importan-
ce il eft de les obferver avec foin. Faute de
le faire il arrivera aifément que dans une maladie auffi fâcheufe que celle-ci, on tiendra
le malade & fes proches dans la fécurité
pendant les fept ou huit premiers jours ;
après quoi on fera tout déconcerté de le voir
tourner à la mort, & obligé pour mafquer fa
méprife & fe mettre à l'abri des reproches,
de baptifer cette fievre des noms d'infidieufe

ou mafquée, tandis qu'elle n'eft telle en effet que pour ceux qui ne favent pas l'obferver. Il peut encore arriver que les redouble-ments tombant dans la nuit, & que s'en fiant au rapport des affiftants, le Médecin n'en prenne qu'une connoiffance très-imparfaite, & que cette difpofition des redoublements l'entretienne dans l'erreur fur le caractere de cette maladie. Pour éviter un tel malheur on donnera une attention particuliere à l'examen du malade dans les redoublements. On fera même fon devoir, s'ils tombent dans la nuit, en retardant fon coucher, en fe levant même la nuit, fi cela eft néceffaire, pour le vifiter aux heures convenables. Suppofé que dans les premiers redoublements il reftât de l'incertitude, favoir fi la pente au fommeil eft affez forte pour caractérifer l'efpece de fievre dont nous parlons; ce doute feroit levé en confidérant l'état du pouls fuivant les remarques que j'ai faites ci-deffus. L'examen du regard peut auffi beaucoup fervir dans cette occafion. Si le redoublement eft véritablement foporeux, le regard du malade excité, éveillé, a toujours quelque chofe d'indécis & d'affaiffé.

Dans cette efpece de fievre on obferve quelquefois non-feulement ces mouvements convulfifs des doigts, qu'on appelle ordinairement

nairement foubrefauts des tendons, parce
qu'on s'en apperçoit fouvent au poignet en
tâtant le pouls ; mais encore, ce qui eft
plus rare & d'un préfage plus funefte, des
mouvements convulfifs dans les poignets,
dans les mufcles qui meuvent la tête, le
hoquet, enfin des convulfions épileptiques.
J'ai vu plufieurs fois fortir une ou deux parotides à la fin de la maladie. Ces tumeurs
font ordinairement fymptomatiques & annoncent une mort prochaine. J'ai vu un
malade auquel il en fortit une qui parut
contribuer à fa guérifon. J'ai vu auffi, quoique rarement, à la fin de la maladie fortir
des taches de pourpre fymptomatiques &
avant-coureurs certains d'une mort prochaine. La langue eft fouvent humectée & à-
peu-près naturelle jufqu'à la fin, excepté
chez les malades qui dans l'affoupiffement
refpirent la bouche ouverte, ce qui rend
néceffairement la langue feche & rude. J'ai
vu certains de ces malades dans la chambre
defquels je ne pouvois demeurer un quart
d'heure, fans y prendre un mal de tête
affez fort, que l'air libre diffipoit enfuite.
J'ajoute encore que ces malades & leurs déjections, exhalent fouvent à la fin de cette
maladie une odeur particuliere & très-défa-
gréable que je difcerne bien, mais qu'il
m'eft impoffible de définir. Aucune obferva-

tion ne m'a fait connoître que cette fievre
fût contagieuse. Enfin je dois encore faire
obferver que lorfque cette maladie n'emporte pas le malade , elle a coutume de
laiffer après elle des impreffions fâcheufes
& durables , qui le font traîner long-temps,
& auxquelles il fuccombe quelquefois.

Les remedes qu'on a coutume d'employer
ici dans le traitement des fievres aiguës me
paroiffent manquer d'efficacité dans celle-
ci. Si j'ai eu quelquefois le bonheur d'y réuffir , j'ai cru devoir l'attribuer principalement
au kinkina employé (après les remedes généraux) à haute dofe & fur-tout en fubftance , & au véficatoire appliqué de bonne
heure (*n*). Je ne dois pourtant pas diffimu-
ler ici que je penfe qu'on auroit tort de fe
promettre du kinkina employé dans cette

(*n*) Je dis *au Véficatoire appliqué de bonne heure*, parce
que je penfe que pour être
employé trop tard, ce remede
manque fouvent de produire
les grands effets qu'on eft en
droit d'en attendre. Le véficatoire peut fans doute produire un effet utile par la ré-
vulfion qu'il occafionne au
moyen de la douleur & de
l'irritation inflammatoire qu'il
excite dans la partie fur laquelle on l'applique. Mais, fi
je ne me trompe , l'écoulement confidérable de pus qui
s'y établit enfuite eft encore
bien plus avantageux dans ces
fortes de fievres. Cet écoulement me paroît répondre
pour l'utilité à celui des cau-
teres & des fétons dans certaines maladies chroniques : &
c'eft pour fe ménager un tel
écoulement dans le fort de la
maladie que je confeille de
l'appliquer de bonne heure.
On fait qu'il faut deux ou
trois jours, avant que l'exco-
riation faite par le véficatoire
foit en pleine fuppuration.

fievre des succès aussi brillants que ceux qu'on en retire suivant le témoignage de plusieurs Auteurs célebres , & suivant nos propres observations (*page 162*), dans certaines fievres malignes , soit véritablement intermittentes , soit intermittentes dégénérées en continues ; sur-tout dans celles de ces fievres qui conservent le principal indice des intermittentes (*o*) : du moins puis-je bien assurer que ce que dit Torti au sujet des fievres intermittentes pernicieuses, *que pourvu qu'il ait vingt-quatre heures d'avance sur le dernier accès , il est sûr de guérir son malade* (*p*), ne se trouve pas vrai dans celle-ci.

Il n'est pas douteux que les symptômes de cette maladie , & la mort qui la suit si souvent, ne tiennent à quelqu'affection particuliere du cerveau. Mais quelle est l'espece d'affection du cerveau que produit cette maladie ? L'imbécille opiniâtreté avec laquelle le Public résiste aux progrès que la

---

(*o*) Je dis *conservent le principal indice des intermittentes*, pour faire remarquer que si le kinkina réussit parfaitement dans les fievres intermittentes dégénérées dont les redoublements commencent par un *frisson marqué* , il n'a pas un succès aussi certain & aussi marqué dans les fievres malignes qui ayant débuté sous l'aspect d'intermittentes , & devenues ensuite continues , ont néanmoins des redoublements qui ne commencent pas par un *frisson*. C'est une chose que nous avons eu souvent occasion d'observer dans les fievres qui ont régné ici l'Automne derniere.

(*p*) Therap. spec. lib. 2. cap. 1.

Médecine pourroit faire par les ouvertures, m'ayant empêché de m'en éclaircir, j'aime mieux laisser le champ libre aux conjectures que de donner les miennes. Tout ce que j'ai d'observations à ce sujet se réduit à celle-ci. Un homme d'environ 60 ans, hémiplégique depuis cinq ou six, étant mort d'une fievre pareille, mais compliquée avec une nouvelle attaque de paralysie (nous allons parler tout-à-l'heure de cette espece de fievre), on a trouvé à l'ouverture de son cadavre un abscès dans un des lobes du cerveau.

Les Médecins instruits auront sans doute remarqué une grande analogie entre les fievres intermittentes soporeuses & l'espece de fievre maligne que nous venons de décrire. On sera même porté à croire que je n'ai observé que des intermittentes soporeuses que je donne mal-à-propos pour une espece de fievre maligne familiere aux vieillards: d'autant plus qu'il a été remarqué que les intermittentes soporeuses font plus particuliérement funestes & fréquentes à cet âge. C'est pourquoi il est nécessaire d'exposer ici en peu de mots les observations qui me paroissent établir des différences bien marquées entre ces sortes de fievres & celle que je viens de décrire.

Celle-ci est sporadique. Depuis huit ans, il ne s'en est passé aucun que je n'aie eu oc-

cafion de l'obferver. Au contraire les intermittentes foporeufes ne font point fporadiques , à moins que ce ne foit dans certains
pays bas & couverts d'eaux ftagnantes. Ici,
comme dans beaucoup d'autres pays (*q*),
elles ne furviennent que certaines années,
lorfque les fievres intermittentes font épidémiques. Nous en avons eu un exemple cette Automne. Les fievres intermittentes,
tant fimples que dégénérées en continues,
ont été extrêmement communes. Leurs pa-
roxyfmes ont été fouvent accompagnés foit
de cardialgie , foit d'anxiété , de flux cholérique, dyfenterique , d'affoupiffement léthargique (*r*).

Les redoublements de la fievre maligne
que je viens de décrire commencent par un
fimple refroidiffement des extrémités , fans
friffon. Au contraire les accès des fievres intermittentes fimples, & les redoublements
de celles qui dégénérent en continues ont
coutume de commencer par *friffon*.

Si l'on compare attentivement ce que les
Auteurs nous difent des fievres intermittentes foporeufes, avec la defcription que nous
venons de donner de la fievre maligne des
vieillards , on trouvera que la marche de

(*q*) Voyez entr'autres Sydenham , édit. de Genéve, p.
27 , 186 , 191. Werloof obf.
de febr. &c. fect. 1ª. §. 3.
(*r*) Voyez ce que nous en
avons dit , p. 162.

celle-ci eſt moins vive & différente en certains points de celle de ces fievres (ſ).

L'eſpece de fievre maligne que je viens
de décrire m'a paru continue. Elle le paroiſſoit auſſi à un habile Médecin de cette Ville
qui n'eſt plus, & que j'ai appellé ſouvent
en conſultation dans ce cas : au point que
fondé ſur la continuité de cette fievre, il a
ſouvent refuſé d'admettre l'uſage du kinkina que je propoſois, ou l'admettoit ſeulement à petites doſes.

Suivant nos obſervations ſur l'une & l'autre de ces fievres, & en les comparant avec
celles des Auteurs, il paroît certain que le
kinkina eſt d'une efficacité beaucoup moins
aſſurée dans notre fievre des·vieillards que
dans les fievres léthargiques véritablement
intermittentes. Ce que dit Morgagni (t),
que dans certaines conſtitutions de ces fievres, ce remede réuſſit moins ſûrement que

(ſ) On ſe ſouvient de ce
que nous avons dit de l'affection ordinaire du pouls
dans notre fievre des vieillards. Au contraire Torti,
Ther. ſpeci. lib. 3. cap. 1. *in*
eâ ſiquidem de 3â. ſoporoſâ
agitur, non parvitas aut imbe-
cillitas pulſûs, ſed potius tur-
gentia quadam ictuſque vali-
ditas, qualis in eſſentiali apo-
plexiâ ſolet percipi, cum ali-
quâ non nunquam raritate po-
tiùs quam cum inſigni frequen-
tiâ conjunctâ. Je ne vois pas
que dans les deſcriptions d'intermittentes ſoporeuſes les
Auteurs nous parlent de parotides, de taches pourprées,
eſpeces d'éruptions familières
aux fievres malignes, & que
j'ai obſervées plus d'une fois
dans notre fievre maligne des
vieillards.

(t) De Sedib. & cauſis, &c.
Epiſt. 50ᵉ. §. 30.

dans d'autres, ces paroles, dis-je, de cet homme célebre, me feroient préfumer qu'il a eu quelquefois occafion de voir des fievres de la même efpece que celle que nous venons de décrire, & qu'il prenoit à tort pour de véritables intermittentes.

Pour ne rien omettre de ce qui peut avoir trait à l'hiftoire de la fievre que je viens de décrire, il eft encore néceffaire de faire obferver fon analogie avec une fievre particuliere qu'on peut appeller fievre hémiplégique, ou fievre compliquée de paralyfie. Je ne crois pas que les Auteurs que j'ai eus fous les yeux l'aient décrite, & c'eft à mon avis une omiffion très-confidérable dans l'hiftoire qu'ils nous ont donnée de la paralyfie ; du moins pour ce pays-ci.

L'hémiplégie s'érablit principalement de deux manieres ou fans fievre ou avec fievre. Celle-ci eft quelquefois précédée d'apoplexie plus ou moins forte & longue. Quelquefois auffi l'apoplexie qui la précede n'eft, pour ainfi dire, qu'inftantanée, quelquefois même elle n'en eft point du tout précédée. Mais foit qu'elle ait été précédée ou non d'apoplexie, la fievre qui l'accompagne mérite des confidérations particulieres. Elle a un rapport marqué avec la fievre que nous venons de décrire. Voici les points principaux d'analogie que j'ai obfervé entre ces deux fievres.

Premiérement , ce font les mêmes âges qui
font fujets à l'une & à l'autre de ces fievres.
Secondement , on obferve quelquefois dans
les redoublements de la premiere que le malade éveillé , excité , balbutie comme ceux
qui font paralytiques de la langue. En troifieme lieu , la fievre hémiplégique a coutume de marcher avec des redoublements
très-marqués , & ces redoublements font accompagnés d'une pente plus ou moins forte
au fommeil. Enfin on obferve des fievres
hémiplégiques qui pour l'état de la tête & du
pouls dans les redoublements & hors des
redoublements , font parfaitement femblables à celle que nous venons de décrire , &
n'en différent que parce qu'elles font compliquées de paralyfie. J'ai vu un malade mourir d'une pareille fievre compliquée avec paralyfie de la langue. La cognation , l'affinité, qu'ont entr'elles l'hémiplégie & la paralyfie de la langue eft fi connue , que j'aurois pu me difpenfer de faire obferver que
je regarde cette fievre comme abfolument
du même caractere que celle qui eft compliquée d'hémiplégie.

On fera peut-être furpris de me voir
avancer que la fievre foporeufe hémiplégique eft en général moins dangereufe que
celle qui n'eft point compliquée de paralyfie ; cependant l'obfervation me femble juf-

qu'ici le démontrer. Il est vrai qu'à la suite de la fievre soporeuse compliquée d'hémiplégie les malades restent ordinairement paralytiques. Mais il m'a paru en général qu'ils en mouroient moins souvent : il y a néanmoins quelques distinctions à faire eu égard au prognostic de cette fievre. Si dans une fievre soporeuse compliquée d'hémiplégie l'assoupissement augmente d'un redoublement à l'autre. Si dans les redoublements le pouls devient fréquent , petit , foible , inégal ; cette fievre est tout aussi mortelle que celle que nous avons décrite la premiere. Si la paralysie s'étend aux organes de la déglutition , s'il survient des soubresauts des tendons , des mouvements convulsifs des levres , de la tête , des yeux : ces signes ajoutés à ceux dont nous venons de parler , ôtent tout espoir de sauver le malade. On sait que les paralytiques ont une disposition particuliere à de nouvelles attaques de paralysie & d'apoplexie. Je finis cet article en faisant observer qu'ils ont aussi une disposition particuliere à de nouvelles attaques de paralysie compliquée de cette fievre avec redoublements soporeux , & qu'il n'est point rare de les voir terminer leur vie de cette maniere.

L'espece de fievre maligne sporadique que je viens de décrire m'a paru jusqu'ici

étrangere à la jeuneffe : & comme je l'ai dit
plus haut, on ne l'obferve gueres que dans
les perfonnes qui ont atteint ou paffé l'âge
de quarante-cinq à cinquante ans. Celle que
je vais décrire actuellement eft au contraire
familiere aux jeunes perfonnes, principalement depuis l'âge de quinze ans jufqu'à celui
de trente ou trente-fix (*u*). En conféquence de
cette obfervation, je crois qu'on pourroit la
diftinguer des autres efpeces de fievres malignes fporadiques, fous le titre de fievre maligne des jeunes-gens (*x*). Quoique très-dange-
reufe, elle l'eft cependant beaucoup moins

(*u*) On doit fe reffouvenir que nous ne traitons ici que des fievres malignes *fporadiques* qu'on obferve dans ce Pays-ci. J'ai cru devoir faire faire une feconde fois cette remarque, pour prévenir les objections précipitées qu'on pourroit tirer foit des fievres malignes épidémiques, foit des fporadiques qu'on obferve ailleurs.

(*x*) Quiconque s'éloigne du chemin battu doit s'attendre à effuyer des contradictions. Ainfi je fuis perfuadé qu'il ne manquera pas de Médecins qui fe moqueront de ma diftinction des fievres malignes fporadiques des vieillards & de celles des jeunes gens, & qui diront en raillant que pour la fymmétrie j'aurois dû parler auffi d'une fievre maligne des enfans. A quoi je réponds férieufement que je fuis tout-à-fait de leur avis ; que l'obfervation me paroît conftater évidemment qu'il s'en faut de beaucoup que la defcription des fievres aiguës chez les adultes ne renferme celle des mêmes fievres chez les enfans ; qu'on y apperçoit des différences très-marquées & qui méritent des détails dans lefquels les Auteurs n'entrent point : que pour en citer un exemple, & faire voir que je n'avance pas ceci fans réflexion, les enfans ne font pas fujets aux fievres tierces dégénérées comme les adultes : Qu'enfin traiter à fonds cette matiere, me paroît une entreprife également importante & difficile, à laquelle je renonce, du moins pour le préfent.

que la précédente. Lorfque les malades en réchappent, elle eft ordinairement fort longue, à moins qu'elle ne foit terminée par une crife. Rarement finit-elle avant le vingt-cinquieme ou le trentieme jour. Souvent elle s'étend au quarante-cinquieme, au foixantieme, quelquefois même au-delà. C'eft dans cette efpece de fievre maligne qu'il arrive quelquefois qu'après avoir été très-mal quinze, vingt, jufqu'à trente jours, néanmoins les malades en réchappent.

Le pouls fréquent, mol, foible, inégal ; la langue rouge au commencement, enfuite feche, brune, noire, tremblante lorfque le malade l'avance hors de la bouche ; les foubrefauts des tendons ; le délire phrenétique, l'affoupiffement, l'enflure du vifage, la furdité, le cours de ventre colliquatif, l'éruption de parotides foit critiques foit fymptomatiques, les efchares gangreneufes à la peau qui recouvre l'os facrum & les parties voifines, font des fymptômes familiers à cette efpece de fievre, & qui prouvant fon affinité avec les fievres épidémiques que tous les Auteurs modernes appellent malignes, nous mettent évidemment en droit de la ranger parmi les malignes fporadiques. On obferve auffi, quoique plus rarement, des taches pourprées, l'ictere, des affections paralytiques, l'hémorragie dans les in-

teſtins, qui donne des anxiétés, des foibleſſes, le vomiſſement de ſang noir, les dé-
jeƈtions de ſang noir & caillé en grande
partie. Cette fievre étant fort longue, lorſqu'elle ſe termine heureuſement, c'eſt une
ſuite néceſſaire que la convaleſcence le ſoit
auſſi. On y perd ſouvent les cheveux. Remarquons encore que cette fievre ſe termine
quelquefois par la ſurdité, quelquefois auſſi,
mais beaucoup plus rarement, par la goutte
ſereine, la manie, l'imbécillité, la paralyſie;
& ces affeƈtions nerveuſes, ſuite des dépôts
de cette maladie, ſont évidemment de nouveaux points d'analogie entre cette fievre
ſporadique & les malignes épidémiques.

La marche de cette fievre eſt quelquefois
ſynoque. Quelquefois elle eſt continue quotidienne, ſoit réguliere, ſoit irréguliere. Quelquefois les redoublements ne ſont précédés
d'aucun refroidiſſement ſenſible des extrémités. Le contraire s'obſerve plus ſouvent. Une
toux importune eſt auſſi quelquefois l'avant-
coureur marqué de chaque redoublement.

Dans la fievre maligne ſporadique que
nous avons décrite la premiere, il y a une
différence totale dans l'état du malade conſi-
déré pendant le redoublement, ou dans le
temps de la rémiſſion. Ce n'eſt pas la même
choſe dans celle-ci. Pour l'ordinaire ſes
redoublements ne ſont pas pernicieux au

même degré que dans la premiere ; mais aussi le temps de la rémission ne laisse-t-il pas au malade autant de tranquillité. Ce que disent plusieurs Auteurs, que dans la fievre maligne le pouls est naturel, ou semblable au naturel, ne peut convenir à aucun temps de celle-ci.

Cette fievre ne marche pas avec une égale rapidité chez tous les malades. On en voit chez lesquels les symptômes graves se développent lentement, de sorte que la maladie ne parvient à ce qu'on appelle son état que vers le vingt, le vingt-cinquieme jour. On en voit au contraire chez lesquels sa marche est beaucoup plus rapide ; de sorte qu'elle se termine dans les limites ordinaires des fievres *aiguës* ou *très-aiguës*, soit par la mort, soit par une crise. Celles de ces fievres, dont la marche est rapide, sont en général beaucoup plus dangereuses.

Lorsque cette fievre est développée, il est aisé de la reconnoître à quelques-uns des symptômes qui lui sont familiers, & dont nous avons fait l'énumération ci-dessus. Mais il est souvent difficile de la reconnoître dans les commencements, sur-tout lorsque sa marche n'est pas rapide : & c'est toujours une charlatanerie malhonnête à un Médecin appellé en consultation dans le cours d'une telle fievre, de déprimer adroitement son

confrere, en infinuant qu'il auroit dû en faifir
le caractere dès le début. Cependant il faut
convenir qu'un Médecin qui a de l'expérience, fur-tout s'il eft habile à tâter le pouls,
le faifit pour l'ordinaire beaucoup plutôt
qu'un autre. Cette connoiffance fe tire principalement du pouls qui eft, comme nous
l'avons dit, fréquent, mou, foible & inégal.
C'eft fouvent celui des fymptômes familiers
à cette fievre qui s'obferve le premier, même un affez bon nombre de jours avant qu'il
fe déclare aucun de ces accidents graves qui
rendent le caractere de la maladie manifefte,
même pour les moins habiles. Les naufées,
le vomiffement opiniâtre, l'abbattement extraordinaire des forces, le cours de ventre
féreux, bilieux, très-liquide, le gonflement
du vifage, la furdité, doivent auffi être mis
au nombre des fymptômes qui obfervés au
commencement d'une fievre continue, nous
mettent fouvent à portée d'en fufpecter de
bonne heure le caractere, & de la reconnoître pour l'efpece de fievre maligne dont il
eft ici queftion.

Je n'ai rien de particulier à faire remarquer au fujet du prognoftic de cette fievre,
qui fe tire, comme on fait, du nombre des
fymptômes & de leur gravité. Tout ce que
j'ajouterai, c'eft qu'on ne doit pas aifément
défefpérer des malades qui en font attaqués;

l'obſervation ayant fait connoître, comme je l'ai déja dit, qu'ils étoient quelquefois très-mal des vingt, vingt-cinq jours de ſuite, ſans cependant ſuccomber. Les criſes proprement dites (*y*) m'ont paru beaucoup plus fréquentes dans cette eſpece de fievre que dans les autres. J'ajoute encore qu'il arrive quelquefois à la fin de cette fievre que le malade touſſe, & qu'il a même pluſieurs jours de ſuite, ſouvent à la même heure, des friſſons aſſez vifs; ce qui annonce ordinairement une expectoration de crachats ſuſpects qui dure plus ou moins & paroît contribuer au ſoulagement du malade. A l'égard du traitement je ne dirai qu'un mot; c'eſt qu'outre les ſecours ordinaires, le kinkina donné dans le cours de cette maladie, à la doſe d'une once, une once & demie dans les vingt-quatre heures en décoction édulcorée avec un ſirop convenable, & partagée en pluſieurs doſes, m'a paru d'un uſage très-avantageux, tant pour ſoutenir les forces du malade, effet qu'il produit évidemment, que pour corriger la mau-

______

(*y*) Les ſolutions ſpontanées par des évacuations ſalutaires & ménagées principalement par la nature, ſont la terminaiſon commune des fievres aiguës. J'appelle ici avec les Anciens, criſes proprement dites celles de ces ſolutions ſpontanées par des évacuations ou des dépôts ſalutaires, qui ſont précédées & accompagnées de beaucoup de trouble & de ſymptomes effrayans.

vaife qualité des humeurs qui ont fouvent une difpofition particuliere à l'altération gangréneufe.

La troifieme efpece de fievre maligne dont nous devons faire mention, eft celle qui accompagne affez fouvent le charbon, maladie fporadique dans ce Pays-ci, & qui attaque principalement le menu peuple. Le charbon n'eft pas toujours également dangereux. Lorfqu'il eft fans fievre, la gangrene fe borne promptement, foit par les moyens que l'art a coutume d'employer extérieurement; foit comme je l'ai obfervé trèsfouvent par le feul fecours de la nature. Dans ce cas il fe termine en peu de temps & fans amener aucun fymptôme fâcheux. Au contraire le charbon qui fe déclare avec fievre eft toujours dangereux. Les envies de vomir, les foibleffes, les défaillances font des fymptômes qu'on obferve fouvent chez les perfonnes qui en font attaquées, & cela fur-tout au commencement de la maladie. Alors le pouls eft ordinairement foible & inégal; quelquefois naturel pour la fréquence, quelquefois auffi intermittent. Lorfque cette fievre & les accidents qui l'accompagnent fe calment en peu de jours, la gangrene fe borne auffi. Mais fi la fievre fe prolonge & perfifte, la maladie devient fouvent mortelle. C'eft dans ce cas que très-

fouvent

fouvent on ne peut réuffir à borner les progrès de la gangrene par le cauftique, ni
même par le fer, en extirpant à plufieurs reprifes tout ce qui paroiffoit gangréné. Remarquons encore que, lorfque cette fievre
perfifte, comme nous venons de le dire, le
pouls ne refte pas tout-à-fait le même qu'au
commencement : mais il devient fréquent,
petit, foible, inégal : & ces altérations
du pouls vont en augmentant jufqu'à la
fin.

Ces remarques fur le charbon & la fievre
qui l'accompagne affez fréquemment, m'ont
paru fuffifantes pour notre objet qui eft uniquement de faire connoître les différentes efpeces de fievres malignes fporadiques qu'on
obferve dans ce pays-ci. Mais je ne puis
finir cet article, fans faire quelques réflexions fur les idées courantes au fujet du progrès de la gangrene dans le charbon. Les
Praticiens femblent pour la plûpart ferme-
ment perfuadés que dans ce cas, le progrès
de la gangrene dépend d'une feule caufe,
& que cette caufe eft l'infection qui à raifon
du voifinage, s'étend continuellement de la
partie gangrénée à celles qui l'environnent.
En conféquence quelques Praticiens ont
d'abord recours au fer ou au cauftique,
pour enlever la partie gangrénée, ou l'alté-
rer de maniere que l'infection gangréneufe

de la partie malade aux parties faines ne puiffe avoir lieu.

Pour moi j'avoue que je penfe différemment, & que la doctrine des meilleurs Auteurs modernes, au fujet de la gangrene produite de caufe interne, me paroît avoir une application évidente & très-jufte au cas dont il s'agit : que dans le charbon le progrès de la gangréne ne dépend point du tout, du moins pour l'ordinaire, de l'infection de la partie déja gangrenée ; mais que le premier point de gangrene ayant été produit par le dépôt falutaire d'une humeur corrompue & cauftique ; il y a tout lieu de préfumer que la continuation, l'achévement du même dépôt, produit auffi l'accroiffement fucceffif de la gangrene : que le fer, le cauftique, ne pouvant corriger la mauvaife qualité du fang, ni empêcher le dépôt de cette humeur, ces fecours font fouvent inutiles, & ne font que paroître borner la gangrene, dans le temps qu'elle fe feroit bornée d'elle-même, le dépôt de l'humeur gangréneufe étant achevé.

En effet ceux qui regardent la contagion de la partie déja gangrénée, comme l'unique caufe du progrès de la gangrene dans le charbon, ceux-là, dis-je, doivent par une fuite naturelle, être perfuadés que dans tout charbon où l'on n'emploie ni le fer ni le

cauſtique, la gangrene ne doit pas ſe borner : & que toutes les fois qu'on emploie
ces ſecours, le ſer ſur-tout pour extirper la
partie gangrénée, on doit être ſûr de borner
la gangrene. Et c'eſt préciſément ce qui eſt
contraire à l'obſervation. J'ai vu très-ſouvent
dans des charbons benins, la gangrene ſe
borner par le ſecours ſeul de la nature. Et
d'ailleurs c'eſt un choſe connue, que nombre
de Payſans ſe vantent de poſſéder des onguents ſpécifiques pour les charbons, & que
ſous ces onguents la gangrene ſe borne très-
ſouvent d'elle-même. Enfin j'ai vu dans des
charbons pernicieux, revenir inutilement
pluſieurs fois à l'extirpation de la partie gangrénée, ſans pouvoir réuſſir à empêcher la
gangrene de ſe manifeſter bientôt après à la
plaie qu'on avoit faite.

Concluons de ces remarques, premiére-
rement, que ſi dans le charbon la gangrene
ſe borne ou ne ſe borne pas, cela dépend
moins des ſecours appliqués extérieurement
à la partie, que de la conſtitution du ſang,
du caractere, du degré de la maladie ; &
que pour porter dans ces ſortes de cas un
prognoſtic raiſonnable, on doit ſur-tout conſidérer ſi le charbon eſt ſans fievre, ou
compliqué de fievre maligne ; puiſque dans
le premier cas il eſt ſi benin, qu'on peut
avec raiſon le regarder comme un dépôt

parfaitement critique & falutaire, au moyen
duquel la nature feule fe débarraffe entiérement d'une humeur pernicieufe ; tandis que
dans le charbon compliqué de fievre maligne, tous les fecours employés pour borner
la gangrene, font fouvent inutiles. Secondement, qu'on doit s'attacher ici principalement à corriger la qualité pernicieufe des
humeurs qu'on peut regarder à jufte titre
comme la caufe à laquelle le charbon doit
fa naiffance & fes progrès : qu'ainfi après
avoir émétifé le malade, pratique dont l'u-
fage fait connoître toute l'utilité, on doit
avoir recours aux antifeptiques. On fait que
les plus habiles Praticiens recommandent
le kinkina dans ces fortes de cas, & à haute
dofe, fans quoi il ne peut produire l'effet
défiré. L'utilité qu'on a tirée quelquefois du
kinkina employé comme antifeptique, doit
nous engager, ce me femble, à tenter l'u-
fage d'autres amers, fur-tout dans les cas où
le kinkina ne produit pas tout le bien qu'on
en auroit attendu.

Quoique les obfervations que j'ai rapportées ci-deffus, femblent prouver évidemment que dans le charbon le progrès de la
gangrene vient d'une caufe intérieure, de
la continuation du dépôt de l'humeur cauftique gangréneufe qui s'eft engendrée dans la
maffe du fang, & non de la contagion de

la partie déja gangrénée ; néanmoins cette vérité, quelque générale qu'elle paroisse, pourroit bien souffrir quelques exceptions, & je ne dois pas les dissimuler. Par exemple plusieurs Praticiens pensent que le charbon peut se communiquer d'un sujet à un autre par le contact, soit immédiat, soit médiat. On m'a rapporté à ce sujet l'histoire d'un soldat, qui ayant hérité du chapeau d'un de ses camarades mort d'un charbon au front, fut attaqué peu de temps après d'un charbon au même endroit. Quelque concluante que paroisse cette observation, j'avoue qu'elle ne suffit pas encore pour me persuader que le charbon vienne jamais de cette maniere : les circonstances qui accompagnent cet événement, pouvant aussi bien avoir été réunies par une combinaison fortuite, que par une dépendance réciproque de cause & d'effet. Cependant, s'il se présentoit un cas dans lequel il y eut évidemment lieu de soupçonner que le charbon eut été produit de cette maniere, je pense que le plus sûr seroit d'y appliquer promptement le caustique ou de l'extirper. Ce seroit ici le lieu de parler de la gangrene des vieillards & de décrire l'espece de fievre maligne qui a coutume de l'accompagner ; mais comme je n'ai observé qu'une fois cette maladie qui est rare dans ce pays-ci, & cela

dans un temps où je n'étois pas encore en
état de bien obferver ; n'en pouvant rien
dire qui me foit particulier & fondé fur des
obfervations répétées , j'aime mieux ren-
voyer aux Auteurs qui ont écrit fur ce fujet
que de les copier.

Outre la fievre de lait éphémere ou bénigne , les femmes en couche font encore
fujettes à trois efpeces de fievres : à la fievre aiguë fimple , aux fievres aiguës fymptomatiques , & à la fievre de lait maligne.
J'appelle dans les femmes en couche, fievre
aiguë fimple , une fievre continue aiguë ,
mais qui n'eft point accompagnée des accidents graves qui caractérifent les fievres malignes. C'eft dans cette efpece de fievre ,
que fuivant la remarque jufte des Auteurs ,
les purgatifs font d'une efficacité fi affurée ;
efficacité affurée qu'on auroit tort de fe
promettre des mêmes remedes employées
dans les deux autres efpeces de fievres aiguës
des femmes en couche. J'appelle fievres
aiguës fymptomatiques , les fievres aiguës
accompagnées dès leur commencement, des
fignes d'une inflammation telle que la pleuréfie , la péripneumonie , l'angine , &c. Les
obfervations des Accoucheurs les plus célébres de ces derniers temps , ont fait connoître que ces inflammations étoient produites , pour l'ordinaire , par le lait retenu

dans la masse du sang, ce qui les a fait nommer à juste titre, dépôts laiteux. Laiteux, à raison de la cause, dépôts, à raison de la disposition singuliere qu'ont ces inflammations à suppurer, sur-tout *lorsqu'elles se déclarent dans les premiers jours de la couche.* Enfin les femmes en couche sont sujettes à une espece de fievre maligne que j'appelle *fievre de lait maligne,* & que je vais décrire en peu de mots, observant auparavant le grand rapport qu'il y a entre la fievre de lait maligne & les dépôts laiteux, tant parce qu'ils dépendent d'une même cause, que parce que les dépôts laiteux sont souvent accompagnés des signes de cette fievre maligne, & qu'il survient réciproquement très-souvent des signes de dépôts laiteux dans le cours de cette espece de fievre.

Suivant l'institution de la nature, il se fait dans la femme accouchée une espece de révolution, par laquelle le lait se porte aux mammelles, & continue ensuite de s'y filtrer pour la nourriture de l'enfant. S'il arrive, par une erreur de la nature, que cette importante fonction soit troublée ; & surtout si le transport du lait au sein n'est pas suppléé par d'abondantes lochies, l'accouchée éprouve de grandes incommodités, souvent même des maladies cruelles, & qu'il n'est pas rare de voir se terminer par

la mort. L'obfervation journaliere fait connoître que moins on eft éloigné du terme
de l'accouchement , plus les maladies qui
furviennent à raifon du lait retenu dans la
maffe du fang font dangereufes ; & réciproquement. C'eft donc dans les premiers jours
d'une couche, rarement au-delà du quatrieme ou du cinquieme , que la fievre de lait
maligne a coutume de fe déclarer. J'oppofe
cette fievre à la fievre de lait bénigne. Celle-
ci n'eft accompagnée d'aucun fymptôme in-
quiétant. Elle annonce ou plutôt elle eft
elle-même l'effort falutaire par lequel la
nature porte le lait en abondance aux mammelles. Au contraire , la fievre de lait maligne eft excitée par le lait retenu dans la
maffe du fang , & qui par une erreur de la
nature ne fe porte pas au fein comme il devroit. Sa marche eft vive , elle eft très-
dangereufe , fouvent mortelle. Voici les
fignes qui la caractérifent. Le fein conferve
fa foupleffe & fon volume accoutumés. La
fievre s'allume , & pour l'ordinaire dès le
début il fe déclare des fymptômes qui en
annoncent tout le danger.

Dans le nombre des fymptômes familiers
aux fievres malignes , & dont nous avons fait
l'énumération *page* 165 & fuivantes , il n'y
en a peut-être pas qu'on n'ait vu dans les
fievres de lait malignes. Les fuivants font

néanmoins ceux qu'on obferve le plus fréquemment, favoir, la foibleffe & l'inégalité
du pouls, (quelquefois cependant il eft dur
& vif) le cours de ventre, la fuppreffion
des lochies, le météorifme du bas-ventre,
le délire, la ftupeur, l'affoupiffement, les
foubrefauts des tendons, des mouvements
convulfifs de la tête, des yeux, des poignets, &c. quelquefois même des convulfions épileptiques, des paralyfies, & trèsfouvent des fignes de dépôts laiteux inflam-
matoires, foit aux vifceres du bas-ventre,
foit à ceux de la poitrine. L'éruption du
vrai miliaire, (plufieurs Auteurs Allemands
l'appellent le pourpre), cette éruption, dis-
je, fi commune à ces fortes de fievres dans
les Pays où regne le miliaire, n'a point lieu
ici où il n'eft point encore parvenu. On voit
feulement quelquefois à la fin de ces fievres,
lorfqu'elles tendent à la mort, fortir au cou,
à la poitrine, de petites phlyctenes groffes
comme la tête d'une épingle, remplies d'une
férofité claire, & qu'on prendroit aifément
pour des gouttes de fueur, fi on n'y faifoit
pas attention. Pour l'ordinaire, la marche
de cette maladie, comme nous l'avons dit,
eft très-vive, fur-tout lorfqu'elle fe termine
par la mort. Et je regarderois volontiers
l'apoplexie de lait, (z) comme une fievre

(z) Voyez Levret, *l'Ars des Accouchemens*, p. 152.

de lait maligne , qui dès le début , tranſ-
porte les ſucs laiteux avec tant de force &
d'abondance au cerveau , que les malades
y ſuccombent dans les vingt-quatre heures.

Nos Auteurs regardent unanimement la
ſuppreſſion des lochies ; comme la principale cauſe des fievres pernicieuſes aiguës
qui ſurviennent aux femmes en couche ; &
je ne nie point qu'elle ne puiſſe quelquefois
produire ces ſortes de fievres ; mais le lait
retenu dans la maſſe du ſang , me paroît
ſans contredit jouer le principal rôle dans
leur production. En effet , ſi l'on conſidere
que les femmes qui ne nourriſſent point &
qui n'éprouvent aucun accident dans leur
couche , ſont néanmoins , par cela ſeul
qu'elles ne nourriſſent point , ſujettes enſuite à l'amaigriſſement , à des affections va-
poreuſes , des vertiges , des toux opiniâtres ,
& à tant d'autres incommodités dont les
nourrices ſont exemptes : que le lait accu-
mulé dans les mammelles y produit ſouvent
des abſcès : que le lait ne s'y portant point
& retenu dans la maſſe du ſang , ſe jette
ſouvent ſur quelque partie externe ou interne , & y produit un dépôt laiteux ſoit lym-
phatique , ſoit inflammatoire : que les ouvertures des cadavres ont fait connoître que
c'étoit à juſte titre que ces dépôts avoient

été nommés laiteux (*a a*) : que l'évacuation des vuidanges eſt en grande partie des ſucs laiteux, & que l'effet de leur ſuppreſſion eſt par conſéquent de retenir ces ſucs dans la maſſe du ſang, & que cette ſuppreſſion ne ſurvient ſouvent que dans le cours des fievres malignes des femmes accouchées. Si l'on conſidere enfin, combien les perſonnes de l'art qui ont de l'uſage ſont raſſurées, lorſqu'elles voient dans une femme en couche le lait ſe porter abondamment aux mammelles, & combien au contraire elles ſont effrayées, lorſque le lait ne s'y portant point, la fievre ſe déclare avec quelques-uns des ſymptômes dont nous avons parlé. Si l'on conſidere, dis-je, ſi l'on médite attentivement ſur tous ces points, on ſentira aiſément combien les ſucs laiteux peuvent cauſer de ravages, lorſqu'ils ſont retenus dans la maſſe du ſang des nouvelles accouchées (*b b*), & quelles ſont les raiſons qui

(*aa*) Une femme étant morte à la ſuite d'une fievre de lait maligne avec inflammation de la matrice & des parties voiſines, je trouvai dans la cavité de ſon abdomen, un épanchement conſidérable de ſéroſité dans laquelle nageoient des flocons blancs qui avoient toutes les apparences poſſibles de lait caillé. Voyez de ſemblables obſervations dans le ſecond Mémoire de M. Puzos ſur les dépôts laiteux.

(*b b*) Les réflexions que je viens d'expoſer, m'ont ſuggéré quelques vûes particulieres & relatives au traitement de cette eſpece de fievre. Il me ſemble que dans ce cas, on ne doit pas moins s'occuper d'appeller, pour ainſi dire, le lait aux mam-

m'ont engagé à traiter fous le nom de fievre de lait maligne , l'efpece de fievre maligne à laquelle elles font fujettes. Si ce point important de l'hiftoire des maladies commence à fe bien éclaircir, nous en avons fur-tout obligation aux célebres Accoucheurs François qui ont écrit dans ces derniers temps. On peut voir en particulier ce que MM. Puzos & Levret ont écrit fur les dépôts laiteux.

Je regarde les fievres que je viens de décrire , comme les principales efpeces de fievres malignes qu'on obferve dans ce pays-ci , & qu'on rencontre le plus fouvent dans la pratique. Mais je ne prétends point du tout pour cela avoir épuifé cette matiere. Dans le nombre de ces fievres que j'ai été à portée d'obferver , j'en ai vu plufieurs qu'il m'eut été difficile de rapporter à aucune de ces efpeces , & qui exigeroient peut-être des defcriptions particulieres , mais qu'il m'eft impoffible de donner, faute d'un affez grand nombre d'obfervations (cc).

melles , que de procurer l'écoulement des vuidanges lorfqu'elles font fupprimées. C'eft à l'expérience à décider quel avantage on doit fe promettre, pour remplir la premiere vûe , de faire teter la nouvelle accouchée par des petits chiens, ou par quelqu'enfant de fept à huit ans, ou bien de l'application de ventoufes, de finapifmes , de véficatoires même fur le fein.

(cc) J'ai obfervé quelquesunes de ces fievres, dans lefquelles le pouls étoit de beaucoup plus rare que dans l'état naturel , au point qu'à un de

Je suis donc éloigné de croire que la defcription de ces fievres que je viens de donner foit complette : je conçois au contraire qu'il faudra .y ajouter beaucoup pour la rendre telle : mais j'avoue avec une égale franchife, que je fuis intimement perfuadé qu'au moyen de cette defcription , on peut prendre en peu de temps chez les malades une connoiffance affez exacte des principales efpeces de fievres malignes fporadiques de ce pays-ci ; & que fuivre une route oppofée ; confondre toutes ces efpeces de fievres fous le feul titre *de la fievre maligne* ; embarraffer de plus cette defcription de celle de la fievre ardente dont on parle beaucoup dans les li-

ces malades il ne battoit que de quarante à quarante-cinq fois par minute. J'ai vu de ces malades, dont la peau étoit continuellement froide comme le marbre & fuante. Dans quelques-unes de ces fievres le pouls quoique rare , n'étoit ni foible , ni inégal, ni petit. J'en ai vu d'autres où il étoit petit , foible. Enfin dans quelques-unes il étoit intermittent. Quelque crainte qu'infpire naturellement au Médecin le pouls de ces fievres , fur-tout lorfqu'elles font accompagnées d'un froid continuel à l'habitude du corps ; néanmoins , autant que j'en puis juger fur le petit nombre de malades que j'ai vu attaqués de cette efpece de fievre , je crois pouvoir avancer qu'elle eft moins dangereufe que les autres efpeces de fievres malignes , fur-tout que la premiere que je regarde comme la plus meurtriere de toutes. Les cordiaux & les diaphorétiques , entr'autres le kermès minéral , m'ont paru également indiqués & utiles dans l'efpece de fievre maligne qui fait le fujet de cette Note.

vres & jamais dans la pratique, c'eſt offrir
aux jeunes Médecins une eſpece de chaos
qu'il eſt impoſſible à la plupart de démê-
ler.

SECONDE SECTION.

*Obſervations ſur les différences remarquables
qui ſe trouvent entre les Fievres aiguës ſporadiques de différents Pays.*

POUR éviter toute eſpece d'équivoque
& de confuſion, je dois remarquer en premier lieu, que l'on comprend ordinairement ſous le nom d'épidémiques, deux claſſes de fievres aiguës qui mériteroient d'être
diſtinguées. Si les fievres intermittentes, les
pleuréſies, *le cholera morbus* ou autres maladies *indigènes* deviennent très-communes,
on les nomme épidémiques. Si quelque fievre étrangere à ce pays-ci, telle par exemple que la catarrhale qui a parcouru toute
l'Europe il y a quelques années, ſurvient
& ſe répand, on la nomme pareillement
épidémique. Si je ne me trompe, on devroit
diſtinguer ces deux claſſes de maladies. Je
crois qu'on feroit bien de conſerver le nom
d'épidémiques aux fievres aiguës qui ſurviennent & ſe répandent dans un Pays auquel

elles font étrangeres ou infolites (*d d*) , &
d'appeller *populaires* les fievres aiguës fporadiques devenues plus fréquentes. Non-feulement cette diftinction eft fondée dans le
fait ; mais elle paroît encore utile , en ce
qu'elle fépare des claffes de maladies qui
exigent fouvent des vues toutes différentes
pour leur traitement ; puifque les fievres
fporadiques devenues plus fréquentes , exigent pour l'ordinaire à-peu-près le même
traitement qui convient à ces fievres lorfqu'elles font moins communes ; tandis que
le traitement de fievres vraiment épidémiques , varie prefqu'à l'infini comme le caractere de ces fievres. Qu'il me foit donc
permis d'appeller fporadiques , tant les fievres aiguës qui ont coutume de régner dans
un Pays , que les mêmes fievres devenues
populaires , au fens que nous venons de
donner à cette expreffion. Cela pofé , je
viens à l'objet de ce chapitre.

C'eft une chofe connue que les altérations paffageres du même climat , y produifent de temps en temps des fievres épidémiques qui pour la marche , le caractere
& les fymptômes font très-différentes de
celles qui ont coutume d'y régner. Les altérations fucceffives & permanentes du mê-

---

(dd) Quelques Auteurs don- épidémique , entr'autres Gor-
nent la même idée du mot rhæus. *definit. Med.*

me climat , y établiſſent auſſi quelquefois en qualité de ſporadiques , des fievres aiguës qui auparavant y étoient étrangeres. Par exemple , la fievre miliaire eſt actuellement ſporadique à Turin ; elle n'y étoit pas connue il y a ſoixante ans. Si donc les altérations du même climat , peuvent y faire régner en différents temps des fievres aiguës très-différentes les unes des autres ; il paroît également certain que les différences conſidérables & conſtantes de divers climats , doivent y faire régner des fievres aiguës ſporadiques qui different très-ſenſiblement les unes des autres. Ainſi le raiſonnement ſeul devoit faire entrevoir cette vérité qui d'ailleurs eſt conſtatée par l'obſervation. Les exemples qui ſuivent me paroiſſent ſuffiſants pour l'établir d'une maniere inconteſtable.

Je commence par la fievre miliaire ; quelques Auteurs l'appellent auſſi le pourpre. Cette eſpece particuliere de fievre aiguë obſervée à Leipſik vers 1652 (*ee*), & qui

(*ee*) Je ſuis ici l'époque qu'on a coutume de donner à la naiſſance de la fievre miliaire , époque qu'on devroit peut-être reculer de beaucoup. On peut voir à ce ſujet la ſavante Diſſertation de Fanton *de antiquit. & progr. miliarium.* Foreſtus , dans trois de ſes obſervations , à la fin du ſixieme Livre , paroît décrire le miliaire avec les ſymptomes qu'on regarde aujourd'hui comme les plus caractériſtiques de cette maladie. Dans une de ces obſervations il ſe ſert même du mot de pourpre. La ſeconde

delà

de là s'est répandue dans toute l'Allemagne, en Angleterre, dans plusieurs Provinces de la France, en Savoye, en Piémont, &c. Cette fievre, dis-je, nous est encore étrangere, ainsi qu'à plusieurs autres Provinces méridionales de l'Europe. Lorsqu'elle s'établit quelque part, elle débute ordinairement par y être épidémique (*ff*), & souvent attaque particuliérement les femmes en couche. J'ai déja dit plus haut que cette espece d'éruption si familiere ailleurs aux fievres tant bénignes que malignes des femmes en couche, ne s'observe point ici dans ces sortes de fievres.

J'ai vu cet hyver à la fin de Février, une pleurésie avec crachement de sang, difficulté de se coucher sur le côté opposé, & des sueurs fréquentes & copieuses, mais non fétides, terminée le cinquieme jour par

est datée de 1556, cent ans avant l'époque qu'on a coutume de donner à son origine. Quoi qu'il en soit, ce qu'il nous importe d'établir, c'est qu'aujourd'hui cette fievre est sporadique, commune & très-dangereuse dans certains Pays, tandis qu'on ne l'observe point dans d'autres. Voyez entr'autres Fanton *de antiquit. &c.* Allioni *de miliarium origine, naturâ, &c.*

(*ff*) Voyez Hoffman *Opera*, tom. 2. pages 73, 74. *Allioni* dans l'ouvrage cité, & beaucoup d'autres. Il y a dans le Journal de Médecine de nombreux exemples de l'introduction épidémique de la fievre miliaire dans différents endroits de la France. Elle n'y est pas toujours décrite sous ce nom, les sueurs copieuses qui lui sont familieres lui ont fait plus d'une fois donner le nom de suette.

Tome I. O

une éruption de puſtules miliaires rouges, abondantes, avec démangeaiſon. Depuis ſept à huit ans j'ai vu peut-être trois ou quatre fois des éruptions approchantes de celle-là dans des maladies aiguës. Mais je regarde ces cas particuliers & inſolites, comme des eſpeces d'accidents qui ne peuvent nous autoriſer à regarder la fievre miliaire comme une de nos fievres aiguës ſporadiques ou indigenes : d'autant plus que nous n'avons point encore vu de fievre miliaire eſſentielle, réguliere, & accompagnée des ſymptômes qui lui ſont propres, & dont on peut voir la deſcription chez une foule de bons Auteurs.

Nous tirerons le ſecond exemple des fievres catarrhales bénignes & malignes. Les ſymptômes qui ont fait ainſi nommer ces fievres ſont l'enchifrenement, l'éternuement, la toux, l'enrouement, la terminaiſon par expectoration. La fievre catarrhale bénigne n'eſt point accompagnée des ſymptômes familiers aux fievres malignes. On obſerve le contraire dans les catarrhales malignes. L'extrême abbattement, le pouls foible & inégal, les ſoubreſauts des tendons &c, ſouvent même l'éruption de taches pourprées les diſtinguent des premieres. On peut voir des deſcriptions très-exactes de ces fievres chez les meilleurs Auteurs Allemands. Pref-

que tous leurs écrits prouvent qu'elles regnent en qualité de fporadiques en Allemagne, ou du moins dans la plus grande partie
de fes Provinces. Je pourrois tomber dans
l'erreur, fi j'entreprenois de faire l'énumération des pays où elles ne font pas fporadiques. Je me contenterai donc d'affurer
qu'elles ne le font pas ici. Vers la fin de
l'hyver de 1765 j'ai vu fept à huit fievres
malignes, dont quelques-unes avoient les
fymptômes des catarrhales ; elles étoient de
plus pétéchiales, peut-être même conta-
gieufes ; car dans la même famille cinq perfonnes en furent attaquées. N'ayant jufques-
là rien obfervé de pareil, j'ai cru devoir regarder ces fievres comme un accident hors
du cours ordinaire des chofes ; en un mot,
je les ai confidérées comme une efpece d'é-
pidémie avortée.

Le charbon & la fievre maligne qui l'accompagnent quelquefois, nous fourniffent
un troifieme exemple des différences remarquables qui s'obfervent entre les fievres aiguës de différents climats. Cette maladie eft
fporadique dans ce pays-ci. On l'obferve fur-
tout chez le menu peuple ; beaucoup plus
rarement chez les gens qui font à leur aife ;
on en voit fouvent plufieurs en même-temps
dans notre Hôpital, tandis qu'on n'en trouve
pas un feul exemple dans le Journal de

l'Hôpital de M. Storck qui comprend deux années. Je ne me souviens pas non plus d'en avoir vu à Paris, dans le temps que j'y fréquentois les Hôpitaux : ce qui, joint à l'examen des écrits des Médecins de différentes Nations, me persuade que cette maladie est étrangere aux Provinces du nord de l'Europe.

On fait en quatrieme lieu que la peste est une espece de fievre maligne, qui regne en qualité de sporadique dans quelques contrées de notre hémisphere, & qui est étrangere à l'Europe, & ne s'y observe que comme épidémique, & rarement.

Les fievres *pétéchiales*, nommées aussi par quelques Auteurs *stigmatiques*, *poncticulaires*, *lenticulaires*, nous fournissent un cinquieme exemple. On fait qu'elles tirent leur nom de la grandeur & de la figure des taches pourprées qui leur sont familieres. Ces fievres sont quelquefois bénignes, plus souvent dangereuses, malignes, plus ou moins meurtrieres. Pour l'ordinaire l'éruption se fait vers le quatrieme ou le cinquieme, quelquefois dès le premier ou le second jour, quelquefois aussi vers le sixieme ou le septieme. De même que dans la petite vérole & le miliaire, ainsi dans les fievres pétéchiales l'éruption est quelquefois critique, suivie de soulagement très-marqué. Souvent aussi elle ne paroît apporter aucun changement en mieux. Il n'y a aucun pays de l'Europe où l'on n'ait obfervé de femblables fievres *épidémiques* ; mais elles font fporadiques, & pour ainfi dire habituées en Allemagne, en particulier dans la baffe Hongrie. Elles ne font point fporadiques dans ce pays-ci. Il feroit inutile de répéter ici ce que j'ai dit *page* 211, à la fin de l'article qui concerne les fievres catarrhales.

Si l'on vouloit nommer *pétéchiales*, toutes les fievres dans lefquelles on obferve des taches de pourpre, il eft certain que nous aurions tort de dire que les fievres pétéchiales ne font point fporadiques dans ce pays-ci. Nous obfervons de temps en temps de pareilles taches, non feulement dans la petite vérole, mais même dans les fievres malignes. Mais il eft aifé de fe convaincre que ces fievres ne doivent pas pour cela être nommées *pétéchiales*. Voici les points principaux qui les différencient. Dans les fievres pétéchiales l'éruption de taches pourprées a lieu chez la plus grande partie des malades, tant chez ceux qui fe tirent d'affaire, que chez ceux qui fuccombent. Dans nos fievres malignes, ces taches font un fymptôme affez rare, & au nombre des plus mortels. Dans les fievres pétéchiales les taches pourprées fortent très-rarement au-delà du feptieme jour, le plus fouvent vers le quatrieme , quelquefois plutôt. Dans nos fievres malignes elles ont coutume de fortir feulement lorfque la maladie tourne à la mort. Dans les fievres pétéchiales l'éruption des taches eft quelquefois fuivie d'un foulagement très-confidérable : au contraire dans nos fievres malignes ces taches font conftamment fymptomatiques , & annoncent pour l'ordinaire une mort prochaine. Enfin , dans nos fievres malignes les taches de pourpre font clair-femées ; elles paroiffent principalement au cou , à la poitrine ; elles font véritablement de couleur pourpre , comme le vin rouge foncé , quelquefois même elles tirent fur le brun. Au contraire dans les fievres pétéchiales ces taches font ordinairement d'un rouge de cerife ; elles font plus nombreufes ; d'ordinaire on en voit beaucoup aux reins & aux feffes. Telles font les principales différences qu'il y a entre les fievres pétéchiales proprement dites , & nos fievres fporadiques malignes dans lefquelles on obferve quelquefois des taches pourprées. La comparaifon attentive des obfervations que j'étois à portée de faire fur nos fievres , avec les defcriptions que les meilleurs Auteurs nous ont données des fievres pétéchiales , m'avoit déja fait fentir ces différences. Mais l'occafion que j'ai eue l'hyver de 1764 d'obferver ici quelques fievres malignes de ce

.dernier genre, m'a pleinement convaincu de la réalité des différences que je viens d'établir entre ces fortes de fievres.

Nous avons parlé ailleurs (*gg*) des fievres intermittentes pernicieufes, tant de celles qui gardent encore le type intermittent, que de celles qui fous le type de continues, ne font dans le fait que des fievres tierces dégénérées. Celles-ci confervent toujours entre elles des points d'analogie très-fenfibles; mais avec cela il s'en faut de beaucoup qu'elles ne foient toujours & par-tout parfaitement femblables. L'obfervtion fait connoître qu'elles regnent dans la faifon des intermittentes ; qu'elles ont pour l'ordinaire des redoublements marqués, foit en tierce, foit en quotidienne ou double tierce ; qu'elles fe terminent fouvent en vraies intermittentes difficiles à guérir, ou qui du moins reviennent aifément, & à plufieurs reprifes. Un *friffon* fenfible précede pour l'ordinaire chaque redoublement, & alors ces fievres ont coutume de céder au kinkina bien adminiftré. Quelquefois les redoublements ne font point précédés de *friffon*, & alors le kinkina eft d'une efficacité moins affurée. Enfin quelquefois après avoir préludé fous le type d'intermittente, la fievre paroît prendre abfolument le type des continues

(*gg*) Page 162.

O iv

proprement dites & malignes. L'éruption
de parotides & de taches pourprées eſt
familiere à cette derniere eſpece d'intermittente pernicieuſe dégénérée en continue , &
le kinkina y réuſſit moins que dans toutes
les autres.

Les fievres intermittentes pernicieuſes
dont je viens de parler fourniſſent un ſep-
tieme exemple des grandes variétés qui s'obſervent entre les fievres aiguës *ſporadiques*
qui regnent en différents pays. Elles ne ſont
point ſporadiques à Montpellier ; elles le
ſont dans les endroits humides & maréca-
geux (*hk*) : d'autant plus communes pour
l'ordinaire , & d'autant plus pernicieuſes ,
que le pays eſt plus couvert d'eaux ſtagnantes
remplies de vaſe & de végétaux qui pour-
riſſent. Moins communes & moins pernicieuſes , ſi le pays eſt ſimplement humide ,
riche en prairies , arroſé de quelque riviere
dont le cours ſoit lent & le lit rempli de
roſeaux. La fievre décrite par nombre d'Auteurs Allemands , ſous le nom d'ardente
cholérique , quelquefois ſous celui de fievre
bilieuſe , ſe rapporte évidemment au genre
de fievre dont il eſt ici queſtion. Elle ſe
termine ſouvent en tierce intermittente ,
comme on l'a remarqué. Et ſuivant la deſ-

______

(*hk*) Voyez entr'autres Pujati *de Morbo Naroniano* , Lanciſi
de noxiis paludum effluviis.

cription qu'en donnent ces Auteurs , elle a un rapport manifeste avec la fievre intermittente cholérique décrite par Torti (*ii*). Cette fievre est sans doute sporadique dans plusieurs Provinces de l'Allemagne ; elle ne l'est point ici.

Les fievres intermittentes , tierces & quartes , si communes dans presque toutes les parties de l'Europe , sont , au rapport de Weitbrecht (*kk*) , une chose extrémement rare à Petersbourg , quoique la campagne humide & marécageuse qui l'environne paroisse avoir toutes les qualités nécessaires pour produire abondamment de ces fievres. Cette espece de fievre n'est pas moins étrangere aux Indes orientales , suivant le rapport de Bontius (*ll*) qui m'a été confirmé par une personne qui y a demeuré long-temps.

Le cholera morbus paroît étranger au sujet que nous traitons. On peut cependant le considérer à juste titre comme une fievre bilieuse très-aiguë , qui fait crise par le vomissement & le cours de ventre , & qui n'a

<hr>

(*ii*) *Therap. spec. lib.* 3. *cap.* 1.

(*kk*) Hinc rarissimè, *dit-il,* febres tertianas quartanas-ve aut similes ex aëre stagnante deduci solitos morbos Petropoli deprehendes. Imo si fortasse in ægrotum talem incideris , ille si non febrem ipsam , certè fomitem secum ipse ex Poloniâ aut Oriente attulit. §. 13. *De febrili constitutione Petechisante Petropoli anno* 1735. *grassante. apud* Haller. *Disp. Med.*

(*ll*) De Medecinâ Indor. cap. 14.

lieu que dans les grandes chaleurs *(mm)*. Sous ce point de vue le cholera morbus a un rapport immédiat à l'objet de ce chapitre, & fournit, si je me trompe un septieme exemple des différences remarquables que les variétés des climats mettent entre les fievres aiguës sporadiques qui y regnent. Boerhaave n'en parle pas dans ses Aphorismes, non plus qu'Eller dans ses observations. Junker (*consp. Therap. special.*) n'en traite pas dans un chapitre particulier. Ce qu'il dit, *page* 516, n°. 13, donne lieu croire qu'il confond notre cholera morbus avec la fievre qu'il décrit sous le nom d'ardente cholérique, quoique ces deux maladies différent très-manifestement l'une de l'autre. Sa critique déplacée du traitement que Celse propose pour le cholera morbus, ajoute un nouveau degré de vraisemblance à notre soupçon, qu'il n'avoit point de connoissances pratiques de cette maladie. J'ajoute encore que d'après l'examen attentif des chapitres d'Et-

---

(mm) On voit que nous ne parlons ici que du cholera morbus spontané, maladie propre aux chaleurs de la canicule, & non de celui qui est produit par quelque chose de pernicieux introduit dans l'estomac, tel que les fruits cruds d'été pris en trop grande quantité, quelque liqueur fermentante, comme le moût bû sans ménagement, quelque poison avalé. *Qui ab ingluvie aut crapulá,* dit Sydenham, *nullo temporis discrimine passim excitatur affectus, ratione symptomatum non absimilis, nec eamdem curationis methodum respuens, tamen alterius est subsellii.*

muller & d'Hoffman qui traitent du cholera morbus, j'ai jugé de même que ces Auteurs n'avoient point eu de connoiſſances pratiques, expérimentales de cette maladie (*nn*). Par exemple, lorſqu'Etmuller dit en parlant du prognoſtic, *periodum obſervat tertianariam, &c.* il paroît évidemment confondre la fievre tierce cholérique, avec le cholera morbus, dont la marche eſt continue. Lorſqu'il dit *cholera quæ ſponte ſuâ ſine manifeſtâ causâ externâ corripit ægros, ut plurimùm eſt funeſta ac fere lethalis,* lorſqu'Hoffman dit de même *ea (prognoſis) in cholericâ paſſione plerumque lethalis.* Ces Auteurs avancent une choſe très-contraire à l'obſervation : car malgré les ſymptômes formidables qui accompagnent ſouvent le cholera morbus que nous obſervons ici tous les Étés, il eſt rare que les malades en meurent. Il ſeroit aiſé, mais ſuperflu, de ſuivre cet examen dans de plus grands détails. Je n'ajoute qu'un mot ; c'eſt que dans les nombreux exemples de cholera morbus qui ſe trouvent à la fin du chapitre où Hoffman traite de cette maladie, il n'y en a pas un ſeul qui appartienne véritablement au cholera morbus ſpontané des grandes chaleurs. D'après ces réflexions, je penſe donc que

(*nn*) Nous parlons toujours du cholera morbus ſpontané, proprement dit, qu'on obſerve dans les grandes chaleurs.

cette maladie bien décrite par Sydenham, & quelqu'autres Auteurs, ne s'obferve pas également par-tout, & qu'il y a lieu de foupçonner qu'elle eft étrangere à la Hollande & au nord de l'Allemagne. On trouve dans les inftitutions cliniques de Ludwig, célebre Profeffeur de Leipfik, un paffage qui me confirme dans ce foupçon. *In noftris terris*, dit-il, *vel ipfe morbus, vel certè vehementior ejus gradus rariùs occurrit, in regionibus calidioribus frequentior omnino eft.*

Les aphtes nous fourniffent encore un exemple de la grande influence des climats fur les fievres aiguës. Ce fymptôme fi grave & fi commun dans les fievres aiguës de certains pays du nord, nous eft étranger, comme à tant d'autres Provinces de l'Europe (oo). A peine me fouviens-je d'avoir vu une fois ou deux chez des adultes malades de fievres aiguës, fortir des aphtes dans la bouche avec une falivation très-confidérable, & qui paroiffoit avoir quelque chofe de critique. J'ai vu auffi, quoique bien rarement, des fluxions fcorbutiques fuccéder à des fie-

(oo) *Periti & exercitati viri* (dit Van-Swieten §. 982.(qui *in talibus locis (calidioribus) praxim Medicam exercuerant, ad Septentrionales dum pervenerant, mirati funt morbum hunc quem nunquam viderant. Mihi ipfi olim in patriâ praxim facienti nihil frequentiùs occurrebat quàm aphtas videre in morbis acutis ; Viennæ autem per quinque jam annos degenti, ne femel quidem illas adhuc videre contigit.*

vres aiguës. On obferve auffi quelquefois chez les enfants des aphtes très-fâcheufes, qui même dégénerent chez quelques-uns en gangrene. Mais ces obfervations particulieres ne m'empêchent pas d'affurer que les aphtes, fymptôme très-grave de fievres-aiguës, telles qu'elles font décrites par Boerhaave & fon illuftre Commentateur, nous font étrangeres. Et je fuis intimement perfuadé que tout Praticien de ce pays-ci, qui fe donnera la peine de lire attentivement le chapitre de Boerhaave que je viens d'indiquer, fera du même avis.

On n'obferve que bien rarement ici, mais néanmoins on y obferve quelquefois dans les fievres malignes, que le fang épanché dans les premieres voies, produit des déjections de fang noir & caillé, quelquefois auffi un vomiffement de fang noir & liquide, avec des foibleffes extrêmes. Ce qui ne s'obferve que rarement ici, eft le fymptôme commun & dénominatif de l'efpece particuliere de fievre maligne qui a fouvent ravagé la Vera-Cruz, & qu'on appelle ordinairement *vomito-prieto*. L'air infecté par des eaux ftagnantes, qui en Europe produit fi fouvent des fievres intermittentes pernicieufes, foit fimples, foit dégénérées en continues & malignes; cette même infection de l'air produifoit àla Vera-Cruz le vomito-prieto. Un Négociant de Cadix , homme très-digne de foi , & qui y a fait plufieurs voyages , m'a affuré en dernier lieu que cette maladie y étoit beaucoup plus rare, depuis qu'un Religieux , commis & enfuite récompenfé par le Gouvernement , en a fait deffécher les marais.

Je citerai enfin pour dernier exemple , la fievre jaune de l'Amérique. Je n'ai pu jufqu'ici me procurer l'ouvrage de Warren fur cette fievre ; mais la defcription que M. Lining en a donnée dans le Journal de Médecine (*pp*) , fuffit pour nous faire connoître à quel point cette efpece de fievre maligne differe de celles qu'on a coutume d'obferver en Europe. Elle nous fait fentir en même-temps , que nous pourrions vraifemblablement rapporter un beaucoup plus grand nombre d'exemples des variétés des fievres aiguës fporadiques des différents climats , fi nous avions fur les fievres des autres parties du monde , des ouvrages auffi détaillés que ceux que nous avons fur celles de l'Europe.

Je ne répéterai point ici ce que j'ai dit plus haut , *pages* 163 & 164 au fujet de l'efpece de fievre aiguë qui accompagne l'éréfipele à la face ; & je ne chercherai point à groffir minutieufement le nombre des exemples qui confirment la vérité des remarques

(*pp*) Tom. 8. pag. 408.

qui font l'objet de ce chapitre. Je me hâte de paſſer aux réflexions importantes que ſuggerent ces remarques, quelques ſimples qu'elles puiſſent paroître.

Les fievres aiguës ſporadiques de différents climats, offrant des variétés très-conſidérables, il eſt clair qu'il y a un vice radical dans preſque tous nos livres qui les ſuppoſent fauſſement les mêmes par-tout, ce qui peut être la ſource des plus grandes erreurs. Ainſi j'avoue que dans les commencements de ma pratique à Montpellier, faiſant une étude particuliere des ouvrages d'Hoffman, j'ai été long-temps dans une eſpece de perplexité, ne pouvant concilier ce que j'obſervois ſur nos fievreux, avec les deſcriptions des fievres aiguës que nous donne cet Auteur. Ainſi lorſque Ludwig, dans ſes inſtitutions cliniques, diviſe les fievres continues rémittentes en catarrhale bénigne, catarrhale maligne, pétéchiale, & le pourpre : (j'omets à deſſein la peſte, la petite vérole, la rougeole & la fievre ſcarlatine qu'il fait entrer dans l'énumération de ces fievres) cette diviſion peut convenir aux fievres aiguës ſporadiques de ſon pays ; mais donnée ſans cette reſtriction, il eſt certain qu'elle n'eſt point bonne (*qq*).

J'obſerve en ſecond lieu, que tout ou-

(*qq*) De pareilles réflexions donnent pour ainſi dire une

vrage fur les fievres aiguës , fait uniquement d'après les livres , & combien y en a-t-il de cette efpece ! ne peut qu'être mauvais ; que fouvent même il fera d'autant plus mauvais pour le pays où il paroîtra , qu'il aura été compilé d'Auteurs étrangers plus habiles , & qui auront écrit d'après leurs propres obfervations ; qu'il importe au contraire que chaque Auteur s'attache à décrire les fievres aiguës fporadiques , d'après les obfervations, telles qu'elles fe préfentent dans fon pays : qu'il ne fuppofe pas qu'elles font les même partout ; qu'il avertiffe du contraire ; & que pour les defcriptions & le traitement des fievres aiguës fporadiques des autres pays , foit éloignées , foit différents très-notablement du fien , par l'expofition , la fituation , &c. il renvoie aux Auteurs obfervateurs de ces pays-

clef néceffaire pour bien entendre les ouvrages de beaucoup d'Auteurs , & pour fentir les raifons du peu d'accord qu'on trouve fouvent entre eux , pour ce qui concerne la defcription & le traitement des fievres aiguës. Elles font fentir également à quoi fe réduifent nombre de differtations vagues fur les crifes & les jours critiques. Il eft certain que dans cette matiere , ce qui eft vrai dans un pays, peut bien ne l'être pas dans un autre, & que l'auto-

rité d'Hippocrate & de Galien , eft un moyen très-fautif de fe décider fur ce fujet , comme fur une infinité d'autres. Nombre d'Auteurs auroient dû d'ailleurs remarquer que les crifes proprement dites ne font point familieres à toutes les efpeces de fievres aiguës. On peut voir ce que nous en avons dit à ce fujet , en parlant de la fievre maligne proprement dite , autrement de la fievre maligne *des jeunes gens ,* page 191.,

là,

là, qu'il recommande de les prendre pour guides.

On m'objectera fans doute, que les différences qu'on remarque entre les fievres aiguës fporadiques de différents pays, ne font que des variétés peu confidérables ; que ces variétés ne changent pas bien fenfiblement le traitement qu'elles exigent ; & que fans s'arrêter minutieufement à ces petites différences, il vaut mieux réduire les fievres aiguës fporadiques de tous les pays à quelques genres peu nombreux, par exemple, aux fievres putrides, ardentes & malignes (*rr*), & en décrire la marche, les fymptômes & le traitement, d'une maniere générale qui les embraffe toutes. Mais qu'il eft aifé de fentir le peu de folidité d'une pareille objection! Je ne m'arrêterai point à faire remarquer les différences très-confidérables du traitement qu'employent dans les fievres aiguës, les *Médecins* de différents pays. Il faut convenir que cette preuve ne paroîtroit pas entiérement décifive pour quiconque fait évaluer le pouvoir qu'exercent fur nous les préjugés & l'exemple, & la grande part qu'a la nature aux évenements des fievres aiguës. Mais je foutiens qu'à s'en tenir à leur feule defcription, il eft évident qu'il y a

(*rr*) Les inconvénients de cette divifion des fievres aiguës feront difcutés dans le fecond Mémoire.

Tome I. P

entre les fievres aiguës fporadiques de différents pays , non de petites variétés , mais
des différences très-réelles & très-confidérables , qui doivent néceffairement influer
fur leur traitement. On commence d'ailleurs
à s'appercevoir, jufqu'à quel point cette maniere de généralifer les objets de notre art
peut être nuifible. La fpéculation généralife
les objets. Les connoiffances expérimentales, vraiment utiles , fuivent pour l'ordinaire
une route oppofée , & les détaillent d'autant
plus qu'elles fe perfectionnent davantage.
Ainfi je penfe qu'un jeune Médecin peut
puifer dans l'énumération que nous avons
donnée des différentes efpeces de fievres
malignes fporadiques qu'on obferve dans ce
pays-ci , des idées plus pofitives de ces
fievres , que dans les livres où elles font
toutes englobées indiftinctement fous le feul
nom de *la fievre maligne.*

TROISIEME SECTION.

Sur les Fievres Epidémiques (ss).

CE n'eft pas mon deffein de répéter ici
ce qu'on trouve par-tout ailleurs au fujet des

(ss) Nous continuons d'em- donné au commencement de
ployer cette expreffion dans la Section précédente.
le fens que nous lui avons

fievres épidémiques. Je me bornerai à une feule réflexion.

Si l'on fuivoit la méthode que nous venons d'indiquer dans le chapitre précédent ; fi dans les traités des fievres aiguës on s'appliquoit à recueillir les différences remarquables qui fe trouvent entre les fievres aiguës fporadiques de différents pays ; il eft certain qu'on parviendroit peu à peu à des connoiffances beaucoup plus exactes que celles que nous avons jufqu'ici, des grandes variétés de ces fievres. Et dans le nombre des avantages qu'on pourroit tirer de telles connoiffances, il y en a un qui fe rapporte aux fievres épidémiques.

On fait que les fievres aiguës épidémiques qui furviennent dans tel ou tel pays, n'ont fouvent que peu ou point de rapport, pour la marche & le traitement qu'elles exigent, avec les fievres aiguës fporadiques qu'on a coutume d'y obferver. Mais ces fievres épidémiques qui font nouvelles pour le pays où elles furviennent, font fporadiques & pour ainfi dire habituées ailleurs. Ainfi le miliaire habitué en Allemagne, a paru fucceffivement dans nombre d'endroits différents, comme une fievre épidémique & nouvelle. La pefte, fievre fporadique de quelques contrées de la terre, ne paroît que très-rarement dans les différentes Provinces

de l'Europe. La fievre épidémique qui régna en Hollande en 1719 (*tt*), n'étoit autre chofe que la tierce bilieufe ou cholérique qui, comme nous l'avons dit plus haut,
paroît être fporadique dans quelques Provinces de l'Allemagne. Les fievres catarrhales bénignes & malignes, fporadiques dans
plufieurs des mêmes Provinces, ne s'obfervent ici que par épidémie, &c. D'où il
fuit qu'un recueil exact des fievres fporadiques qui regnent dans les différentes parties de la terre, éclaireroit en même-temps
tous les Médecins, & les tiendroit pour
ainfi dire prêts fur les fievres épidémiques ;
& que furvenant une telle fievre, ils fau-
roient à quelle fievre fporadique de tel ou
tel pays elle fe rapporte, & quels Auteurs
ils devroient principalement confulter fur
leur traitement. Si Sydenham avoit eu un
tel fecours, de femblables idées, il ne fe
feroit peut-être pas trompé, comme il l'a
fait, fur la fievre miliaire, lorfqu'en 1684
elle s'introduifit en Angleterre, où jufqu'a-
lors elle étoit inconnue.

(*tt*) Koker *de morbo epidem. anni* 1719. *apud. Hall. difp.
Med.*

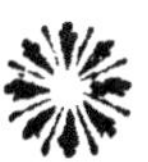

SECOND MÉMOIRE

SUR LES FIEVRES AIGUËS,

Contenant une revue ou examen critique, des principales dénominations & divisions de ces fievres, qui ont été en usage, ou qui le sont encore aujourd'hui.

UN des principaux objets du précédent Mémoire, étoit d'indiquer la méthode qui me paroît devoir être suivie dans la description des fievres aiguës. J'ai tâché de faire sentir que les différences remarquables qu'il y a entre les fievres aiguës sporadiques de différents Pays, étoient une des causes du peu d'accord des Auteurs, quant à ce qui concerne la description & le traitement des fievres aiguës ; que l'observation de ces différences avoit été trop négligée, & que quiconque vouloit faire un bon traité des fievres aiguës, ne devoit jamais la perdre de vue. Je me propose dans ce second Mémoire de développer une autre cause qui n'a pas moins contribué à retarder les progrès de la Médecine dans l'exacte connoissance des fievres aiguës. Cette cause consiste

P iij

dans l'imitation fervile & mal-entendue des Anciens, de Galien fur-tout, qui placé, quoiqu'en puiffent dire fes admirateurs outrés & ceux d'Hippocrate (*a*), placé, dis-je, au berceau de la Médecine, n'a pu que défricher la partie de cet Art qui concerne les fievres aiguës. Ces fievres infiniment plus compliquées que la plûpart des autres maladies, demandoient pour être bien connues, les travaux effectifs & non l'imitation ftérile de plufieurs fiecles, & que la Médecine fût en même-temps cultivée avec fuccès, comme elle l'eft de nos jours, dans une

(*a*) Un nombre infini d'Auteurs célebres femble s'être fait des Anciens, fur-tout d'Hippocrate & de Galien, des efpeces de Dieux de la Médecine, auxquels rien n'a été caché de ce que renferme l'étendue immenfe de cet art. Ils femblent avoir fait vœu de leur faire hommage de toutes leurs connoiffances, & n'être fatisfaits de ce qu'ils écrivent, qu'autant qu'ils peuvent l'étayer de quelque paffage de ces Auteurs, auquel ils s'efforcent fouvent en vain de faire fignifier la même chofe. Je demande pardon aux illuftres Auteurs de ce fiecle, qui pourroient avoir adopté une telle maniere de penfer & d'écrire, fi je dis avec autant de franchife ce que j'en penfe. Dans le fonds, ces Peres de la Médecine, quelques talents, quelque capacité qu'on leur fuppofe, n'étoient pas d'une nature fupérieure à la notre. Riches de leurs travaux & de ceux de tous les âges intermédiaires, il eft naturel que nous ayons une infinité de connoiffances qui leur manquoient, & nous ne pouvons mieux nous montrer leurs dignes imitateurs, qu'en profitant des obfervations bien faites qu'ils nous ont laiffées, & en travaillant fans relâche comme ils l'ont fait de leurs temps, à augmenter le fonds de connoiffances que nos Prédéceffeurs nous ont tranfmis, & à purger l'art des erreurs qu'ils y ont introduites.

grande étendue de la terre. Je vais donc tâcher de faire voir comment la servile imitation des Anciens a retardé les progrès de de notre Art dans cette partie, & toute la confusion & les contradictions qu'a produit cette imitation, souvent peu exacte & mal entendue. Par conséquent j'exposerai dans ce second Mémoire les réflexions que m'a fait faire sur cet objet, l'examen attentif des principaux ouvrages que nous avons sur les fievres aiguës. J'ai été long-temps incertain sur l'ordre dans lequel je rangerois ces réflexions ; mais enfin je me suis déterminé à les disposer sous les titres des dénominations par lesquelles on a désigné leurs différentes especes. Je commence par les fievres ardentes.

PREMIERE SECTION

Des différentes idées qu'on a attaché successivement à cette expression fievre ardente.

Les Auteurs citent si souvent Hippocrate en parlant de la fievre ardente, qu'on se persuaderoit aisément que ce Pere de la Médecine employoit le mot *causus* & ses dérivés, précisément dans le même sens que le même

mot & ceux de fievre ardente, ont été employés par Galien & ceux qui l'ont suivi :
cependant rien de plus contraire à la vérité.
Hippocrate emploie quelquefois le mot
causus, pour signifier une *fievre forte*, une
fievre vive (b), en un mot pour signifier
non l'espece, mais le degré de la fievre. Mais
pour l'ordinaire il s'en sert pour désigner
en général les fievres aiguës dangereuses &
meurtrieres. Il comprenoit toutes ces fievres
sous la dénomination générale des fievres
ardentes, à-peu-près comme nous les avons
comprises avec la plus grande partie des
Praticiens François, sous la dénomination
générale de fievres malignes : ce qui suit
naturellement de ce qu'on ne connoît point
d'autre expression dont il se soit servi, comme les modernes, pour diviser ces fievres
en différentes especes. Et d'ailleurs il est
aisé de s'en convaincre, en considérant attentivement plusieurs passages de ses ouvrages où cette expression est évidemment employée dans le sens que je viens de dire,
principalement dans les premiers livres de
ses épidémies. Remarquons en passant, que
ses observations sur le prognostic des fievres

(b) C'est dans ce sens qu'il
prend évidemment le mot
causus à la fin de l'histoire
du premier malade de la
troisieme Section, du troisieme liv. des épid. lorsqu'il
dit, *cibos fastidiebat, &*
continenter febre ardente la-
borabat.

ardentes, doivent par conséquent être appliquées aux fievres aiguës en général ; &
que ce feroit abuser, comme on ne l'a que
trop fait, de l'érudition, que de les appliquer uniquement à une espece particuliere
de fievre aiguë, qu'on distingueroit sous le
nom d'ardente, d'autres fievres aiguës appellées putrides, malignes &c.

Galien n'est pas toujours d'accord avec
lui-même sur la fievre ardente, & il est clair
que ses variations sur cette fievre, ont été
la source du peu d'accord qu'on remarque
dans ce que les Auteurs ont écrit sur le
même sujet. Pour ce qui concerne la marche de cette fievre, dans plusieurs endroits
il l'a fait tierce continue (c), & néanmoins
il parle ailleurs (d) d'une fievre du genre
des ardentes, & qui marche sans redoublements. Souvent il donne la chaleur
brûlante & une soif intarissable, pour
les signes caractéristiques de cette fievre ;
& de cette maniere il semble la distinguer avec précision de toute autre espece
de fievre aiguë ; mais dans d'autres endroits
de ses ouvrages, il n'est pas si précis sur la
nécessité de ces signes. Il lui suffit que le

(c) *Nam exauisita febris ar-*
dens , (de Crisib. Lib. 2.
Cap. 6.) *cum omnia alia fer-*
vet exquisitæ tertianæ indicia ,
eo solo differt, quod neque cum *ri-*
gore invadit , neque ad in-
febricitationem definit.

(d) Même chap. un peu
plus bas.

feu intérieur qui , felon lui , produit cet fievre , fe manifefte par d'autres effets , comme langue féche , brune, noire, délire, fentiment de chaleur interne , l'affoupiffement, le dégoût, peu de fievre avec des fymptômes graves , le froid des extrémités (*e*). En un mot dans certains endroits de fes ouvrages, il femble reftreindre le fens de cette dénomination, tandis qu'ailleurs il paroît l'étendre beaucoup , & lui faire embraffer à-peu-près comme Hippocrate , toutes les fievres aiguës dangereufes & meurtrieres.

Galien n'a point parlé de fievres malignes, du moins dans le même fens que les modernes. Cependant il n'y a pas lieu de douter qu'il n'en ait beaucoup vu de femblables à celles que nous nommons ainfi , & il eft clair que chez lui , elles étoient comprifes & traitées fous la dénomination de fievres ardentes. Bien plus , de même que nous divifons les fievres aiguës en bénignes & malignes, ainfi Galien femble divifer, quoique très-rarement , les fievres ardentes en bénignes & malignes. Dans plufieurs endroits de fes Commentaires fur les épidémiques d'Hippocrate , il parle de fievres ardentes douces , modérées , dont les malades ne mouroient pas. Ailleurs il parle de fievres ardentes

(*e*) Voyez entr'autres fon troifieme Commentaire fur le troifieme Livre des épid. §. 34 & fuivants.

pernicieufes. Enfin en expliquant l'article 35 du troifieme Commentaire fur le troifieme Livre , *nares pauca ftillarunt* , il dit , *hoc in comitibus eft malignarum ardentium febrium , ut fanguinis eruptiones lenium* ; & en parlant ainfi , il femble prendre précifément l'expreffion *fievres ardentes* , dans le même fens que nous celle de *fievres aiguës* , & les divifer comme nous en bénignes & en malignes , à raifon du danger , & des fymptômes qui , familiers à ces dernieres , ne s'obfervent pas dans les fievres bénignes.

Galien , comme nous venons de le voir , n'a pas toujours penfé de la même maniere au fujet de la fievre ardente. Les Auteurs qui l'ont fuivi font encore moins d'accord entr'eux. Les uns confiderent cette fievre , non comme une efpece diftincte & particuliere de fievre aiguë , mais plutôt , pour parler le langage des Naturaliftes , comme une variété de la fievre putride , dans le cours de laquelle furviennent les fymptômes que nous venons de dire (*f*). D'autres au contraire en traitent comme d'une fievre diftincte , qui a une marche , des fignes , un traitement qui lui font particuliers. Tels font la plupart des Auteurs qui ont traité dans un chapitre particulier de la fievre ardente. Les uns veulent que ce foit une fievre fynoque ; *perpe-*

(*f*) Entr'autres Plater , Sylvius.

tuus, dit Fernel, *& conſtans ardor, nec ma-*
nifeſte tertiano motu excandeſcens. D'autres
veulent qu'elle ait eſſentiellement des redoublements en tierce (g). Enfin Riviere
en admet de deux eſpeces, l'une ſynoque,
l'autre avec des redoublements en tierce.

Etmuller traite des fievres aiguës ſous
ces deux titres, *fievres ardentes, fievres ma-*
lignes. En examinant attentivement le premier de ces deux chapitres, on remarque
aiſément qu'il a compris ſous le titre de
fievres ardentes, les fievres que d'autres
Auteurs appellent putrides, tant la ſynoque,
que les continues avec redoublement, &
qu'il regarde préciſément comme la véritable fievre ardente, celle que Boerhaave
traite ſous le nom de ſynoque putride.
Remarquons en paſſant qu'il aſſure que dans
ces ſortes de fievres, le pouls eſt fort &
élevé. S'il eſt petit, dit-il, il y a de la malignité.

A conſidérer ce que M. Lieutaud dit
du pouls de la fievre ardente, *que dans le*
commencement il eſt vif, dur & fréquent ;
mais qu'après quelque-temps il devient foible
& irrégulier, avec beaucoup d'accablement
(h). On s'apperçoit aiſément que la fievre

(g) Holier *de morb. internis.*
Boerhaave, &c.
(h) M. Fizes dit au con-
traire, *pulſus magnus, eſt for-*
tis, valdè citatus.

qu'il décrit sous le nom d'ardente , auroit été regardée par Etmuller comme une fievre maligne.

Enfin beaucoup d'Auteurs me paroissent avoir pris le change , en traitant des fievres ardentes & des fievres malignes , comme de fievres parfaitement distinctes & séparées. Ils auroient dû remarquer que les modernes avoient insensiblement appellé malignes , les fievres que les anciens nommoient ardentes , & que traiter à part de ces fievres c'étoit faire deux genres différents de fievres , de deux dénominations différentes du même genre. Le célebre Boerhaave a imité les anciens avec trop de sagacité pour tomber dans une pareille faute. Il est aisé de voir qu'il a compris & décrit les fievres malignes des modernes , sous le titre *febris ardens.*

Ces remarques suffisent pour faire connôitre combien la doctrine des Auteurs , sur la fievre ardente , est peu uniforme. Et on en sera peu surpris ; si l'on fait attention que le degré de chaleur & de soif , qu'on a donné pour symptômes caractéristiques de cette fievre (*i*) , ne présente à l'esprit rien

(*i*) Remarquons au sujet de ces lignes , que dans l'origine ils paroissent avoir été plutòt tirés du raisonnement que de l'observation. Le mot grec qui signifie la fievre , est dérivé du mot qui signifie le feu. En conséquence les Anciens ont été portés à croire que l'essence de la fievre , consis-

de fixe & de déterminé, & qu'il n'eft guéres poffible de décider à quel degré de chaleur & de foif une fievre ne doit plus être appellée *putride* mais *ardente* ; fur-tout fi l'on remarque d'ailleurs que cette chaleur ne doit pas s'eftimer feulement fur celle de l'habitude du corps (qui comme nous difent plufieurs Auteurs, fouvent n'eft pas fort chaude, quelquefois même eft froide,) mais principalement à fes effets, tels que la langue feche, brune, noire, le délire, la peau aride, &c, & fur-tout la foif : encore remarque-t-on que celle-ci eft fouvent diminuée ou même éteinte par le concours de différentes circonftances.

J'obferve encore, avant de finir cet article, que les Auteurs qui parlent des fymptômes qui conftituent la fievre lypirie, comme appartenant uniquement à la fievre

toit dans la chaleur ; ils ont appellé feu brûlant les fievres les plus dangereufes & meurtrieres, & ils ont penfé que les fignes de ce feu brûlant, devoient être une chaleur extrême & une foif intariffable. Mais l'obfervation a dû redreffer les Ecrivains obfervateurs. Ayant remarqué que ces fignes n'étoient rien moins que conftants, ils ont jugé que quoiqu'ils fuffent les effets naturels de ce feu brûlant, néanmoins nombre de circonftances accidentelles pouvoient les empêcher de paroître, & qu'il fuffifoit que ce feu brûlant fe manifeftât par d'autres fignes, tels que la langue féche, &c. Remarquons encore à cette occafion, que cette théorie des Anciens paroît être un des exemples les plus frappants de l'influence des langues fur les opinions.

ardente portée au plus haut degré ; j'obferve, dis-je, que ces Auteurs font contredits
par l'obfervation, du moins ceux qui diftinguent les fievres ardentes des fievres malignes ; car il n'eft pas rare d'obferver ces fignes
de mort, dans celle qu'on traite journellement fous ce dernier nom.

SECONDE SECTION

Sur les Fievres putrides.

ON fait que Galien eft le premier des
Auteurs dont les écrits nous font parvenus,
qui fait mention des fievres putrides. Il
faifoit confifter l'effence de la fievre dans
une chaleur contre nature. Suivant cette
idée il divifoit toutes les fievres en fimples
ou non putrides, & en putrides. Selon lui
les premieres étoient occafionnées par un
fimple échauffement : dans les putrides cet
échauffement étoit produit par la corruption, l'altération des humeurs. Il rangeoit
dans la premiere claffe l'éphémere, la fynoque non putride, & la fievre hectique.
Attribuant la premiere au fimple échauffement des efprits (k) ; la feconde, à celui du

____

(k) Il nommoit ainfi le   & fes branches, le ventricule
fluide qui roule dans l'aorte   gauche du cœur & les veines

fang ; enfin l'hectique, à un échauffement
de la fubftance même du cœur. Il rangeoit
dans la claffe des putrides, toutes les autres
fievres, tant intermittentes que continues,
même les fievres aiguës qu'on appelle fymptomatiques (*l*). Ainfi Galien défignoit fous
cette dénomination, de même que la foule
qui l'a fuivi, une claffe & non une efpece
particuliere de fievres. N'oublions pas de
faire remarquer que dès fon origine, cette
dénomination avoit été tirée d'une fuppofition gratuite : car on ne conçoit pas trop,
comment dans les fievres que Galien appelloit fimples, un échauffement pourroit s'exciter dans une humeur de lui-même, &
fans être produit par quelque changement,
quelque altération furvenue dans cette humeur.

On peut divifer en deux claffes les Auteurs qui depuis Galien jufqu'à nos jours,
ont parlé des fievres putrides. Les uns l'ont
copié fcrupuleufement, les autres n'ont
pas craint de s'en écarter. On voit bien
qu'il feroit inutile de difcuter les ouvrages
des premiers.

Depuis environ un fiecle, la fignification

pulmonaires, fluide qu'il croyoit, fuivant les idées de ce temps-là, n'être pas du véritable fang, mais quelque chofe de plus fubtil.

(*l*) Voyez dans fon **Traité** *de differentiis febrium* le Cha-pitre *9* du fecond Livre.

de

de cette expreſſion *fievre putride* a changé peu-à-peu. Elle ſignifie à préſent, non toute une claſſe, mais une eſpece particuliere de fievre aiguë. Willis eſt, ſi je ne me trompe, un des premiers qui l'aient employée dans ce ſens. Morton l'a ſuivi, & après lui beaucoup d'autres: enfin c'eſt dans ce ſens que les Médecins l'emploient tous les jours, lorſqu'interrogés ſur la nature d'une maladie, ils répondent, *c'eſt une fievre putride*. Mais qu'eſt-ce qu'une fievre putride? Eſt-on bien d'accord ſur la marche, la nature & les ſignes de l'eſpece de fievre aiguë qu'on doit appeller ainſi? On va voir que non, & à quel point les Auteurs différent dans les idées qu'ils nous donnent de cette maladie.

Willis appelle *fievre putride proprement dite*, celle dont la marche eſt continue ſans redoublement. Tout au contraire, Morton tire le caractere de la fievre putride de ſa marche rémittente. Il oppoſe cette fievre à la ſynoque. Il prétend que de ſa nature la premiere eſt bénigne, tandis que la ſynoque eſt toujours plus ou moins maligne. Bien plus, il aſſure que la rémittente ne devient maligne, qu'autant qu'elle prend le type de la ſynoque, & que celle-ci ne devient bénigne qu'autant qu'elle dégénere en ré-mittente (*m*).

(*m*) Pour donner une idée des contradictions qu'on trou-

Les anciens n'ont pas toujours été d'accord entr'eux, sur le siege principal de la putridité. L'opinion commune la plaçoit dans les humeurs contenues dans les vaisseaux: d'autres penfoient qu'elle avoit son siege dans les premieres voies (n); Et cette diffention a duré jufqu'à nous. L'École de Montpellier a adopté ce dernier fentiment. Beaucoup d'autres Médecins fuivent le premier. Ceux-ci ont appliqué aux fievres putrides la théorie des modernes fur la dégénération putride alcalefcente des humeurs: & ils ont donné le nom de putrides, aux fievres dans lefquelles ils croyent que les

ve chez les Auteurs fur cette matiere, non-feulement dans les termes, mais dans la fubftance même des chofes, je mettrai ici en oppofition avec la doctrine de Morton, ce que dit Sennert en parlant de la fynoque putride. *Eft hæc febris inter putridas fimplicifflma & curatu facillima.* Ce qu'il y a de certain, c'eft que ce n'eft point la marche fynoque ou rémittente d'une fievre aiguë, ce font les fymptômes qui l'accompagnent, qui en déterminent le caractere de bénignité ou de malignité.

(n) *Non nulli vero Medicorum*, dit Alexandre de Tralles liv. 12. chap. 12. *nullam prorsùs in venis putredinem fieri, fed magis in ventre affirmarunt: ejus autem rei fidem faciunt, tum ex vermibus qui in eo generantur, tum ex recrementis fub-ductis quæ & malum odorem, & ad putredinem nihilominùs inclinationem repræfentant: indicant hoc quoque vomitus, inquiunt, qui crebrò tam perfectè febres exciderunt .... jam alios rursùs à febre liberatos ex unâ & folâ forbitione vel injectione confpexiffe. Verùm non ex his modò, fed aliis quoque multis accuratè videre licet, quod venter etiam febrium à putredine ortarum caufa exiftat, forfan autem aliarum quoque fons & origo exiftit.*

fignes de cette putridité alcalefcente font
évidents (*o*) ; les fievres qu'ils décrivent fous
ce nom font des plus pernicieufes ; les putrides de notre École & de nos Praticiens
font affez bénignes (*p*). Monfieur Fizes (*q*),
fuivant l'opinion courante de cette École,
veut que les fymptômes qui dénotent un
amas de mauvais fucs dans les premieres
voies, tiennent le premier rang dans les
fignes de la fievre putride.

Par ce feul expofé des différences effentielles qu'on remarque dans la doctrine des
Auteurs, au fujet de la *fievre putride*, il eft
aifé de fentir les inconvénients qu'a eu jufqu'ici cette dénomination, qui prife dès
fon origine de l'idée qu'on s'étoit formée
de l'effence de cette forte de fievre, de
la caufe qu'on s'imaginoit la produire, introduit néceffairement beaucoup d'hypothétique
& d'arbitraire, dans la maniere dont chacun
l'envifage. Mais, dira-t-on, quand même
on fe tromperoit fur les caufes de cette for-

(*o*) Voyez Huxham, Lieu-
taud & autres.

(*p*) Dans le fait, le Public
& les Praticiens réduifent ici
les fievres aiguës à deux genres principaux ; aux putrides
& aux malignes. On appelle
putrides les fievres aigues accompagnées des fymptômes
qui caractérifent une maladie
férieufe, fans avoir néanmoins rien de bien menaçant
pour la vie. On appelle fievres malignes, celles dans
lefquelles il furvient de ces
fymptômes graves qui ef-
frayent pour la vie du malade
tout Médecin exercé.

(*q*) *Tract. de Febrib.*

te de fievres, les symptômes qu'on a donné
pour indices de ces caufes, n'en feroient
pas moins fixes & propres à les caractérifer.
Examinons les chofes fans prévention, dé-
livrons-nous de ce préjugé fi funefte au progrès des fciences, qui nous fait regarder
ceux qui nous ont précédés avec une véné-
ration ftupide, comme s'ils euffent été d'une
nature fupérieure à la nôtre, & il ne nous
fera pas difficile d'apprécier la plupart de
ces fignes, & de nous appercevoir qu'ils ne
font rien moins qu'auffi fixes & auffi certains qu'on fe l'imaginoit : que l'idée qu'on
s'étoit formée fur les caufes cachées de ces
fievres, les a fait admettre trop légérement
par les Auteurs originaux, & que l'autorité de ceux-ci les a fait adopter fans examen réfléchi , par ceux qui les ont co-
piés.

Confidérons en premier lieu les fignes
qui, fuivant Galien & fes copiftes, caractérifent les fievres putrides, & les diftinguent des fievres fimples, & nous ferons à
ce fujet quelques réflexions qui font d'autant
plus néceffaires , que ces fignes ont paru jufqu'à nos jours dans les écrits fur les fievres putrides, même chez les Auteurs qui entendent
par cette expreffion non une claffe, mais
une efpece particuliere de fievre. Ces fignes
font donc tirés 1°. De ce que ces fievres

commencent fans être occafionnées, comme
la fievre éphémere , par une caufe évidente.
2°. De ce qu'elles débutent par un friffon.
3°. De l'inégalité du pouls & de la chaleur.
4°. Des redoublements. 5°. De l'âcreté de
la chaleur. 6°. De la vîteffe augmentée de
la fyftole des arteres. 7°. De la crudité des
urines (r).

Il feroit inutile de m'arrêter à difcuter
les quatre premiers fignes, Galien reconnoif-
fant lui-même, que comme ils ne s'obfervent pas conftamment dans les fievres putrides, ils ne peuvent être regardés comme
des fignes diftinctifs de ces fievres.

La chaleur âcre qui conftitue le cinquieme figne n'eft pas plus conftante. On voit
par exemple des fievres aiguës , & toutes
ces fievres étoient rangées par Galien dans
la claffe des fievres putrides ; on voit, dis-
je, des fievres aiguës dans lefquelles les malades font froids. On en voit d'autres dont la
chaleur eft naturelle, d'autres où elle eft plus
forte , d'autres où elle eft extrême dans certains redoublements. Quelquefois la chaleur
eft feche , quelquefois elle eft accompagnée
de moiteur, de fueur. Voilà ce qu'on obferve
chez les malades. Mais l'âcreté de la chaleur me femble un être de raifon. Le mot
âcre dont les Médecins fe fervent encore

(r) Voyez Galien *de diff. febr. Lib.* 1. *Cap.* 7.

tous les jours en parlant de chaleur, eft ici
une expreffion figurée, qui bien appréciée,
ne peut fignifier autre chofe qu'une chaleur
forte, une chaleur feche, efpeces de chaleur qui ne font rien moins que conftantes
dans toutes les fievres que les Anciens rangeoient dans la claffe des putrides. Mais
fi l'on emploie cette expreffion pour fignifier que le tact eft affecté par cette chaleur,
comme le goût par quelque chofe d'âcre &
de piquant, il me femble qu'on fuppofe ce
qui n'eft pas. Les adouciffements dont Galien & fes Difciples accompagnent cette
expreffion, *calore quodam modo mordicante,*
dit Galien , *quodam modo pungente* , dit
Boerhaave ; ces adouciffements, dis-je, font
affez fentir qu'on n'avoit pas des idées bien
précifes de cette chaleur âcre , & que ce
figne a été plutôt accrédité par l'opinion
qu'on avoit conçue de l'efpce de chaleur
qui devoit être l'effet de la corruption des
humeurs , que par la fimple obfervation.

Je remarque au fujet du fixieme figne
qui confifte dans la vîteffe augmentée de la
fyftole des arteres ; 1°. Que du temps de
Galien & même auparavant, les Médecins
étoient partagés fur ce fujet. Les uns pré-
tendant qu'ils ne pouvoient fentir, fuivre
l'artere dans fa contraction, & encore moins
juger fi cette contraction fe faifoit avec

plus ou moins de vîteſſe dans telle ou telle
fievre ; tandis que Galien & ceux du même
parti prétendoient le contraire. 2ᵒ. Que ces
derniers penſant que les arteres communi-
quoient par une infinité de pores avec la
ſuperficie du corps, & que leur diaſtole
ſervoit à y faire entrer l'air pour le rafraî-
chiſſement des eſprits, & la ſyſtole à l'ex-
pulſion des fuliginoſités ( ), celles-ci étant,
ſuivant leur opinion, beaucoup plus abondantes dans les fievres occaſionnées par la
corruption des humeurs, c'étoit une ſuite
naturelle, il étoit pour ainſi dire de l'intérêt
de l'hypotheſe, que dans ces fievres la ſyſtole ſe fît avec plus force & de célérité. 3ᵒ.
Que les ſectateurs de Galien n'ont pas manqué de le copier auſſi ſervilement dans ce
point que dans tous les autres. 4ᵒ. Enfin,
que depuis que la circulation du ſang bien
connue a fait ſentir tout le faux de l'hypotheſe des Anciens ſur l'uſage des mouvements de diaſtole & de ſyſtole des arteres,
les meilleurs Auteurs n'ont plus parlé de
cette vîteſſe augmentée de la ſyſtole, com-

(s) *Sicut nimirum per ora quæ in cute finiuntur, quidquid halituoſum fumidum-ve excrementum habent, id excernunt, recipiunt autem ex circumdato nobis acre non exiguam in ſe portionem.* Gal. de uſu pulſuum Cap. v, & ailleurs Chap. iv, du même ouvrage. *Cujuſmodi enim inſtrumentis ſpiritus res eſt inſpiratio, ejuſmodi arteriis eſt dilatatio, & cujuſmodi illis ſpiritus emiſſio, ejuſmodi arteriis eſt contractio.*

Q iv

me d'un figne diftinctif des fievres putrides ; ce qui paroît une preuve évidente que ce figne étoit plus foutenu par l'hypothefe , que par une obfervation libre de préjugés.

Enfin l'obfervation journaliere fait également connoître l'incertitude du dernier figne qui eft tiré de la crudité des urines : il n'eft point du tout rare d'en voir de naturelles pour la couleur & pour le dépôt dans le commencement des fievres aiguës : On en voit fouvent de telles dans les plus pernicieufes , même peu d'heures avant la mort. Concluons donc que tous ces fignes ne peuvent paffer pour diftinctifs de toutes les fievres que les Anciens rangeoient dans la claffe des putrides. La remarque que fait Galien que les fievres éphémeres dégénerent quelquefois en fievres putrides , me paroît une efpece d'aveu tacite que ces fignes ne lui paroiffoient pas auffi certains dans la pratique que dans la théorie.

Examinons actuellement ce que dit le célebre Boerhaave au fujet de la fynoque putride. *Cognofcitur* , dit-il , *calore digitum tangentem quafi pungente, pulfu febrili fed inæquli & non ordinato , urinâ craffâ , rubrâ , turbidâ , crudâ , fine fedimento , temperie , ætate , h bitu calidis fanguinolentifque.* Sur quoi nous remarquerons ; Premiérement que ces signes , ainsi que les causes exposées dans le Paragraphe qui précede celui que nous venons de citer , sont pris à-peu-près mot à mot de la fin du chapitre de Fernel où il traite de la synoque putride. Secondement que ces signes sont les mêmes que Galien donnoit pour caractériser , non la fievre putride des Modernes , mais toute la classe des fievres putrides , dans laquelle il comprenoit les ardentes , les intermittentes , &c. Que par conséquent l'autorité de Boerhaave , de Fernel & de tous les autres qui se sont fait une loi de suivre les Anciens dans la description des fievres ; l'autorité , dis-je , de tous ces Auteurs , remonte & se réduit pour ainsi dire à celle de Galien qu'ils ont imité. Troisiémement que les réflexions que nous avons faites ci-dessus , au sujet des symptômes que Galien donnoit comme signes communs à toutes les fievres qu'il rangeoit dans la classe des fievres putrides , ont une juste application aux mêmes signes considérés comme indices de la synoque putride. Je remarque enfin au sujet de ces dernieres paroles du Paragraphe cité , *temperie, œtate , habitu calidis sanguinolentisque* , que sans entrer dans la discussion du systême de Galien sur le type des fievres produites par la corruption du sang , ou de la bile , ou de la pituite , il paroît en général que cette

assertion est assez conforme à l'observation.
Il est certain que les fievres synoques s'observent principalement dans les jeunes gens.
On peut voir dans notre premier Mémoire
la description que nous avons donnée de
la fievre maligne proprement dite , autrement la *fievre maligne des jeunes-gens*. Effectivement cette fievre a souvent une marche
synoque : & je suis persuadé que c'est cette
espece de fievre que les Praticiens traitoient
autrefois, du moins dans ce pays-ci , sous
le nom de synoque putride. Mais , comme
je l'ai dit dans ce Mémoire, je crois aussi
avoir bien observé que la même espece de
fievre a quelquefois une marche rémittente ,
& que s'il est vrai de dire qu'elle attaque
les jeunes gens , on auroit tort au contraire
de soutenir qu'elle n'attaque que ceux qui
sont d'un tempérament sanguin.

Les Médecins qui suivent la doctrine
courante de notre Ecole , ne sont pas plus
fondés à dire que les symptômes qui indiquent la saburre des premieres voies, cons-
tituent les signes de la fievre putride. Car
ils tiennent la même doctrine sur les causes
des fievres ardentes , des malignes & même
des intermittentes. Il assurent qu'on y observe les mêmes signes de saburre des premieres voies (1). Ces signes ne peuvent donc

(1) Voyez M. Fizes *tract. de febr.*

être regardés comme diftinctifs de la fievre putride. Bien plus, fi nous fuivons l'Ecrivain ou le Profeffeur chez les malades, nous le verrons fouvent nommer putrides, des fievres dans lefquelles il n'y aura ni vomiffement, ni naufées, ni bouche amere, ni même langue chargée, fur-tout dans les commencements. Et, comme nous l'avons déja dit, dans le fait on ne diftingue gueres ici les fievres aiguës accompagnées de fymptômes qui caractérifent une maladie férieufe qu'en deux efpeces, en putrides & malignes. On nomme malignes, celles qui font accompagnées de fymptômes formidables & qui marquent un danger évident. On appelle putrides, celles dans lefquelles on n'obferve pas de pareils fymptômes.

Gardons-nous de conclure des obfervations précédentes, que la doctrine de la faburre des premieres voies eft entiérement fauffe & inutile. Il eft certain que dans le nombre des fievres aiguës, il n'eft point du tout rare d'en obferver, dans lefquelles plufieurs fymptômes, tels que les naufées, le vomiffement, l'anxiété, la défaillance, la fyncope même, font produits par l'abondance & la mauvaife qualité des matieres contenues dans les premieres voies. Que dans nombre de ces fievres, on tire des avantages marqués de l'ufage des émétiques

& des purgatifs , fur-tout au commencement & vers la fin. Mais doit-on pour cela
généralifer cette obfervation , au point de
prétendre que toute fievre aiguë dépend
principalement & prefqu'uniquement de cette caufe ? Doit-on généralifer la pratique
qui en découle au point de purger également dans toutes fievres aiguës , & dans tous
les temps de ces fievres , & comme le font
quelques-uns des moins habiles , de n'employer prefque dans leur cure que cette efpece de remede ? Pour moi je penfe que
non , & que c'eft un exemple de l'abus condamnable qu'on peut faire d'une bonne obfervation.

*La défravation des humeurs qui paroît ten-
dre à l'alcalefcence , & qui fe termine par
une dépuration plus ou moins manifefte , fait ,*
fuivant M. Lieutaud , *le principal caractere
de la fievre putride* (*u*). Que cet habile Médecin juge lui-même , fi cette *tendance à
l'alcalefcence* , & cette *terminaifon par une
dépuration plus ou moins manifefte* , font plus
fenfibles dans la fievre qu'il décrit fous le
nom de putride , que dans celles qu'il décrit
fous les noms d'ardente & de maligne.

Concluons des remarques que nous avons
faites jufqu'ici , que la doctrine de nos Auteurs fur les fievres ardentes & putrides ,

____

(*u*) Précis de la Méd. prat. pag. 21.

n'eſt rien moins qu'uniforme. Qu'à l'égard de la marche, des cauſes & des ſignes de la fievre putride, ils ne ſont aucunement d'accord entr'eux. Que pour ce qui concerne la fievre ardente, les paſſages nombreux de Galien, réunis & comparés avec ce qu'en ont dit ceux qui l'ont ſuivi, forment un véritable labyrinthe dans lequel on ne voit qu'embarras, confuſion, contradictions: que l'expérience même a donc fait ſentir les inconvénients de ces dénominations priſes par nos Auteurs dans des ſignifications ſi variées; & que ſi nous voulons travailler ſur un plan plus ſolide & qui puiſſe ſervir à l'avancement de nos connoiſſances ſur cet objet, il eſt néceſſaire de les abandonner, & de nous attacher ſur-tout à donner de juſtes idées des fievres, par des deſcriptions ſuffiſamment étendues, & non par de courtes définitions, priſes ſur tout des cauſes cachées, matiere éternelle de variations & de conteſtations.

Il s'en faut de beaucoup que j'aie été le premier à ſentir cette vérité. Sydenham, ce digne ami de Locke, par la ſolidité de ſon eſprit & par ſon averſion pour ces vaines conjectures, ces hypotheſes incohérentes qui ont ſi fort retardé les progrès de la Médecine; Sydenham, dis-je, avoit ſi bien ſenti les inconvénients de ces dénominations, qu'il a évité conftamment de s'en fervir. On trouve dans le Précis de la Médecine pratique de M. Lieutaud, un paffage qui fait encore connoître que d'habiles Médecins ont penfé comme moi fur cette matiere, & qui nous donne des regrets de ce que dans fon chapitre fur les fievres, il n'a pas eu le courage de fe fouftraire au joug de l'autorité. *Je ne fuis pas éloigné, dit-il, de penfer avec plufieurs favants Médecins, qu'on parviendra difficilement à débrouiller ce chaos, fi l'on n'abandonne tout ce qui a été dit jufqu'à préfent fur cette matiere, pour travailler d'après l'obfervation à nouveaux frais.*

TROISIEME SECTION

Sur la Pefte, les Fievres peftilentielles & malignes.

LE mot pefte chez les Anciens fignifioit toute maladie épidémique & meurtriere. *Neque enim*, dit Galien, *certi eft morbi nomen vulgare vel peftilens, cæterùm quicumque uno in loco multos invaferit, vulgaris hic vocatur, qui fimul fi hoc habeat quod multos perimat, peftis fit* (x). *Peftis epidemia perni-*

(x) Com. 3. *in Lib.* 3. *epid. tom.* 3. *pag.* 142. édit de Venife.

ciofa (y). Peu-à-peu on a reftreint la fignification de ce mot : on l'a réfervé à l'efpece de fievre la plus épidémique & la plus meurtriere que nous connoiffions en Europe ; & comme l'éruption de bubons, (z) de charbons, de taches pourprées, eft familiere à cette forte de fievre, on l'a fouvent nommée, eu égard à la premiere de ces éruptions, pefte inguinaire, pefte bubonaire ; enfin on l'a nommée fimplement la pefte. Il y a lieu de croire que c'eft à raifon de ce qu'on a ainfi beaucoup reftreint la fignification du mot *pefte*, que cette maladie femble aujourd'hui beaucoup moins fréquente qu'elle ne paroîtroit l'avoir été autrefois, à s'en tenir fans examen au rapport des hiftoriens.

Hippocrate ne fe fert pas, que je fache, de cette expreffion, *fievres peftilentielles*, mais il parle de conftitutions peftilentielles,

(y) *De vict. ratione in morb. acut.* pag. 109. D'où il fuit qu'un grand nombre de fievres épidémiques & meurtrieres, décrites par les Modernes fous le nom de fievres malignes, auroient été pour les Anciens des fievres peftilentielles. Nos pleuréfies, nos dyfenteries épidémiques & meurtrieres, étoient chez eux des maladies peftilentielles, des peftes.

(z) Nos plus anciens Auteurs n'en ayant pas fait mention en particulier, il y a lieu de préfumer avec Fernel, que le bubon peftilentiel ne s'obfervoit pas, au moins communément, dans les fievres peftilentielles de leur temps. On trouve cependant un paffage dans Galien, qui feroit croire que cette efpece de dépôt ne lui étoit pas inconnu. *At bubones*, dit-il, *qui in febribus oriuntur, funt deteriores .... ficut in peftilenti ftatu febribus malignis fuperveniunt.* Com. ni epid. p. 106.

& il décrit fous le nom de *fievres ardentes*, les fievres pernicieufes qui régnoient dans de telles conftitutions. Ainfi dans la defcription d'une conftitution peftilentielle, 3e. Sect. du 3e. Liv. de fes Epid., il dit, en parlant des fievres pernicieufes qui régnoient alors, *febrium* ardentium *quæ tum vigebant*, *&c.* Galien nomme ces fievres *peftilentielles*, mais il ne les confidéroit pas pour cela, comme on a fait depuis, comme des fievres diftinctes & féparées des fievres ardentes. Au contraire elles font comprifes, felon lui, fous le genre des ardentes ; en un mot, elles ne font autre chofe que des fievres ardentes épidémiques & meurtrieres ; ce dont on peut fe convaincre aifément, en lifant attentivement fon Commentaire fur le paffage d'Hippocrate que nous venons de citer.

Nos Auteurs ont à-peu-près fuivi Galien dans la fignification qu'ils ont attribuée à cette expreffion, mais néanmoins avec quelques différences plus ou moins confidérables, & qu'il eft bon de faire obferver. On a continué d'appeller peftilentielles, les fievres épidémiques meurtrieres. Mais on les a peu à peu confidérées comme diftinctes & féparées des fievres ardentes, en particulier par rapport à leur caufe qu'on croyoit être un venin. Fernel a de plus diftingué ces

fievres

fievres épidémiques & meurtrieres en deux
efpeces , fous les noms de fievre peftilentielle & de fievre maligne. Selon lui , le
nom de *peftilentielle* ne convient qu'à l'efpece de ces fievres la plus épidémique &
la plus meurtriere , & qui eft produite par
une altération de l'air due à des caufes que
nous jugeons actuellement tout-à-fait inconnues , & inacceffibles à nos recherches ,
mais qu'on attribuoit de fon temps à l'influence des aftres. La fievre peftilentielle de
Fernel , n'eft autre chofe que la maladie
qu'on connoît aujourd'hui fous le nom de
pefte. Il appelloit fievres *malignes* , les fievres épidémiques & meurtrieres produites
par des caufes fenfibles , telles que la difette ,
l'infection de l'air par l'exhalaifon d'eaux
ftagnantes , de cadavres , &c. Je ne fai fi
la dénomination de *fievre maligne* avoit été
employée dans le même fens par aucun des
Auteurs qui l'ont précédé. Nombre de ceux
qui l'ont fuivi ont encore enchéri fur cette
diviffon des fievres épidémiques meurtrieres ; & ils ont établi une différence de degré entre la pefte , la fievre peftilentielle &
la fievre maligne. De forte que fuivant ces
Auteurs , la pefte eft la plus épidémique &
la plus meurtriere de toutes , enfuite la fievre peftilentielle , & en dernier lieu la fievre maligne. Et de cette maniere l'adjectif

malignes, que les Anciens n'ont employé que très-rarement en parlant des fievres, & comme équivalent de ces autres adjectifs *pernicieufes*, *mortelles* ; l'adjectif, dis-je, *malignes*, a été infenfiblement fixé à fignifier une efpece particuliere de fievre.

Jufqu'ici nous avons confidéré & difcuté la fignification de ces expreffions, *fievre peftilentielle*, *fievre maligne*, par rapport aux fievres épidémiques, nous allons maintenant confidérer la fignification des mêmes expreffions, par rapport aux fievres fporadiques.

On n'a pas été long-temps à s'appercevoir que les fievres épidémiques & meurtrieres font caractérifées par certains fymptômes qui leur font familiers. Tels font, fuivant les obfervations de Galien, le coup d'œil hagard & un certain enfemble de toute la phyfionomie du malade (*aa*), l'haleine puante, le cours de ventre colliquatif (*bb*), fouvent peu ou point de chaleur à la peau (*cc*), l'éruption de tubercules, c'eft à-dire de parotides, de charbons, la fyncope (*dd*), les affections comateufes (*ee*). Tels font encore,

---

(*aa*) Galien *de præfag. ex pulf.*

(*bb*) *In Lib. Hip. 3. de morb. vulg.* Com. 3. §. 57.

(*cc*) Voyez la defcription de la pefte d'Athènes par Thucidides. Galien Com. fur le fixieme Livre des épid. pag. 159, à l'endroit où il difcute le fens de l'expreffion *febres pemphigordes*. Voyez auffi *de Medicam. fimpl. facult.* à la fin de l'article où il parle de la terre de Samos.

(*dd*) *De pulf. ad Tirones cap.* 2.

(*ee*) *In Lib. Epid. Com.* 3. §. 34 & 37.

fuivant les juftes obfervations de nombre des meilleurs Auteurs, le pouls foible, iné-gal & fréquent, le vomiffement opiniâtre, la furdité, l'enflure du vifage, les taches pourprées, les foubrefauts des tendons, &c. Voyez la *page* 166 & fuivantes du premier de ces Mémoires.

On a obfervé pareillement que ces fymp-tômes familiers aux fievres épidémiques & meurtrieres, & qui les diftinguent des fievres épidémiques bénignes ; on a obfer-vé, dis je, que ces fymptômes font égale-ment familiers aux fievres fporadiques meur-trieres, & les diftinguent pareillement des fievres fporadiques bénignes. On a conclu delà que ces fievres fporadiques meurtrieres avoient un rapport marqué avec les épidé-miques meurtrieres qu'on appelloit peftilen-tielles : & en conféquence on a appellé lés premieres, *peftilentielles fporadiques*. Galien, fi je ne me trompe, a été le premier à faire cette remarque, & à mettre en ufage cette expreffion (*ff*), quoi qu'il ne l'ait cependant employée que bien rarement. Nombre d'Au-teurs l'ont fuivi en cela, & ont admis des fievres *peftilentielles fporadiques*. Un plus grand nombre a fubftitué dans ce cas l'ex-preffion de fievre *maligne*, à celle de fievre peftilentielle.

(*ff*) *In Lib.* 3. *Epid. Com.* 3. §. 57.

Sydenham semble proscrire la fievre maligne sporadique. Il dit que la fievre maligne n'est point du tout une maladie de tous
les jours : selon lui elle n'est autre chose
que la fievre pestilentielle épidémique. Et
il observe à ce sujet après Sennert, qu'elle
touche de si près à la peste, qu'elle prélude souvent à celle-ci, & que la peste diminuant ensuite de sa violence, elle dégénere
en fievre pestilentielle. Mais malgré une autorité aussi respectable, la doctrine de la
foule d'Auteurs dont nous venons de rapporter le sentiment, a prévalu. On a continué de reconnoître que certaines fievres
sporadiques ont un rapport marqué avec
les fievres pestilentielles ou malignes épidémiques. On a donc continué d'admettre,
sur-tout en France, des fievres malignes
sporadiques : & cette dénomination y a
pris une telle faveur, qu'on peut dire avec
vérité qu'on l'applique généralement aujour-
d'hui à toutes les fievres aiguës, soit épidémiques, soit sporadiques, qui sont évidemment dangereuses & souvent mortelles;
soit à tort comme le pensent beaucoup de
Médecins, & parce qu'on donne un sens
trop étendu à cette dénomination ; soit avec
raison, comme je pense avec une très-grande
partie des Praticiens François, vu que les
fievres aiguës sporadiques évidemment dan-

gereufes & meurtrieres, font précifément celles qui, par leurs fymptômes, ont un rapport marqué avec les fievres épidémiques & meurtrieres que tous les Auteurs appellent peftilentielles ou malignes.

Il fuit des remarques que nous avons faites au commencement de cette Section, que les fievres peftilentielles ou malignes, tant épidémiques que fporadiques, dans l'origine & fuivant la doctrine des Anciens, n'étoient autre chofe que des fievres *ardentes meurtrieres*, ou, comme Galien dit dans certains endroits, des fievres *ardentes malignes*. Mais il eft arrivé que les fievres peftilentielles épidémiques étant nommées, pour l'ordinaire, fimplement *peftilentielles*, & non *ardentes peftilentielles*; on en a fait de même pour les fievres peftilentielles ou malignes fporadiques. Et de cette maniere on a oublié peu-à-peu que ces fievres n'étoient autre chofe que les fievres ardentes meurtrieres; on s'eft accoutumé à les confidérer comme parfaitement diftinctes & féparées de celles-ci; on en a traité à part; & compilant en même-temps avec peu de difcernement les Anciens dans la defcription de la fievre ardente, répétant dans le prognoftic de cette fievre, l'énumération des fymptômes qui caractérifent les fievres malignes ou peftilentielles, on a confondu & embrouillé tout-à-fait les idées des jeunes Médecins, en leur préfentant comme diftinctes & féparées, des fievres qui dans le fait font les mêmes. Ou plutôt, pour être encore plus précis, à confidérer nombre de paffages d'Hippocrate & de Galien, nos fievres malignes ne font autre chofe que leur fievres ardentes; à confidérer quelques autres paffages de Galien, nos fievres malignes font les fievres ardentes malignes du même Auteur.

Pour fe convaincre de la vérité de ce que je viens d'avancer, il fuffit de comparer attentivement le prognoftic de la fievre ardente de Boerhaave (*gg*), avec les defcriptions des fievres malignes qu'on trouve chez nos meilleurs Auteurs. Ce grand homme avoit fait fans doute, comme nous l'avons dit plus haut, la même remarque que nous. Il n'a point traité à part des fievres malignes. Il a fenti qu'après avoir dit dans fon Chapitre de la fievre ardente, tout ce que les Anciens avoient dit de mieux fur ce fujet, ç'eut été répéter fous une autre dénomination la defcription des mêmes fievres, que de traiter dans un chapitre particulier des fievres malignes. Il paroît donc néceffaire d'opter, ou de comprendre comme Hippocrate & Galien, dans plufieurs endroits de

(*gg*) Aph. §. 741.

fes ouvrages, de comprendre, dis-je, toutes les fievres aiguës dangereufes & meurtrieres fous la dénomination de *fievres ardentes :* ou donnant un peu plus d'étendue
au fens de cette expreffion, & la faifant fy-
nonyme avec celle de *fievres aiguës,* comme ces mêmes Auteurs l'ont fait quelquefois, de divifer les fievres ardentes en bénignes & malignes ; ou enfin renonçant à
la dénomination *fievres ardentes,* dans les
écrits, comme on le fait ici dans la pratique, de fonder, d'affeoir pour ainfi dire,
comme nous avons fait, la defcription des
fievres aiguës, fur leur divifion générale en
bénignes & malignes.

On m'objectera peut-être que j'ai bien tort
de difputer fur une diftinction auffi précife
que celle des fievres ardentes & des fievres
malignes, dont, fuivant la meilleure partie de
nos Auteurs, les fignes caractériftiques font fi
différents. Mais qu'il eft aifé de répondre à
cette objection. En effet de deux chofes
l'une ; ou vous direz que la chaleur brûlante & la foif intariffable, font les fignes pa-
thognomoniques & inféparables de la fievre
ardente ; & alors vous établiffez un genre
de fievre qui n'exifte que dans les livres (*hh*).
Ou vous conviendrez avec Galien que ces

______

(*hh*) Voyez les Notes (*i*) & | célebre M. Fizes entraîné par
(*k*), p. 237, 238 & 239. Le | l'exemple, n'a pas manqué

fymptômes ne font point du tout inféparables des fievres ardentes ; que celles dans
lefquelles il y a le moins de foif (*ii*), le
moins de chaleur (*kk*) à l'habitude du corps,
font fouvent les plus pernicieufes : vous direz avec Hippocrate & Galien que la langue feche , brune , noire , le délire phrenétique , l'affoupiffement léthargique , les foubrefauts des tendons , les mouvemens convulfifs , l'éruption de parotides , &c. font
des fymptômes qu'on obferve dans ces fortes de fievres : & alors votre defcription des
fievres ardentes , rentrera évidemment dans
celle des fievres malignes.

Nos Auteurs modernes ne font pas tous
d'accord au fujet des fievres malignes :
ils different en quelques points qu'il eft
néceffaire de difcuter & d'éclaircir , &
qui vont l'être dans l'expofition des queftions fuivantes.

PREMIERE QUESTION. *Comment
doit-on définir les fievres malignes ?* Si je ne
me trompe, on ne peut gueres définir ces
fievres , que par leur prétendu caractere infidieux , par leurs caufes , par leurs fym-

dans fon Traité des fievres ,
de traiter dans un chapitre
particulier, de la fievre ardente. Mais dans la pratique ,
je ne me fouviens pas de l'a-
voir vu une feule fois fe fervir
de ce nom pour caractérifer
l'efpece d'une fievre aiguë.

(*ii*) *In Lib. de morb. vulg.
Com.* 1. *paragr.* 30.

(*kk*) *In Lib.* 1. *Hip. de morb.
vulg. Com.* 2. *paragr.* 75.

ptômes, ou par leur danger. Ceux qui les définissent par leur caractere insidieux, en donnent une idée peu conforme à celle de nos meilleurs Auteurs, & à l'observation. Dans le fait & en général, les fievres malignes ne sont point insidieuses pour qui sait les observer : par une étude suivie de leurs signes, on peut se perfectionner dans le diagnostic de ces fievres, au point de les suspecter dès le début, & de les reconnoître le plus souvent avec certitude dans leur commencement (*ll*) : & s'il arrive quelquefois qu'une telle fievre enleve le malade inopinément, & sans qu'on en ait prévu le danger ; ce cas est très-rare pour les Médecins instruits, attentifs, exercés : le faire entrer dans la définition de ces fievres, ce seroit précisément donner l'exception pour la regle. Définir ces mêmes fievres par leurs causes, dire avec Fernel qu'elles dépendent d'un venin, ce seroit hazarder de se tromper, & s'écarter de la sage retenue de la philosophie moderne; d'autant plus que l'idée

(*ll*) Le commencement d'une fievre maligne s'étend à plus ou moins de jours, suivant que sa marche est plus ou moins rapide. Ainsi il est assez ordinaire de voir la fievre maligne avec redoublemens soporeux, nous la nommons aussi la fievre maligne des vieillards, caractérisée dès le second, le troisieme jour, tandis que la fievre maligne des jeunes gens, lorsqu'elle a une marche fort lente, n'est quelquefois bien développée que vers le dixieme jour.

de venin n'eſt rien moins que préciſe & bien circonſcrite (*mm*). Il vaut mieux ſans doute, il eſt plus dans le goût de la Médecine d'obſervation, de donner une idée générale de ces fievres par l'énumération des ſymptômes qui leur ſont familiers & qui ſervent à les faire reconnoître ; tels que ſont le vomiſſement opiniâtre, les ſoubreſauts des tendons, la foibleſſe & l'inégalité du pouls, &c, ou bien, ſi l'on veut, une définition plus courte ; on peut encore les définir, *des fievres dangereuſes & meurtrieres*. Et dans le fonds cette derniere définition revient à-peu-près à la premiere, puiſque les fievres dangereuſes & meurtrieres ſont préciſément celles qui ſont caractériſées par les ſymptômes dont nous venons de parler, *& vice verſâ*. Elle eſt d'ailleurs conforme à la définition que Galien donnoit en général des maladies malignes, & que quelques Auteurs ont appliquée aux fievres malignes en particulier. Ainſi lorſqu'Etmuller ou le célebre M. de Haen (*nn*) définiſſent les fievres malignes de cette maniere *malignæ dicuntur illæ febres quæ inſuetis ſtipantur ſymptomatibus, & ſoli-*

(*mm*) Il eſt certain que dans ces ſortes de fievres, nos humeurs, ou du moins une partie de nos humeurs, contracte une qualité pernicieuſe. Mais malgré cela, on auroit tort de croire en avoir éclairci la nature, en comparant les humeurs ainſi dépravées, avec l'arſénic, ou avec tout autre poiſon.

(*nn*) *De diviſ. febr.*

tis non parent auxiliis ; qu'eſt-ce autre choſe dans le fonds, que dire qu'on obſerve dans ces fievres des ſymptômes qui ſont étrangers aux fievres bénignes, & que rebelles aux remedes, elles tuent ſouvent les malades qui en ſont attaqués. Galien lui-même emploie évidemment cette expreſſion dans le même ſens que nous, dans un endroit de ſes ouvrages où il diſtingue les fievres ardentes en bénignes & en malignes (*oo*) ; endroit très-particulier, & dans lequel, comme dans un petit nombre d'autres, il ſemble donner à la ſignification de cette expreſſion *fievres ardentes*, beaucoup plus d'étendue que dans le reſte de ſes ouvrages : & lui faire embraſſer toutes les fievres aiguës ; de ſorte que cette diviſion des fievres ardentes en bénignes & malignes, ſemble revenir préciſément au même que la diviſion des fievres aiguës que nous avons adoptée.

SECONDE QUESTION. *L'épidémicité doit-elle entrer dans la définition des fievres malignes, ainſi que la contagion ?* Dans le nombre de nos Auteurs, il y en a quelques-uns, des Allemands ſur-tout, qui font entrer l'épidémicité dans la définition des fievres malignes, & qui ſemblent par conſéquent n'en

---

(oo) De morb. vulg. Com. 3. §. 35.....nares pauca ſtillarunt. *Hoc in comitibus eſt,* inquit, *malignarum ardentium febrium, ut ſanguinis eruptiones lenium.*

point reconnoître de fporadiques. En quoi
je penfe qu'ils fe trompent fort. Selon eux
les fievres malignes font des fievres épidémiques meurtrieres, qui font accompagnées
de fymptômes particuliers qui leur font familiers, & qui ne s'obfervent pas dans les
fievres épidémiques bénignes. S'il y a donc
des fievres fporadiques pareillement meurtrieres en proportion du nombre des malades qu'elles attaquent, & qui par leurs fymptômes fe rapportent évidemment aux fievres épidémiques malignes, il paroît néceffaire de caractérifer les premieres par la même épithete. Or l'expérience journaliere me
paroît démontrer qu'il y a effectivement de
telles fievres ; que les fymptômes qui caractérifent les fievres épidémiques malignes, &
qui les diftinguent des fievres épidémiques
bénignes, font précifément les mêmes qui
caractérifent nos fievres fporadiques dangereufes & meurtrieres, & les diftinguent des
fievres fporadiques bénignes. Méconnoître
cette vérité, c'eft fe refufer à l'évidence. Par
exemple, je fus appellé le foir du 28 du
mois de Juin dernier, chez une femme du
peuple âgée de 50 à 55 ans ; elle étoit malade depuis cinq jours. Elle avoit fur la joue
gauche un charbon très-confidérable couvert de puftules pleines d'une férofité rougeâtre & tranfparente. Des environs de ce

charbon partoit une enflure œdémateufe &
un peu livide, qui s'étendoit fur toute la
joue, & particuliérement aux paupieres de
ce côté-là, qu'elle avoit à demi fermées. Il
y avoit du même côté une parotide très-
groffe & très-dure. Le pouls étoit prefque
naturel, mais un peu intermittent. Point de
chaleur à l'habitude du corps. La tête libre
mais beaucoup de crainte de la mort. Quatre grains d'émétique qui lui furent donnés
ce foir même, ne firent prefqu'aucun effet
fenfible ; à peine vomit-elle une fois ou deux,
& peu de chofes. Dans la nuit la tête fe prit.
Je la trouvai le lendemain à fept heures du
matin, dans un délire phrenétique, agitée
fans ceffe & cherchant à tout moment à fortir du lit ; le pouls mauvais, foible, inégal
& fréquent ; la parotide encore relevée,
mais très-détendue. Je lui ordonnai, mais
fans fruit, une décoction de kinkina très-
forte, & édulcorée avec le fyrop de kermès ; elle mourut ce jour même à quatre
heures du foir, & les affiftants m'ont rapporté une heure après, que fon corps exhaloit
une odeur infupportable, même avant de
mourir ; qu'immédiatement après elle étoit
devenue toute noire (ce font leurs termes),
& qu'on alloit prendre les mefures néceffaires pour la faire enterrer promptement, &
fans attendre les délais ordinaires. Ne fe-

roit-ce pas , pour ainſi dire , fermer les yeux
à la lumiere , que de méconnoître la confor-
mité frappante qu'il y a entre cette obſervation particuliere & une infinité de cas ſemblables qu'on trouve décrits chez les Auteurs qui ont traité de la fievre épidémique la plus pernicieuſe de l'Europe. D'ailleurs nous avons remarqué dans la troiſieme
Section de notre premier Mémoire , que
telle fievre aiguë dangereuſe & meurtriere
eſt ſporadique dans un pays , qui dans le
même-temps eſt épidémique dans un autre.
Or il ſeroit peu conforme à la droite raiſon ,
de caractériſer cette fievre du nom de maligne dans le pays où elle eſt épidémique , &
non dans celui où elle eſt ſporadique : de
dire , par exemple , que la peſte de Marſeille
étoit une fievre maligne , & que la même
eſpece de fievre , ſporadique dans pluſieurs
contrées de la terre , n'y devra être appellée
maligne , qu'autant qu'elle y ſera devenue
épidémique , ou plutôt (pour être fideles à
notre langage) , *populaire* (*pp*). Dira-t-on ,
pour me ſervir d'un autre exemple , que le
miliaire épidémique qui a été obſervé à
Beauvais , à Cuſſet en Bourbonnois , étoit
une fievre maligne , ſans caractériſer du même nom le miliaire ſporadique de la Saxe ou
d'autres Provinces de l'Europe , lorſqu'il eſt

____

(*pp*) Voyez les pages 206 & 207.

accompagné de pareils symptômes qui en montrent évidemment le mauvais caractere. Admettant une fois des fievres malignes sporadiques, il est clair que la contagion ne doit point entrer dans la définition des fievres malignes en général. Lexpérience journaliere fait voir que les sporadiques en sont exemptes (*qq*).

TROISIEME QUESTION. *Doit-on dire avec certains Auteurs,* la fievre maligne, *ou comme nombre d'autres,* les fievres malignes : *ou ce qui revient au même, n'y a-t-il qu'une espece de fievre maligne, ou y en a-t-il plusieurs ?* Il est certain qu'il ne faut point multiplier les distinctions des fievres sans nécessité ; mais aussi faut-il convenir que lorsque des fievres aussi graves ont une marche & pour ainsi dire une allure différente, & que de plus elles différent sensiblement entr'elles par les symptômes & le degré de danger, & même par le traitement qu'elles exigent, c'est aller au perfectionnement de notre Art, que de donner des descriptions séparées de ces fievres, & de ne les pas confondre. Partant de ce principe, je ne balance point

______

(*qq*) Mercurialis pense de même. Une des différences qu'il établit entre les fievres pestilentielles épidémiques & les pestilentielles sporadiques, c'est que ces dernieres ne sont pas contagieuses. On voit bien qu'il employoit l'expression *fievre pestilentielle*, dans le même sens que nous celle de *fievre maligne*.

à dire qu'on doit reconnoître différentes efpeces de fievres malignes , non-feulement
pour les épidémiques, les defcriptions de
ces fortes de fievres qui ont été publiées ,
le prouvent affez, mais même par rapport
aux fporadiques. Les obfervations qu'on trouve fur ce fujet dans le premier de ces Mémoires , prouvent, fi je ne me trompe , foli-
dement que ces fievres offrent des différences très-remarquables , foit qu'on examine
fimplement les fievres malignes fporadiques
d'un pays , foit qu'on compare entr'elles les
fievres malignes fporadiques de différents
pays. Cela étant ainfi , on fent bien qu'il eft
important de donner des defcriptions féparées de chacune de ces efpeces de fievres.
Faute de l'avoir fait , les Auteurs font tom-
bés & ont induit dans les erreurs de diagnoftic les plus graves. On a dit , par exemple , que dans la fievre maligne il y avoit
peu de fievre relativement à la gravité des
fymptômes ; que dans cette fievre le pouls
étoit fouvent naturel ou femblable au naturel ; & ces obfervations, qui ne conviennent
qu'à quelques efpeces de fievres malignes ,
ne peuvent être appliquées fans erreur à d'autres efpeces des mêmes fievres.

SECTION

SECTION QUATRIEME.

*Sur les Fievres dites Ardente cholérique,
Cholerique , Bilieuse , Lente nerveuse.*

SOUS le titre de fievre *ardente cholérique,*
Hoffman décrit en premier lieu le *cholera
morbus.* Le cas qu'il expose au cinquieme Paragraphe de l'article, *Enarrationes morborum,*
se rapporte évidemment au cholera morbus
spontané qu'on observe souvent ici dans les
grandes chaleurs. L'étonnement qu'il témoigne de ce que le malade guérit en buvant
contre son avis une grande quantité d'eau,
confirme encore notre soupçon que cette
maladie n'est point du tout commune dans
le nord de l'Europe comme ici , & que cet
homme illustre n'en avoit point de connoissances pratiques. En second lieu il décrit
sous le nom de fievre ardente cholérique
moins aiguë, une espece de fievre tierce
dégénérée en continue, dont les redoublements sont remarquables par des anxiétés,
des nausées, le vomissement, les déjections
bilieuses, les tranchées, en un mot, par des
symptômes *cholériques* , ou approchants de
ceux du *cholera morbus.* Cette fievre est la
même que la fievre *cholérique* de Torti. C'est

Tome I.   S

la *fievre bilieufe* de Stahl & de fes Difciples. Nous avons déja dit *page* 162 que cette fievre n'eſt pas fporadique à Montpellier. Mais dans l'automne de 1765 , que nous avons eu une épidémie de fievres tierces de mauvais caractere , on en a obfervé de cette efpece.

M. Pringle (*rr*) ne paroît pas reftreindre , comme Stahl & fes Difciples , la dénomination de *fievre bilieufe* , à l'efpece de tierce intermittente dégénérée dont nous venons de parler. Il femble l'étendre à tout le genre de fievres que nous appellons tierces dégénérées. M. Tiſſot , dans fa Differtation *de febribus biliofis* , paroît encore employer cette dénomination dans un autre fens. Il lui fait embraffer toutes les fievres , tant bénignes que d'un mauvais caractere , qui font rémittentes , & qui donnent des fignes de putridité , d'une bile corrompue qui infecte d'abord les premieres voies , enfuite la maffe du fang. La fievre épidémique qui régna à Laufanne en 1755 , & qu'il décrit fous le nom de fievre bilieufe , ne fe rapporte pas aux fievres intermittentes dégénérées en continues : c'eſt une fievre du genre des continues proprement dites.

La fievre lente nerveufe d'Huxham eſt évidemment du genre des fievres malignes.

______

(*rr*) Maladies des Armées , 3ᵉ. part. chap. IV.

Cet Auteur célebre en diftingue de deux efpeces. Dans l'une il voit des fignes mani-
feftes de diffolution du fang, & il appelle
ces fortes de fievres *putrides malignes.*
Dans cèlle qu'il appelle *lente nerveufe*, il
penfe que ce font les humeurs lymphatiques
& nerveufes qui font affectées, non le fang.
On peut voir dans fes ouvrages les obfervations fur lefquelles il fonde cette diftinction.
La fievre lente nerveufe d'Huxham a un
rapport marqué avec l'efpece de fievre qu'on
appelle à Paris la *fievre maligne* (ss) : elle a
auffi du rapport avec notre *fievre maligne
des jeunes gens.* Mais elle en differe en certains points , entr'autres à raifon des caufes
qui la produifent fuivant cet Auteur , & qui
ne paroiffent point du tout influer dans la
production de notre fievre maligne. Elle en
differe encore à raifon de l'éruption miliaire
qui eft familiere à la fievre lente nerveufe ,
& qu'on n'obferve point ici.

CINQUIEME SECTION.

*Sur la divifion des Fievres aiguës , qui fe tire
de leur type.*

GALIEN dans fon Traité des différences des fievres , divife principalement les

(ss) Voyez Lorry *de Melanchol,* Tom, I. *pag.* 177.

fievres continues, à raifon de leur marche ou fynoque ou avec redoublements , & ceux-ci marqués, en quotidienne, tierce, double-tierce, ou quarte: & cette divifion eft affez conforme à fon fyftême. Il vouloit qu'on tirât les principales divifions des fievres de leur effence, de la caufe qui les produit. Et comme il penfoit que la marche fynoque d'une fievre, dépend de l'altération du fang proprement dit, les accès ou redoublements tierces, de la bile, les quotidiens, de la pituite, les quartes, de l'atrabile; il étoit naturel qu'il jugeât que cette divifion des fievres portoit effectivement fur la nature de ces différentes fievres, fur les caufes qui les produifent.

L'ordre que j'ai fuivi dans le premier de ces Mémoires, fait affez connoître que je penfe avec nos meilleurs Auteurs, qu'il eft effentiel dans la defcription particuliere de chaque efpece de fievre, de faire mention de la marche qu'elle a coutume d'obferver ; mais qu'il y auroit de grands inconvénients qu'il feroit fuperflu de détailler , à fonder leur defcription fur une telle divifion.

Conclufion de ce Mémoire.

IL me refte actuellement à réfumer en peu de mots les principaux objets de ce Mémoire , & à raffembler fous un point de vue , les raifons qui m'ont déterminé à fonder , comme j'ai fait dans le premier Mémoire , la defcription des fievres continues effentielles aiguës , fur leur divifion générale en bénignes & malignes. On fait déja le jugement que nous portons fur leur divifion en fimples , putrides , ardentes & malignes. Nous avons fait voir que dans l'origine la diftinction des fievres en fimples & putrides , étoit fondée fur une fuppofition gratuite. Nous avons obfervé combien d'idées différentes on avoit attaché fucceffivement , & on attachoit encore à cette dénomination *fievres putrides ;* qu'il s'en falloit beaucoup que les Auteurs ne fuffent d'accord entr'eux & avec la nature fur les fignes diftinctifs de ces fievres ; que les uns appelloient évidemment ardentes , des fievres que d'autres nommoient putrides ; que nos fievres putrides feroient ailleurs des fievres continues fimples ; que les fievres putrides d'autres pays , feroient nommées ici fievres malignes ; qu'à confulter l'enfemble des ouvrages

d'Hippocrate, il eſt clair que chez cet Auteur ces expreſſions *fievres aiguës*, *fievres ar-*
dentes, ſont ſouvent ſynonymes, & que la
derniere embraſſe toutes les fievres continues aiguës dangereuſes & meurtrieres ; que
Galien , quoique ſouvent d'accord avec
Hippocrate ſur ce point, avoit néanmoins
dans pluſieurs endroits de ſes ouvrages , reſ-
ſerré, pour ainſi dire , l'idée de la fievre ardente , tant en en donnant des ſignes diſtinc-
tifs tirés de la ſeule théorie , qu'en introdui-
ſant d'autres eſpeces de fievres aiguës dangereuſes , telles ſur-tout que la ſynoque putride ; que la foule de ſes copiſtes l'avoit
imité en cela , ſuppoſant toujours fauſſement
que ſur ce point ſa doctrine étoit conforme
à celle d'Hippocrate ; que les Modernes
avoient encore augmenté la confuſion ; que
leurs fievres malignes avoient été traitées
par les Anciens ſous le nom de fievres ardentes ; que Galien même nommoit quelquefois ardentes malignes, les fievres aiguës
pernicieuſes ; que les Modernes avoient
donc eu tort de copier les Anciens ſur les
fievres ardentes , & de parler des fievres
malignes comme d'eſpeces de fievres aiguës
diſtinctes & ſéparées des premieres ; qu'enfin il étoit néceſſaire de revenir ſur nos pas ,
à moins de vouloir perpétuer l'embarras &
la confuſion qui ne régnent que trop dans

les ouvrages que nous avons sur cette matiere, & qu'il falloit opter, ou abandonner dans les écrits, comme dans la pratique, l'expreſſion *fievres ardentes*, & décrire toutes les fievres aiguës dangereuſes & meurtrieres, ſous la dénomination générale de *fievres malignes* : Ou retenant le langage des Anciens, les décrire ſous le nom de *fievres ardentes* : Ou même encore, donnant plus d'étendue au ſens de cette derniere expreſſion, lui faire embraſſer toutes les fievres aiguës, & pour lors diviſer, comme l'a fait Galien dans quelques endroits, les fievres ardentes en bénignes & malignes. On voit bien que ces trois diviſions générales des fievres aiguës, ne different que par l'énoncé, & que dans le fond elles reviennent parfaitement au même.

Le premier avantage de notre diviſion générale des fievres aiguës en bénignes & malignes, c'eſt que dans le fait, dans la pratique, elle ſe trouve à-peu-près établie en France, ſur-tout à Montpellier. On n'y parle point de fievres ardentes chez les malades : les fievres aiguës n'y ſont gueres caractériſées que ſous les noms de putrides & de malignes. Or dans le fait, & comme nous l'avons déja fait remarquer, la dénomination de putride eſt ici dans la pratique, à-peu-près ſynonyme avec celle de bénigne.

Il eſt vrai que dans les écrits, dans les leçons, pliant ſous le joug de l'autorité, on ne manque pas de parler auſſi de la fievre ardente ; on ne manque pas de dire que la fievre putride eſt dangereuſe, quelquefois mortelle. Mais il n'en eſt pas de même chez les malades. D'ailleurs la ſaburre des premieres voies, & les ſignes qui l'indiquent, ſe rencontrent également, ſuivant la doctrine de nos Auteurs, ſoit dans les fievres putrides, ſoit dans les fievres malignes. A quels ſignes diſtingue-t-on donc ici les premieres de celles-ci ? Dans le fait on ne reconnoît les fievres malignes qu'aux ſignes qui annoncent un danger manifeſte, tels que l'aſſoupiſſement, les ſoubreſauts des tendons, les parotides, &c. Les plus habiles poſſedent un grand nombre de ces ſignes qui leur ſervent à *ſuſpecter*, ſouvent même à ſe connoître avec certitude le caractere de ces fievres, dans le commencement. Les moins habiles n'en poſſedent qu'un petit nombre. Il leur arrive ſouvent qu'ayant nommé une fievre *putride* dans la plus grande partie de ſon cours, ils ne la nomment *maligne* que tout à la fin, lorſque l'éruption d'une parotide ſymptomatique, de taches pourprées, un pouls très-mauvais, ou autres ſignes de cette eſpece, annoncent une mort prochaine. Dans le fait on ne reconnoît

donc les fievres malignes , qu'à l'enfemble
des fignes qui annoncent un danger manifeste, & on ne doit point demander ici de
figne pathognomonique : car pour ce qui
concerne le pouls naturel , la marche infidieufe dont on parle dans tant de livres ,
nous avons fait voir combien il feroit dépla-
cé de caractérifer ou définir les fievres malignes par de tels fignes. La pefte elle-même
n'eft-elle pas une fievre maligne ? J'en appelle à tous les Médecins ; quel eft l'homme fenfé , qui connoiffant les defcriptions
que nous en avons , n'en tirera pas le caractere de fa marche très-aiguë , & de l'enfemble des fymptômes formidables qu'elle préfente. La définir par le pouls naturel ou femblable au naturel , la définir par fon caractere infidieux, ne feroit-ce pas , comme nous
l'avons dit plus haut, en parlant dés fievres
malignes , donner précifément l'exception
pour la regle.

Le ton tranchant & décidé , impofant au
peuple de tous les états , mene bien à la
fortune ; mais ce n'eft pas toujours le ton
de la vérité. Il faut donc être de bonne foi
& fouvent modefte dans une profeffion telle
que la nôtre , & fur-tout dans le cas dont
il s'agit ici. Il faut avouer fans détour que
les fievres bénignes & malignes , ne font
pas toujours caractérifées dès leur commen-

cement de maniere à ne pouvoir s'y méprendre. Il n'en eſt pas de ces fievres comme
d'autres maladies , telles que la pleuréſie ,
le choiera morbus, la dyſenterie, qui ſont
conſtamment accompagnées des ſymptômes
qui les caractériſent. Il y a des fievres malignes développées dès leur début ; il y en
a qu'on ne peut que ſuſpecter dans leur
commencement ; il y en a même , mais elles
ſont rares , qui à en juger ſur l'état préſent
de nos connoiſſances , marchent dans leur
commencement tout-à-fait ſous les apparences d'une fievre bénigne. Bien plus , il y a
des fievres qui étant dans le fonds d'un caractere aſſez benin , débutent d'une maniere
à faire craindre pour leurs ſuites, les Médecins les plus habiles. Il faut convenir de
ces faits. Il faut être ordinairement fort
réſervé à porter un jugement décidé ſur le
caractere d'une fievre aiguë commençante ;
il ne faut point ſur-tout accuſer téméraire-
ment ſon confrere , de s'être mépris ſur le
caractere d'une telle fievre , dans ſon commencement. Mais il ne faut pas dire pour
cela que notre diviſion générale des fievres
aiguës en bénignes & malignes doit être re-
jettée ; puiſque les inconvéniens dont nous
venons de parler , tiennent à la nature même de ces fievres , dont la forme n'eſt rien
moins que conſtante , & qui different les

unes des autres par des nuances infinies.
On doit remarquer d'ailleurs que ces inconvénients ne nous font point particuliers.
La divifion des fievres aiguës en putrides
& malignes, qu'on fuit ici dans la pratique,
ne differe de la nôtre que par l'énoncé (*tt*),
& par les fauffes idées de théorie qu'on y
attache. Et les inconvénients dont nous venons de parler, feroient infiniment multi-
pliés, fi l'on vouloit s'obftiner à retenir la
divifion des mêmes fievres en putrides, ardentes & malignes.

Si l'on veut bien fe rappeller que les fievres malignes des Modernes ont été traitées
par Hippocrate, & par Galien dans nombre
de fes ouvrages, fous le nom de fievres ardentes : que celui-ci donnant même quelquefois à l'expreffion *fievres ardentes*, la même
étendue que nous à celle de *fievres aiguës*,
il divife enfuite les fievres ardentes en bénignes & malignes : on doit convenir que
notre divifion générale des fievres aiguës,
ne s'éloigne gueres de ces idées des Anciens,
& que nos fievres malignes font précifément les ardentes malignes de Galien. Mais
les travaux des âges intermédiaires ont mis
ce fiecle à portée de perfectionner cette
divifion générale des fievres aiguës, en
fous-divifant les fievres bénignes & mali-

(*tt*) Voyez ce qui a été dit fur ce fujet *pages* 250, 251.

gnes en différentes especes qui ont une marche, des signes particuliers qui les caractérisent. Suivant nos remarques, ces sous-divisions des fievres aiguës, pour être bien faites & conformes à l'observation, ne doivent point être les mêmes par-tout. On ne doit point perdre de vue les différences remarquables des fievres aiguës sporadiques de différents pays : & tout bon traité des fievres, doit contenir à part une description exacte de ces fievres, telles qu'on les observe dans le pays où l'on écrit. Ce même traité doit contenir aussi des remarques sur les différences des fievres aiguës sporadiques de différents pays, qui ayant toujours entr'elles un rapport marqué pour le fond des signes qui en caractérisent le danger ou la bénignité, ont néanmoins des symptômes particuliers qui les distinguent. Enfin ce même traité doit encore contenir une description des principales especes de fievres épidémiques, tirée des Auteurs qui les ont observées ; & comme nous l'avons déja dit, *page* 228, la description de ces fievres, rentrera souvent dans celle des fievres sporadiques de différents pays.

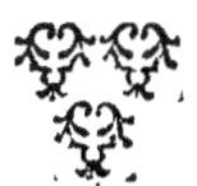

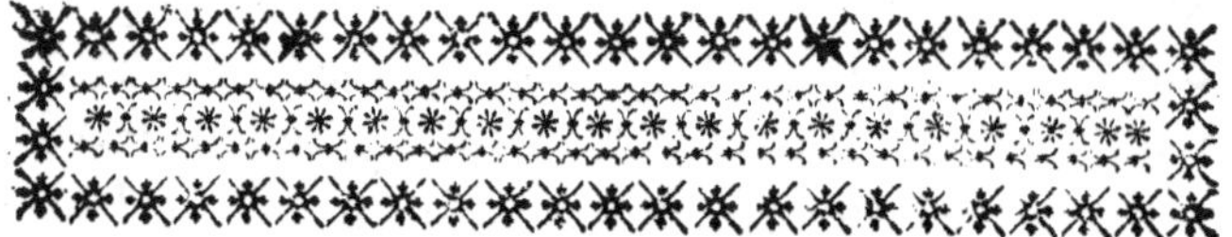

RÉFLEXIONS
ET OBSERVATIONS
SUR LE SCORBUT.

L'EXPÉRIENCE a fait connoître différentes caufes, dont l'effet eft de produire le Scorbut dans les hommes les mieux conftitués. Telle eft la corruption de l'eau qui fait leur boiffon, l'infection de l'air qu'ils refpirent, l'extrême humidité du lieu qu'ils habitent, la privation de viandes fraîches & de végétaux, l'inaction, la trifteffe & l'abattement. Ces caufes produifent le fcorbut à la mer, elles le produifent pareillement fur terre, foit dans les pays chauds, foit dans les pays froids. Mais comme les individus qui font expofés à leur influence font beaucoup plus nombreux dans le Nord, comme ces caufes y font en général plus fortes & plus permanentes, auffi le Scorbut y eft-il beaucoup plus commun que dans les Provinces méridionales de l'Europe, où l'on ne voit gueres de Scorbut purement accidentel , fi ce n'eft dans les Prifons ; quelquefois auffi dans les Cazernes, dans les Hôpitaux.

Les caufes de Scorbut dont je viens de faire l'énumération , ne fe rencontrent pas toujours en même nombre & au même degré de force. Moins nombreufes ou moins fortes , elles produifent encore le Scorbut , mais non dans un auffi court efpace de temps que lorfque leur activité eft portée au plus haut degré. Il faut alors que leur moindre degré de force foit compenfé par une plus longue durée de leur influence. Et c'eft une des fources des variétés que préfente le Scorbut accidentel, qui , comme le prouvent les obfervations des Navigateurs , n'eft pas toujours également vif dans fa marche ni également meurtrier.

Continuant de confidérer ces caufes dans leurs degrés fucceffifs d'affoibliffement, on conçoit qu'arrivées à un certain terme , leur influence n'aura plus affez d'énergie pour donner le Scorbut à l'homme bien conftitué ; mais qu'elle en confervera cependant fuffifamment pour développer cette maladie dans les fujets qui y font difpofés par un vice de leur conftitution (a) , fujets , qui

(a) Tels font en général les vieillards , les hommes dont les gencives font mauvaifes, protubérantes, molaf-

dans ce cas en font feuls attaqués, & qui dans un Scorbut épidémique, à régime égal, en font attaqués les premiers. On pourroit appeller *Mixte* le Scorbut intermédiaire, qui, comme on voit, participe en même-temps de l'accidentel & du conftitutionel.

Celui-ci fe développe par le feul vice de la conftitution, fans que le fujet ait été expofé à l'influence d'aucune des caufes dont on vient de parler. *(b)* Cette efpece de Scorbut s'obferve particuliérement chez les vieillards & dans l'âge mûr. On l'obferve auffi quelquefois dans l'âge de vingt à trente ans : mais bien rarement, du moins ici, dans l'enfance, ou dans la premiere jeuneffe.

La divifion du Scorbut en conftitutionel & accidentel eft connue depuis long-temps, on la trouve dans Fabrice de Hilden *Tom. II. pag. 365.* Willis obferve, *Chapitre VI. §. 3e.* Que le conftitutionel fe guérit plus difficilement que l'accidentel. M. Lind enfin fait fentir *pag. 237. trad.* que les regles de prognoftic de l'accidentel ne peuvent s'appliquer avec une égale juftefle au conftitu-

---

fes, faignant au moindre frottement. Tels font auffi ceux qui ont déja été attaqués du Scorbut, ceux qui font foibles & convalefcens, ou qui font malades de fievres intermittentes opiniâtres.

(b) Voyez la premiere obfervation.

tionel. Plufieurs Auteurs ont donc connu cette divifion fondamentale du Scorbut ; un plus grand nombre l'a fentie, mais mal exprimée en le divifant en Scorbut de terre ou de mer. Mais perfonne, que je fache, n'a fait affez connoître combien elle eft im-portante. Une foule d'Auteurs l'ont négligée, & ceux qui l'ont connue, ne l'ont point préfentée avec affez de détail : ils n'en ont parlé, pour ainfi dire, qu'en paffant, & d'ailleurs n'ont rien dit du Scorbut intermédiaire dont je viens de parler. Cette négligence a néceffairement retardé les progrès de nos connoiffances dans cette partie de la Médecine. Les Auteurs originaux qui ont obfervé, les uns le Scorbut accidentel, les autres le mixte ou le conftitutionel fe font contredits, faute de s'entendre. Les compilateurs, les copiant avec peu de difcernement, n'ont fait qu'embrouiller davantage la matiere, & leurs lecteurs n'ont pu prendre dans tous ces ouvrages des idées bien juftes de cette maladie.

Le Scorbut accidentel, le mixte & le conftitutionel ne different pas feulement à raifon de leur origine ; fi l'on obferve attentivement leur marche, le développement de leurs fymptômes, le plus ou moins de facilité qu'on trouve à les guérir, on s'appercevra aifément qu'ils different très-fenfiblement

blement les uns des autres dans tous ces
points ; que la defcription du Scorbut accidentel ne peut être donnée avec aucune apparence d'exactitude pour celle du mixte
ou du conftitutionel ; que des obfervations
très-juftes fur le prognoftic & le traitement
du premier ne peuvent être appliquées au
Scorbut mixte ou conftitutionel ; qu'enfin
ceux-ci préfentent dans leur marche & dans
le développement de leurs fymptômes beaucoup plus de variétés que l'accidentel. Ce
que je viens d'avancer me paroît incontef-
tablement prouvé par les faits. Mais indépendamment de l'obfervation, le raifonne-
ment fuffit pour nous faire concevoir que,
pour la marche & le développement des
fymptômes, le Scorbut accidentel doit différer très-fenfiblement du conftitutionel ; que
fi l'on divife, par exemple, la durée de
la maladie en trois ou quatre temps, qu'on
défignera, fi l'on veut, fous les noms de
prélude de Scorbut commençant, Scorbut
confirmé, Scorbut au dernier degré, la
durée de chacun de ces temps fera beaucoup plus longue dans le Scorbut conftitutionel que dans l'accidentel. Suppofons,
par exemple, qu'après une longue naviga-
tion, les provifions fraîches manquent depuis long-temps, les feches étant gâtées,
l'eau corrompue, le mauvais temps conti-

nuel, l'air de l'entrepont infecté, l'équipage étant d'ailleurs dans l'abattement & la consternation ; suppofons, dis-je, que dans ces circonftances, le Scorbut attaque l'équipage, comme cela arrive ordinairement, n'eft-il pas évident que dans ce cas, le Scorbutique demeurant fous l'influence des caufes qui donnent le Scorbut à l'homme le mieux conftitué, fa maladie doit par cette raifon être portée en peu de temps au plus haut degré de malignité ; tandis que dans le Scorbutique conftitutionel qui n'eft pas fous l'influence des mêmes caufes, les progrès de la maladie feront infiniment moins rapides ? N'eft-il pas évident que cette différence dans la marche du Scorbut accidentel & du conftitutionel fera d'autant plus grande & plus marquée que celui-ci fera plus purement conftitutionel, & que les caufes qui ont produit, qui fomentent & aggravent continuellement le premier, feront plus fortes & plus nombreufes ?

Ces deux efpeces de Scorbut, doivent évidemment préfenter des différences auffi marquées par rapport au fuccès du traitement. On conçoit aifément pourquoi il eft fi difficile & fi rare de guérir le Scorbut accidentel tant que les malades demeurent fous l'influence des caufes qui l'ont produit ; pourquoi ces caufes étant éloignées, il fe

guérit fouvent prefque fans remede, & beaucoup plus facilement que certaines affections fcorbutiques légeres , mais conftitutionelles. Le point effentiel eft donc de fouftraire les malades à l'influence des caufes
fcorbutiques. Le feul ufage d'un air pur &
d'aliments frais fuffit ordinairement pour
les guérir , pourvu que la maladie foit purement accidentelle & ne foit pas parvenue au dernier degré. Mais le Scorbut conftitutionel offre des indications bien plus
difficiles à remplir. Outre l'altération des
humeurs , il y a de plus à réformer les
fonctions des organes , qui , par un vice de
conftitution acquife ou primitive , conver-
tiffent habituellement des aliments de bonne
qualité en humeurs fcorbutiques. Auffi ce
traitement du Scorbut conftitutionel eft-il
conftamment plus long & plus difficile. Rarement la guérifon eft-elle radicale. Le fujet conferve prefque toujours une difpofition prochaine à retomber dans les mêmes
infirmités. D'ailleurs il n'admet pas , fi je
ne me trompe , une méthode auffi générale-
le. Elle doit être plus variée , fuivant les
difpofitions particulieres de chaque individu. Enfin le Scorbut conftitutionel , quoique
traité dans fes commencements , réfifte quelquefois à toute efpece de remedes anti-

fcorbutiques, & fait à la fin périr les malades, fur tout les vieillards (c).

Le Scorbut mixte participant du conftitutionel & de l'accidentel, il s'enfuit qu'eu
égard à la rapidité du développement des
fymptômes & au fuccès du traitement, il
doit offrir de grandes variétés, fuivant qu'il
participe en différentes proportions de ces
deux efpeces de Scorbut. Suppofons, par
exemple, que deux hommes dont la conftitution incline également au Scorbut , **en**
foient attaqués en hyver, mais qu'ils fe trouvent dans cette faifon, l'un en Languedoc,
l'autre dans le nord de la Ruffie, la maladie
fe déclarera fans doute avec plus de force,
elle marchera avec plus de rapidité chez
celui-ci qui menera une vie fédentaire,
fouvent trifte, dans un appartement où l'air
ne fe renouvelle pas, & qui fera d'ailleurs
privé de viandes fraîches & de végétaux
récents, que chez le premier, qui, s'il n'eft
au cachot, ne peut guéres être expofé à
l'influence de caufes fcorbutiques auffi fortes & auffi nombreufes. Suppofant que ces
deux hommes, habitent le même climat,
mais que l'un foit accablé de chagrin, qu'il
mene une vie fédentaire & appliquée, que
l'appartement qu'il occupe foit exceffive-

(c) Voyez la premiere obfervation.

ment humide, qu'il fe nouriffe de viandes
fortes ou falées, qu'il ne mange que peu
ou point de végétaux, le Scorbut fe déclarera chez celui-ci avec plus de force, il
marchera avec plus de rapidité que chez le
fecond, dont le régime ne favorifera que foiblement le développement de cette maladie. Enfin n'eft-il pas évident, que toutes
chofes égales d'ailleurs, plus le Scorbut
mixte participera de l'accidentel, plus il fera
facile à guérir, en éloignant les caufes accidentelles qui auront contribué à le développer & à l'entretenir, & qu'au contraire plus
il approchera du Scorbut purement conftitutionel, plus le traitement rifquera d'être
long, difficile, quelquefois même tout-à-
fait infructueux.

Il fuit de ces réflexions que le Scorbut
accidentel & le conftitutionel ont entr'eux
des différences très-marquées, & que le
mixte differe de l'un & de l'autre par des
nuances infinies. Qu'on doit donc diftinguer
foigneufement·les obfervations qui concernent la marche, les fymptômes, le prognoftic, le traitement du Scorbut accidentel, de celles qui concernent les mêmes articles, confidérés dans le conftitutionel ou
le mixte : que c'eft le feul moyen d'écrire
avec quelque exactitude fur cette maladie,
de bien entendre les Auteurs originaux qui

T iij

en ont traité , de concilier leurs contradictions apparentes ; enfin, de fixer les idées des Praticiens , & d'établir , dans cette partie de la Médecine , une doctrine plus conftante & plus uniforme qu'elle ne l'a été jufqu'ici.

Il femble que nous n'ayons plus rien à défirer concernant le Scorbut accidentel , qui a été traité avec tant d'étendue & d'exactitude dans quelques ouvrages modernes & particuliérement dans celui du célebre M. Lind. Mais nous ne fommes pas auffi avancés fur le conftitutionel & le mixte. Je croirois même , à en juger par ma propre expérience , que l'excellent ouvrage, dont nous venons de parler, a retardé, à certains égards, les progrès que nombre de Médecins auroient pu faire dans la connoiffance de ces deux efpeces de Scorbut : fa réputation très-méritée le met entre les mains de tout le monde : on le regarde comme une forte de code fur le Scorbut : & prenant pour unique guide ce livre , qui , fi je ne me trompe , n'enfeigne à bien connoître , que le Scorbut accidentel , on s'expofe néceffairement à méconnoître fouvent le conftitutionel & le mixte , qui développant leurs fymptômes avec moins de rapidité , n'en préfentent pas toujours de fuffifants pour fe faire reconnoître à qui ne juge

des maladies fcorbutiques que d'après la
defcription du Scorbut accidentel. Celui-ci
a en général une marche affez conftante &
uniforme ; il développe rapidement fes fymptômes ; on en peut donner une defcription
générale, qui peut s'appliquer avec affez
de juftelle à la plûpart des individus qui en
font attaqués. Mais il n'en eft pas de même
du Scorbut conftitutionel & du Scorbut
mixte qui en approche, ou, ce qui revient
au même, qui participe fort peu de l'accidentel. De même que la vérole, ils varient,
pour ainfi dire, leur forme & leur afpect,
dans chaque individu. De même que la vérole, ils n'ont point de figne *Pathognomonique, ou inféparable* (d). Ils préfentent feulement un certain nombre de fymptômes,
qui leur font familiers & qui fe manifeftant,
les uns chez un malade, d'autres chez un autre, fervent à les faire reconnoître avec
plus ou moins d'évidence & de certitude
fuivant le nombre de ces fymptômes & fuivant qu'ils font plus ou moins particuliers
au Scorbut.

Il eft donc néceffaire de confidérer à part
le Scorbut conftitutionel & le mixte qui en

(d) C'eft le véritable fens de cette expreffion : » *In mor-*
» *bis autem defignandis id fi-*
» *gnum quod proprium eft mor-* » *bo & ab eo inféparabile* . . . .
» *vocatur* P A T H O G N O M O-
» N I C U M. » Boerh. fem. §.
877. Voyez les notes.

approche ; de le suivre dans ses variétés ; de marquer en quoi sa marche, ses signes tant diagnostic que prognostic, & son traitement peuvent différer des mêmes objets considérés dans le Scorbut accidentel. Il seroit encore utile d'observer l'influence des climats sur le Scorbut mixte, qui à mesure qu'on avance vers le Nord, paroît devoir en général se rapporter davantage au Scorbut accidentel. De nombreuses observations peuvent seules nous mettre en état d'acquérir ces connoissances. Mais, pour être utiles, elles doivent être faites avec une sorte de sévérité philosophique. On doit y apporter un esprit également en garde contre la manie de tout attribuer au Scorbut, & contre le préjugé qui le fait méconnoître s'il n'est manifesté par tous les symptômes qui caractérisent l'accidentel le plus confirmé.

Je ne doute pas que l'expérience n'ait fait faire les mêmes réflexions à nombre de Praticiens, & qu'ils ne fussent en état de les appuyer d'une foule d'observations : l'objet que j'ai principalement en vue en donnant ce Mémoire est de les exciter à les publier pour l'avancement de la Médecine & le bien de l'humanité. Celles que j'ai faites sur la même matiere feront le sujet de la seconde partie de ce Mémoire. Elles font peu nombreuses, mais elles m'ont paru suffisantes pour servir de pieces juftificatives de tout ce que j'ai avancé jufqu'ici, & pour difpofer les jeunes Médecins à lire avec plus de fruit les bons ouvrages qui ont été faits fur le Scorbut, & à mieux connoître cette maladie chez les particuliers, que s'ils étoient perfuadés, fur la parole d'un homme célebre; *Que de quelque maniere que le Scorbut fe contracte, il eft toujours le même.*

Premiere Obfervation.

Madame De.... eft morte âgée de 73 ans. Sa derniere maladie qui fait le fujet de cette obfervation a duré quatre ans. Dans le cours de fa vie, elle avoit été fujette à des éréfipeles à la face & aux bras : celles-ci quelquefois fuivies d'exulcérations fuperficielles & de peu de durée. Elle menoit une vie fédentaire, comme prefque toutes les femmes de cette ville, qui font à leur aife. Elle étoit fobre, fe nouriffoit d'aliments de bonnes qualités : par goût elle préféroit à la viande les légumes, les herbages, les fruits (e).

Dans l'été de 1764, elle eut aux jambes, pour la premiere fois, une éruption de

______

(e) Cette premiere obfervation peut fervir d'exemple d'un Scorbut purement conftitutionel bien caractérifé. La quatrieme paroît appartenir à la même efpece de Scorbut. Les autres fe rapportent au Scorbut mixte.

taches lenticulaires pourprées , très-nom-breufes : cette éruption n'a ceffé que trois mois avant fa mort ; époque à laquelle l'humeur de ces taches fe porta fur les vifceres du bas-ventre , & occafionna les accidents que nous allons bien-tôt décrire. Ces taches étoient d'une couleur vive lorfqu'elles fortoient. Enfuite elles s'amortiffoient peu-à-peu , pendant huit, quinze , vingt jours , après lefquels furvenoit une nouvelle éruption. Elle s'annonçoit par de grandes inquiétudes dans les jambes. La malade fentoit même fouvent aux endroits , où il devoit fortir des taches , des douleurs vives , comme de coups d'épée. (*f*) L'éruption fe faifoit ordinairement le foir , quelquefois dans la nuit ; & foit à cette occafion foit par d'autres caufes , la malade paffoit fouvent des nuits très-inquiettes & ne trouvoit du foulagement qu'en fe levant. (*g*) Cette éruption s'eft étendue fucceffivement , de forte que la derniere année elle fe faifoit auffi aux cuiffes , aux reins & au ventre , quelquefois

---

(*f*) Prefque tous les Auteurs parlent de ces fortes de douleurs Scorbutiques , mais dans ceux que je poffede , je ne trouve que Brunner qui faffe mention du rapport qu'ont certaines de ces douleurs , avec les taches dont l'éruption les fait ceffer. Wan-Swieten confirme cette obfervation. Comm. §. 1151.

(*g*) Willis obferve la même chofe *de Scorbuto* , cap. IV. §. 5. Voyez auffi Eugalenus , art. XII.

même aux bras. Au commencement ces taches étoient lenticulaires, pourprées ; fur la fin elles étoient d'un pourpre vineux, violettes, livides, (h) & fortoient en plaques de différentes largeurs ; quelques - unes avoient à-peu-près celle de la paume de la main. La premiere & la feconde année, lorfque ces taches s'effaçoient ; la peau des jambes reprenoit fa couleur naturelle. Sur la fin ces taches s'amortiffant la peau reftoit d'un jaune brun. Dans le cours de cette maladie cette Dame a éprouvé à différentes reprifes des palpitations de cœur & de l'oppreffion, incommodités qui augmentoient au moindre exercice (i). Il eft arrivé deux ou trois fois qu'une diarrhée à demi-critique a fait entiérement difparoître les taches pendant quinze jours ou trois femaines. Les urines étoient ordinairement naturelles ; mais il arrivoit de temps en temps qu'elles couloient en très-petite quantité, fort

(h) *Porrò lituræ crurum & tibiarum quò magis ad livorem & nigredinem tendunt, eò majus indicant periculum.* Horft. de Scorb. Sect. 2. §. 5. On trouve la même obfervation dans prefque tous les Auteurs. Mais Horftius ajoute : *fivè fubitò efflorefcant & viciffim evanefcant, fivè perpetuæ fint.* En quoi il paroît plus exact que les autres Auteurs ;

qui ne font pas mention de cette variété dans l'éruption des taches fcorbutiques.

(i) Symptôme familier au Scorbut. Voyez entr'autres Horftius, *de morbis infimi ventris,* obf. 39. Et fa réponfe à Jean Faber : *de morb. contag. & malig.* Et la 3e. obfervation de Willis, *de Scorb.* cap. II.

troubles, brunes & dépofant un fédiment de la même couleur (*k*). A mefure que la maladie a fait des progrès ce fymptôme a reparu plus fouvent. Sur la fin elles étoient prefque toujours de cette qualité. Avec de telles urines la malade n'étoit jamais altérée. La rate étoit notablement gonflée & durcie (*l*). Dans tout le cours de cette maladie, nulle affection aux dents, ni aux gencives. (*m*) La couleur de celles-ci étoit

(*k*) Symptome encore très-familier au Scorbut, comme le remarquent prefque tous les Auteurs, foit dans leurs traités, foit dans leurs obfervations.

(*l*) *Magni lienes*, Hippocr. On fait combien l'obftruction de la rate eft familiere au Scorbut.

(*m*) Quoique l'affection de la bouche foit un fymptôme des plus ordinaires du Scorbut & des plus démonftratifs, lorfqu'il fe préfente, on ne doit cependant pas le regarder comme un figne pathognomonique ou inféparable de cette maladie. Et les Médecins qui regardent l'état à peu-près fain de la bouche comme un figne exclufif du Scorbut, s'expofent fouvent à le méconnoître, quoique déjà parvenu à un haut degré. » Jean Ar, dit M. Lind, » eut un ulcere fcorbutique » très-caractérifé, fans qu'il » ait paru de taches dans le » cours de fa maladie, & » avant que les gencives » fuffent affectées. » On ne peut donc pas dire avec vérité qu'où les gencives ne font point affectées, où il n'y a point de taches, il n'y a point de Scorbut, puifque dans le cas que je viens de citer, le malade avoit évidemment le Scorbut, avant que les gencives fuffent affectées. Ainfi quoiqu'il foit très-vrai que ce figne, lorfqu'il fe préfente, foit très-confirmatif; on ne peut pas dire réciproquement que l'état à peu-près fain de la bouche, foit un figne exclufif du Scorbut. Les fujets de la 2ᵉ. & 3ᵉ. obfervation de Willis *de Scorb.* cap. II. avoient évidemment le Scorbut, quoique les gencives ne fuffent pas affectées. La démangeaifon, l'éxulcéra-

d'un rouge tirant un peu sur le violet, ce qui n'eft pas rare aux perfonnes de cette âge qui jouiffent d'une bonne santé. Il n'y a forte de remedes antifcorbutiques qu'on n'ait effayés dans le cours de cette maladie. Ceux qui font âcres & échauffants nuifoient conftamment (*n*), les antifcorbutiques rafraîchiffants foulageoient la malade. Le foir la limonade lui étoit néceffaire pour la calmer & lui faire paffer une bonne nuit. Sa diete étoit prefqu'entiérement végétale. On lui permettoit feulement de temps en temps des foupes graffes légeres, aux herbes & fur-tout à l'ofeille, un peu d'agneau, de chevreau, ou d'autres viandes de cette qualité. Cette diete n'a pas guéri la malade, mais elle fembloit arrêter les progrès de fa

tion, les hémorrhagies des Gencives, l'extréme fétidité de l'haleine, la carie même des os de la machoire, fymptômes qu'on obferve fi fréquemment dans le Scorbut accidentel, me paroiffent tenir à un état d'extrême diffolution putride des humeurs, état auquel elles ne parviennent pas, ou du moins très-rarement, dans le Scorbut conftitutionel. C'eft ce qui fait que la marche du Scorbut accidentel eft fouvent fi rapide, & celle du conftitutionel fi lente. C'eft ce qui fait que, quoique les gencives foient fouvent affectées dans celui-ci, elles le font cependant moins conftamment & bien rarement au même degré que dans l'accidentel.

(*n*) Ceci paroit confirmer ce que j'ai avancé dans la premiere partie, que le Scorbut conftitutionel ne fembloit pas admettre une méthode curative auffi générale que l'accidentel, & qu'elle devoit être plus variée dans celui-là, fuivant les difpofitions particulieres des individus.

maladie. Toutes les fois qu'elle s'en écartoit, elle s'en trouvoit mal & y revenoit d'elle-même. Le lait & les bouillons aux herbes rafraîchissantes, telles que la laitue, la chicorée, l'oseille, ont paru long-temps la soulager. Les bouillons de tortues l'incommodoient.

La malade eut au commencement de 1767, un rhume très-opiniâtre & dans lequel elle maigrit beaucoup. Elle avoit, surtout le soir, des quintes de toux très-vives & suffocantes. Néanmoins elle se rétablit, & l'éruption que nous venons de décrire suspendue ou du moins diminuée pendant ce rhume reprit son cours ordinaire. La malade passa même assez bien l'été ; l'éruption des taches se faisoit à l'ordinaire, mais d'ailleurs elle ne paroissoit avoir aucune autre incommodité.

Sur la fin de l'hiver de 1768, nouveau rhume très-opiniâtre (o) & dans lequel elle étoit maigrie excessivement. Son teint devint plombé (p) la toux étoit seche pour l'ordinaire, l'éruption persistoit.

Le vingtieme Juin, le rhume durant encore, il lui prit dans la nuit une espece de

(o) Les Auteurs qui ont le mieux écrit sur le Scorbut, ont tous remarqué qu'il porte souvent à la poitrine.

(p) Ce symptôme qui a coutume de préluder dans le Scorbut accidentel, n'a paru dans celui-ci que sur la fin de la maladie.

cholera morbus ; de ce moment plus d'é-
ruption (*q*) , plus de toux. Le vomiſſement
ceſſé, les douleurs d'entrailles & le cours
de ventre durerent juſqu'au troiſieme jour.
Un doux laxatif parut rétablir la malade ;
mais peu de jours après les digeſtions devinrent fort pénibles. Nouveau laxatif :
même ſuccès & même retour. Les eaux
d'Yeuzet (*r*) priſes neuf matins conſécu-
tifs paroiſſent bien réuſſir & promettre un
ſuccès aſſuré, & néanmoins peu de jours
après, mêmes accidents, & augmentés.
Digeſtion laborieuſe, dégoût, douleurs
d'entrailles dans le temps de la digeſtion. Le même remedes réitéré, produit
un ſoulagement moindre & paſſager. La
maladie paroît faire des progrès, peu rapides, mais aſſurés. Les douleurs qui accompagnent la digeſtion augmentent ſucceſſivement au point de devenir cruelles & d'ar-
racher des plaintes, quelquefois même des
cris à la malade.

Vers le commencement du mois d'Août,
nouveau ſymptôme. Vers les cinq heures
du ſoir il lui montoit de l'eſtomach dans la

(*q*) Effet manifeſte d'une métaſtaſe qui prouve combien dans certains cas la matiere ſcorbutique eſt mobile, comme beaucoup d'Auteurs l'ont obſervé. Les ſuites de cette métaſtaſe paroiſſent prouver également que l'éruption des taches a quelque choſe de critique & de ſalutaire.

(*r*) Ce ſont des Eaux minérales froides, ſalées & ameres, légérement purgatives.

bouche une espece de salive gluante en assez grande quantité pour mouiller deux mouchoirs dans l'espace d'une heure, symptôme que j'ai vu souvent être le prélude des passions iliaques, qui ne sont pas aiguës. En effet le vomissement survint peu de temps après ; d'abord il n'avoit lieu que vers les cinq heures du soir, mais il augmenta successivement au point que dans les cinq dernieres semaines la malade rejettoit tout ce qu'elle prenoit. Elle vomissoit même quelquefois long-temps après avoir pris de la nourriture ; & pour lors la matiere de cette évacuation étoit épaisse, gluante, souvent d'une couleur verte foncée & déposoit cette espece de marc ou de sédiment qui caractérise le vomissement iliaque. (*s*) On y observoit aussi quelquefois des grumeaux qui avoient tout-à-fait le coup d'œil de matieres purulentes.

Tous ces symptômes annonçoient assez que l'humeur qui précédemment faisoit une éruption périodique, & dont partie s'étoit portée à la poitrine, tous ces symptômes, dis-je, annonçoient que cette humeur s'é-

____

(*s*) Je n'ignore pas que presque tous nos Auteurs disent que c'est le vomissement stercoral qui caractérise la passion iliaque. Mais il est certain que les Malades en périssent souvent sans avoir rendu de pareilles matieres, & que le marc que déposent les matieres bilieuses rendues par le vomissement, en est un signe beaucoup plus constant & qui a lieu au commencement de la maladie.

toit

toit entiérement fixée fur les vifceres du
bas-ventre & y avoit produit des affections
fupérieures à toutes les reffources de l'art.
En effet, outre le gonflement de la rate,
dont j'ai parlé plus haut, on découvroit
par le tact une tumeur au lobe antérieur du
foie, & une autre dans la région ombilicale
du côté gauche.

Aux fymptomes décrits fe joignirent fucceffivement plufieurs fignes de mort prochaine, favoir : 1°, la fievre qui ne prenoit
d'abord que dans l'après-dîner par un refroidiffement auquel fuccédoit une chaleur qui
s'étendoit dans la foirée & même dans la
nuit : fievre qui devint enfuite continue.
Enfin douze ou quinze jours avant la mort
le pouls devint petit, foible & mol, tel
qu'on l'obferve fouvent dans les fievres
malignes, ainfi que fur la fin des maladies
chroniques qui tendent à la mort. 2°. Une
enflure œdémateufe qui des pieds gagna rapidement les jambes, les cuiffes, les reins,
& enfin le ventre, avec des fignes peu équivoques d'épanchement. 3°. Enfin de fréquentes foibleffes dans lefquelles le vifage
pâliffoit, les traits paroiffoient fort altérés,
quoique la malade ne perdît pas connoiffance & que la force du pouls parût fouvent augmentée, (t) au moins c'étoit l'or-

(t) Ce qui paroit confirmer l'obfervation de quelques Au-

dinaire. Et dans ces foibleſſes la malade n'a perdu la connoiſſance, le pouls n'a été fort affoibli qu'un petit nombre de fois, & cela dans les quinze derniers jours. Souvent ces foibleſſes paroiſſoient tenir à ce qui ſe paſſoit dans les entrailles, les ſelles, ſoit naturelles, & celles-ci étoient fort rares, ſoit excitées par des lavements, ſur-tout lorſqu'ils étoient purgatifs, étoient ſouvent précédées de pareilles foibleſſes. Cette Dame eſt morte le 27 Septembre 1768. Je ſupprime le détail inutile des remedes qui ont été tentés ſans fruit pour calmer le vomiſſement, & des eſſais preſqu'infinis qu'on a fait pour tâcher de trouver quelqu'aliment qui pût paſſer. Dans le nombre de ces remedes palliatifs le ſeul Laudanum a procuré du ſoulagement. J'ai tenté inutilement de rappeller l'éruption aux jambes par des pediluves un peu chauds : la malade n'a pas permis qu'on tentât l'application d'un véſicatoire dans la même vue.

Seconde Obſervation.

M.... âgé de quarante-quatre ans, brun, quarré, robuſte, ayant un très-bon appétit, ſur-tout pour la viande, & travaillant

---

teurs qui ont remarqué que dans la foibleſſe des Scorbutiques le pouls eſt quelquefois plus fort, loin de paroître plus foible.

fans relâche dans fon cabinet, eut à la fin
de Juillet 1763, une hémorragie du nez
fort confidérable & qu'on eut quelque peine à arrêter : vers le 15 du mois d'Août il
eut les premiers accès d'une efpece de fievre intermittente batarde, qui malgré mes
foins & ceux de M. Fizes, qu'on me joignit , réfifta à tous les remedes jufques vers
le milieu de Décembre.

Au commencement les accès de cette
fievre étoient marqués en tierce. Ils com-
mençoient par un fimple réfroidiffement des
extrêmités. Pendant toute la durée de l'accès qui n'étoit que de quatre ou cinq heures, le malade fe plaignoit d'une douleur
de tête qui fe faifoit fentir à la partie
moyenne & poftérieure du pariétal droit.
A l'exception de la période , cette fievre
ne reffembloit en rien à la fievre tierce
ordinaire, au point que dans le paroxifme
le malade non-feulement demeuroit levé,
mais même fortoit quelquefois pour vac-
quer à fes affaires. On a obtenu une ou
deux fois quelques jours de furcis par l'ufage du kinkina: mais cette fievre revenoit
bien-tôt après & ne cédoit plus au même
remede , on a tenté avec auffi peu de
fuccès les vomitifs & les Eaux de Balaruc.

Après avoir duré environ deux mois &

V ij

demi, elle dégénéra en fievre quotidienne dont les accès revenoient tous les soirs, commençant par un léger frisson & finissant par des sueurs si abondantes que le malade mouilloit chaque nuit cinq chemises & même le matelas. De telles sueurs le réduisirent bien-tôt au dernier degré de maigreur. A ces symptômes se joignirent une lassitude spontanée, une enflure œdémateuse aux pieds & au bas des jambes, & des défaillances avec tremblement. Ces défaillances revenoient de temps en temps. Me trouvant un matin chez le malade au moment qu'il en avoit une, & lui tâtant le pouls, j'observai que sa force & son élévation étoient plûtot augmentées que diminuées relativement à l'état ordinaire (*u*).

Ayant tenté inutilement les amers sous toutes sortes de formes, les bouillons, soit légérement appéritifs, soit mucilagineux adoucissants, le lait d'ânesse, le séjour de la campagne, M. Fizes voyant le peu de succès de nos soins se retira. Je fus donc chargé seul du malade. Alors je redoublai de zele. Je méditois, je consultois continuellement les Auteurs, cherchant à prendre des idées plus justes sur le caractere de cette maladie, & ne désespérant pas de la guérir, vu qu'il n'y avoit pas de signe d'affection

______

(*u*) Voyez la note (*r*) dans l'observation précédente.

grave d'aucun vifcere. Mes penfées fe tour-
nerent enfin au Scorbut. Je n'eus pas plûtot confulté quelques-uns des Auteurs qui en
ont le mieux écrit, que je m'apperçus que
mes foupçons étoient fondés : que cette efpece de fievre intermittente anomale, des
fueurs nocturnes fi abondantes, & les autres
fymptômes que je viens de rapporter étoit
familiere à cette maladie (*x*) ; en conféquence de cette idée je pris de nouvelles vues.
Je prefcrivis au malade un grand verre de
limonade à prendre tous les foirs en fe
mettant au lit. Les deux premiers jours ce
remede ne produifit point d'effet marqué.
Mais le troifieme jour les jambes furent couvertes de taches lenticulaires pourprées,
ainfi la maladie fut parfaitement connue.
Je prefcrivis la diete végétale, un verre
de fuc de creffon le matin, un verre de limonade à quatre heures du foir, un autre à
neuf. Au moyen de ce régime les fueurs
cefferent en peu de temps, le malade fut
rétabli dans l'efpace d'un mois & a joui de-

(*x*) Eugalenus, entr'autres, a plufieurs obfervations qui ont trait au cas qui fait le fujet de celle-ci. Cet Auteur eft fans doute du nombre de ceux qui, préoccupés de la fréquence du Scorbut, lui ont attribué beaucoup de maladies qui ne lui appartenoient pas. Mais cela n'empêche pas que fon livre ne contienne beaucoup d'excellentes obfervations, qui ne doivent pas fouffrir du voifinage des erreurs, & être négligées.

puis d'une bonne santé. Il eut sur la fin de
la maladie des douleurs vagues & momen-
tanées qui passoient d'une articulation à
l'autre, avec une rapidité surprenante. Il
n'y a pas eu le moindre signe d'affection des
gencives.

Voici un second exemple d'une maladie
qui appartient évidemment au Scorbut &
dans laquelle les gencives n'ont point été
affectées. L'affection des gencives n'est donc
point un symptôme inséparable du Scorbut.
Mais, me dira-t-on, au défaut de l'affection
des gencives, il a paru des taches scorbutiques, l'un ou l'autre de ces deux symptômes ne suffit-il pas pour servir de signe
pathognomonique ? Est-il nécessaire qu'ils
soient réunis ? Cette remarque auroit, j'en
conviens, une application juste à l'observation que je viens de rapporter, si les taches
avoient paru au commencement ; mais il
est clair que cette éruption a marqué non
le commencement, mais le progrès de la
maladie qui s'étoit manifestée auparavant
par plusieurs symptômes & qui étoit déja
portée à un tel degré qu'en se retirant M.
Fizes déclara à M. B... beaufrere du malade, qu'il n'avoit guere d'espérance qu'il
en pût guérir. D'où je conclus, comme j'ai
dit dans la premiere partie de ce Mémoire,
» Que le Scorbut, particuliérement le cons-

» titutionel & le mixte qui en approche, n'a
» pas plus de ſigne pathognomonique que la
» vérole : qu'il préſente ſeulement un cer-
» tain nombre de ſymptômes, qui lui ſont
» familiers, & qui ſe manifeſtant les uns chez
» un malade, d'autres chez un autre, ſer-
» vent à le faire reconnoître avec plus ou
» moins d'évidence & de certitude, ſuivant
» le nombre de ces ſymptômes & qu'ils
» ſont plus ou moins particuliers au Scor-
» but. » Les taches & les affections des gencives ſont, ſans contredit, les ſymptômes
qui le caractériſent avec le plus d'évidence.
Mais s'en tenir à ces ſeuls ſignes, ſe fixer
à ne reconnoître, à ne ſuſpecter le Scorbut que lorſqu'ils paroiſſent, c'eſt renoncer
par une négligence condamnable au petit
travail de mettre dans ſa mémoire tous les
autres ſymptômes qui lui ſont familiers.
C'eſt enfin s'expoſer à ne le reconnoître que
lorſqu'il eſt devenu manifeſte pour les gens
de l'art les moins inſtruits. (y) Nous obſer-
verons en finiſſant que cette maladie, de
même que celle qui fait le ſujet de la premiere obſervation n'a point du tout ſuivi
la marche ordinaire du Scorbut accidentel,
ce qu'il ſeroit aiſé, mais ſuperflu de prouver en comparant la deſcription de ces maladies avec le chapitre où M. Lind traite

(y) Voyez la note (m) de la premiere obſervation.

du diagnostic du Scorbut. Nous nous difpenferons de répéter cette réflexion à la fuite des obfervations fuivantes.

Troifieme Obfervation.

M. le Marquis *de....* vint à Montpellier au mois de Mai 1763 ; il fut attaqué d'un rhume très fort & accompagné de fievre. Feu M. Fizes qui le vit dans cette maladie ayant cru remarquer quelques traces de pus dans fes crachats, le renvoya promptement dans fes terres pour y refpirer l'air natal, & lui prefcrivit en même-temps quelques remedes analogues aux craintes qu'il avoit que cette maladie ne dégénérât en Phtyfie pulmonaire.

Rendu dans fes terres, il confulta nombre de fois M. Fizes, & comme il fe plaignoit particulierement d'une douleur de poitrine, d'une toux opiniâtre, d'une fievre dont les redoublements s'annonçoient le foir par un léger friffon & étoient fuivis de fueurs nocturnes très-abondantes, ce Médecin ne douta pas que fes craintes ne fuffent vérifiées. Il ordonna en conféquence des bouillons mucilagineux & le lait. Inftruit enfin par les lettres du malade du peu de fuccès de ces remedes, il déclara à la partie de fa famille qui habite cette ville, que fon état lui paroiffoit abfolument défefpéré. Ce fut dans ces circonſtances que le malade me pria de me rendre auprès de lui. Je cédai à regret à ſes ſollicitations & à celles de ſes parents, les ayant aſſuré d'avance que je n'avois pas le ſecret de guérir la phtyſie ; que ce voyage feroit inutile : & cependant il ne fut pas.

Arrivé chez le malade, c'étoit à la fin de Janvier 1764, j'obſervai 1°, que ſon degré de maigreur ne répondoit pas à l'idée que M. Fizes avoit conçue de ſa maladie. 2°. Que la fievre n'étoit pas continue, le pouls étant à-peu-près naturel dans la journée, ſur-tout le matin. 3°. Que la douleur que le malade ſentoit dans un des côtés de la poitrine étoit fort ancienne & paroiſſoit plûtot rhumatiſmale, (z) que dépendante du mauvais état du poumon. 4°. Que la toux n'étoit point excitée par le ſéjour de la matiere des crachats dans les bronches, mais par un ſentiment d'irritation que le malade rapportoit au fond du gozier, dont toutes les parties examinées attentivement me parurent d'un rouge tirant ſur le violet & dans un état de phlogoſe habituelle, la luette étant de plus fort allongée. 5°. Que les crachats n'étoient point purulents, mais paroiſſoient un mélange de ſalive &

____

(z) Nombre d'Auteurs ont obſervé que les douleurs de la poitrine étoient familieres aux affections Scorbutiques.

de mulcolité. 6°. Que les gencives étoient
d'un rouge violet, excellivement gonflées.
Il m'avoua de plus qu'il avoit eu environ
quinze ans auparavant une affection lcorbutique, très-grave à la bouche, & qu'il en
avoit été guéri par un Médecin qui lui
avoit interdi l'ulage de la viande : que rétabli de cette maladie, il avoit repris la mau-
vaile habitude d'en manger louvent avec
excès. J'oblervai enfin que lon régime actuel étoit très-propre à entretenir une affection lcorbutique. La loupe qu'on lui
fervoit à dîner étoit, à force de mitonner,
toute réduite en gratin. Le loir on lui donnoit un riz au bouillon que l'on failoit con-
lommer vingt-quatre heures à petit feu,
de forte qu'il entroit dans ce conlommé la
gelée de trois à quatre livres de viande.
D'ailleurs il n'entroit que bien rarement des
herbages dans ce château ; & j'ai oui dire à
des perlonnes qui y avoient pallé quelques
mois, qu'un jour elles avoient lauté de joie
en voyant des choux qui leur arrivoient de
la ville.

Le réfultat de toutes ces oblervations
fut de juger que le malade n'étoit pas attaqué de la poitrine, que la fievre quotidienne qu'il avoit depuis li long-temps étoit
lcorbutique ; que l'état habituel de phlogo-
le & d'irritation du gozier tenoit au même

vice des humeurs & étoit la caufe principale de la toux. En conféquence, je crus
pouvoir raffurer le malade & fes parents.
Je réformai totalement fon régime. Au lieu
de foupe, je lui fis prendre à dîner un
bouillon léger dans lequel on faifoit bouillir de l'ofeille & de la chicorée. Chaque
foir au lieu du confommé qu'il avoit coutume de prendre, je lui fis fervir un riz au
lait d'amandes. Je le mis d'ailleurs à la
diete végétale ; lui permettant feulement à
fes repas un peu de poiffon de bonne qualité. Au deffert on lui donnoit une orange.
Pendant quinze jours ou trois femaines je
lui fis prendre quatre onces de fuc de creffon le matin & autant vers les cinq heures du foir. Au moyen de ce régime & de
la promenade que je lui confeillai, toutes
les fois que le temps le permettroit, fa
fanté fe rétablit promptement. Il fait culti-
ver avec foin un jardin potager auprès de
fon château. Il mange plus d'herbages &
moins de viande, & il jouit depuis d'une
bonne fanté. On me conteftera peut-être
que cette obfervation appartienne au Scorbut, & j'avoue qu'elle ne lui appartient pas
avec la même évidence que les deux premieres. Mais on conviendra du moins que
l'état des gencives, (*aa*) l'opiniâtreté de cet-

____

(*aa*) Les gencives étoient, comme je l'ai dit, d'un rouge

te fievre , les fueurs nocturnes , l'affection fcorbutique grave que le malade avoit
eu précédemment , l'état du gofier , enfin
fa maniere de fe nourrir , lorfqu'il fe portoit bien , & le mauvais régime qu'il fuivoit
dans fa maladie , donnoient les plus fortes
raifons de fufpecter une pareille caufe , &
que le fuccès prompt & complet du traitement donne à cette préfomption le degré
de certitude qu'on eft en droit d'exiger dans
nombre de cas de Médecine , que leur complication , & non le défaut de fagacité de
la part des Médecins , ne rend pas fufcepti-
bles d'une évidence plus complette. Les
affections fcorbutiques conftitutionelles ou
mixtes dont la marche eft lente , que l'on
découvre & qu'on traite avant qu'elles foient
parvenues à un certain degré , doivent fouvent fournir de telles obfervations. Si j'euf-
fe été plus habile dans le diagnoftic du
Scorbut , lorfque je donnois mes foins à
M.... qui fait le fujet de la feconde obfervation , je l'aurois vraifemblablement

violet, gonflées , faifant, fur-tout les fupérieures, une ef-pece de gros bourrelet. Elles faignoient facilement ; mais le malade n'y fentoit point de démangeaifon. Elles n'étoient point ulcérées, elles n'exha-loient point une odeur fœti-de, comme on l'obferve or-dinairement dans le Scorbut accidentel, & comme je l'ai obfervé quelquefois , mais ra-rement & à un moindre de-gré, dans le conftitutionel ou dans le mixte. Voyez la note (*f*) de la premiere obferva-tion.

guéri avant l'éruption des taches : & beaucoup de Médecins n'auroient pas manqué
de nier formellement que cette observation
appartint au Scorbut.

Quatrieme Observation.

Madame.... est âgée de 47 ou 48
ans. Quoique grasse elle a toujours eu une
santé délicate. Ses gencives depuis douze
ou quinze ans, que j'ai l'honneur de la connoître , m'ont toujours paru mauvaises ,
protubérantes , saignant au moindre frottement. Quelquefois il lui est arrivé qu'à
l'occasion d'une forte quinte de toux ou
d'un éternuement très-fort quelques petits
vaisseaux des téguments de la face se cre-
vant , il s'y formoit des taches lenticulaires pourprées ; la même cause a produit quelquefois une échymose sous la conjonctive ,
quelquefois aussi une hémorragie du nez
(*bb*).

Il y a environ sept à huit ans que cette
Dame est incommodée tous les hyvers, &
ses incommodités ont paru aller en augmentant. Elle se plaignoit dans cette saison
de quintes de toux très-fortes & opiniâtres,
de difficultés de respirer & de palpitations
de cœur , & ces deux dernieres incommo-

(*bb*) Toutes choses qui an- | chaine aux maladies Scorbu-
nonçoient une disposition pro- | tiques,

dités augmentoient au moindre exercice.*(cc)*
L'hyver de 67 à 68, elle eut auffi des enflures confidérables aux extrémités inférieures ; enfin l'hyver dernier fa maladie a été
portée au point de la mettre, pour ainfi dire,
à deux doigts du tombeau , & de faire
regarder comme un bonheur inefpéré celui de l'avoir échappée à tant de maux. Voici
en peu de mots l'hiftoire de cette maladie,
vers le milieu de laquelle je fus prié de donner mes foins à la malade , conjointement
avec fon Médecin ordinaire. A la fin de
l'été 1768, elle commença de s'appercevoir d'une légere enflure aux pieds. Le
vingt Septembre elle eut dans la nuit un
friffon violent qui dura trois heures & qui
fut fuivi d'une chaleur peu confidérable.
Le foir du même jour elle eut de la fievre,
ce qui détermina à la faire faigner. Le lendemain elle fut purgée. Trois ou quatre
jours après elle obferva à fon réveil qu'elle
avoit une efpece de bouffiffure générale.
Tel fut le début, qui fut fuivi d'une refpiration courte & gênée & d'une palpitation
du cœur, incommodités qui augmentoient
au moindre exercice , au point qu'en mar-
chant dans fon appartement la malade étoit
quelquefois hors d'haleine & obligée de

(cc) On fait que ces fymp- | qui font les plus familiers
tomes font du nombre de ceux | au Scorbut.

s'affeoir promptement. (*dd*) Elle avoit aufli de temps en temps des quintes de toux très-violentes. Le pouls étoit habituellement petit, très-précipité, fouvent foible, quelquefois inégal ; mais à en juger par la chaleur de l'habitude du corps & par l'intégrité des autres fonctions la malade étoit fans fievre. (*ee*) Les parties fupérieures maigriffant, l'œdeme fe fixa particuliérement aux jambes & aux cuiffes. Ces parties devinrent énormément enflées, le tiffu adipeux des reins & du ventre étoit aufli infiltré. Vers la fin de Décembre on s'apperçut d'une enflure du ventre qui augmentant fucceffivement dégénéra en hydropifie afcite. Alors la refpiration fut encore plus gênée. La malade demeura quinze jours ou trois femaines fans pouvoir fe mettre au lit, paffant les nuits fur un fauteuil dont on inclinoit le doffier à divers degrés, fuivant le défir & le degré d'oppreffion de la malade. Elle rapportoit ordinairement à fon eftomach la caufe de la difficulté de refpirer. L'eftomach

---

(*dd*) Lorfque ces fymptomes font portés à ce degré, & qu'ils ne paroiffent pas dépendre d'un vice organique du cœur ou des gros vaiffeaux, c'eft fans doute un des fignes des plus forts d'une maladie Scorbutique.

(*ee*) Cet état du pouls eft familier au Scorbut, fuivant l'obfervation d'une foule d'Auteurs. Eugalenus le regardoit comme un des fignes les plus conftans du Scorbut.

étoit effectivement presque toujours tendu, gonflé de vents, & résonnoit comme un tembour, lorsqu'on le frappoit. (*ff*) Les urines varioient ; elles étoient quelquefois assez abondantes & claires ; mais le plus souvent elles étoient brunes , troubles , bourbeuses , en petite quantité , & formoient une espece de pellicule brune ou gorge de pigeon à leur surface. (*gg*) L'appétit s'est soutenu assez constamment. Les regles ont été dérangées pour la période & la quantité jusqu'au mois de Janvier, époque à laquelle elles furent supprimées jusqu'au mois de Juin qu'elles reparurent & continuerent ensuite réguliérement. L'enflure des jambes ne ressembloit point aux enflures ordinaires des hydropiques. La peau n'étant point blanche , mais d'un rouge qui tiroit en certains endroits sur le violet , donnoit quelque crainte de gangrene. L'épiderme s'en enlevoit par écailles, les jambes paroissoient dures & seches , leur enflure recevoit difficilement l'impression des doigts , (*hh*) pen-

(*ff*) *A Scorbuto difficulter spirantes* , dit Eugalenus , *nihil circà thoracem conqueruntur , sed locum affectum ubi gravamen sentiunt, & cujus causâ cum difficultate respirare coguntur, sub Diaphragmate ad ventriculi regionem indicant.* De Scorb. Cap. IV.

(*gg*) Ces sortes d'urines sont familieres au Scorbut. Voyez la note (*k*) de la premiere observation.

(*hh*) Etat des jambes fort ordinaire au Scorbut, comme l'observent presque tous les Auteurs.

dant

dant tout l'hyver on a combattu cette maladie par l'ufage des bouillons apéritifs, diurétiques & des purgatifs hydragogues. Ceux-ci produifoient des évacuations très-copieufes qui foulageoient la malade. Mais ce foulagement n'étoit que paffager. On a eu deux fois recours à la paracenthèfe. Une fois à la fin de Janvier; la deuxieme vers le milieu de Février. Cette opération a paru avoir le fuccès qu'on pouvoit s'en promettre. Et depuis la deuxieme ponction le ventre ne s'eft plus enflé, à beaucoup près, au même degré qu'auparavant. La fouplefse du ventre, après cette opération permit d'obferver qu'il y avoit au lobe antérieur du foie une obftruction confidérable & dure. (*ii*) Les fymptômes que nous avons détaillés fubfifterent, quoiqu'un peu diminués, jufques vers la fin de Mars ou le commencement d'Avril. On employa pour lors un fuc apéritif & anti-fcorbutique. On y faifoit entrer le cochlearia, le creffon, le fellery fauvage, les cloportes & la teinture martiale. On infifta long-temps fur l'ufage de ce remede; & foit qu'on doive l'attribuer à fon efficacité ou au retour de la belle

(*ii*) Dans ce cas l'obftruction du foie s'eft formée en mémetemps que l'hydropifie. Dans les cas ordinaires, l'affection eft la fuite de l'obftruction fquirrheufe des vifceres.

Tome I. X

faison, qui, les années précédentes, avoit pareillement rendu la santé à la malade; il est certain qu'à cette époque le cours des urines se rétablit, les enflures se dissipérent assez rapidement, la respiration devint plus libre. Enfin au mois de Mai la malade parut en convalescence assurée, & elle a joui tout l'été d'une assez bonne santé, excepté qu'elle n'a pas repris son ancien embonpoint, & que l'obstruction du foie a persisté & persiste encore. Les enflures des jambes furent les plus opiniâtres; elles ne se dissiperent, & la peau de ces parties ne reprit sa couleur & sa souplesse naturelles qu'au moyen des pédiluves préparés avec la décoction des plantes émollientes. J'ai jugé que dans cette maladie il y avoit au moins complication de Scorbut. Mon Confrere n'y voyoit rien qui eût trait à cette maladie. Je laisse au Lecteur attentif à juger lequel de nous deux étoit dans l'erreur. Il trouvera les raisons sur lesquelles je fondois mon sentiment sur le caractere de cette maladie, dans les notes que j'ai jointes à cette observation.

Cinquieme *Observation.*

M.... Avocat, étoit âgé d'environ trente ans. Ses dents couvertes de tartre, ses gencives molles, protubérantes, fétides, sai-

gnant au moindre frottement , annonçoient
une forte difpofition aux maladies fcorbutiques , difpofition qui étoit encore renforcée par une application continuelle & par
une maniere de vivre mal faine à tous
égards. Il étoit dans le cours d'un travail
qui exigeoit une grande contention d'efprit,
lorfqu'il lui fortit fur toute l'habitude du
corps, des taches lenticulaires pourprées,
fi nombreufes qu'en quelques endroits elles
fembloient fe toucher. Un ou deux jours
après, la fievre s'y joignit & une hémorragie du nez fi furieufe qu'elle le mit dans
un danger évident de perdre la vie , & obli-
gea de tamponner les narines tant en devant
qu'aux iffues qui répondent au pharynx.
Cette opération parut lui fauver la vie.
Les faignées , le régime & les remedes
rafraîchiffants furent employés , comme de
raifon, & le rétablirent en peu de temps.
Mais la maladie guérie , les fignes de difpofition fcorbutique que nous avons rapportés au commencement de cette obfervation
ont fubfifté.

On trouve dans le Traité du Scorbut de
Lifter, quelques obfervations femblables à
celle-ci. On trouve auffi dans les Œuvres
d'Huxam, *Tome II. page* 5. des réflexions
très-judicieufes fur ces fortes de cas.

X ij

Sixieme Observation.

Une Servante âgée de vingt-trois ans, avoit les gencives fort mauvaises. Il lui sortit sur toute l'habitude du corps un nombre infini de taches lenticulaires pourprées. Un Dentiste qu'elle consulta sur l'état de ses gencives, jugea à propos d'en couper les excroissances. Cette opération fut suivie d'une hémorragie très-forte. Ce fut alors qu'elle vint me consulter. Elle usa par mon conseil & avec succès de pulpe de limon dont elle se frottoit les gencives trois ou quatre fois dans la journée, d'un régime & de remedes anti-scorbutiques rafraichissants pour corriger la mauvaise qualité de ses humeurs.

Septieme Observation.

Un jeune Avocat de Rennes, me consulta sur une hémoptysie dont il avoit été attaqué précédemment à plusieurs reprises. Celle qu'il éprouvoit alors étoit copieuse & opiniâtre, & sembloit le menacer d'une phtysie prochaine. Les détails de sa lettre me faisant soupçonner une complication ou plûtot une cause scorbutique, je lui indiquai les signes auxquels il pourroit reconnoître si mes soupçons étoient fondés, & au cas qu'ils le fussent, je lui conseillai un

régime & des remedes anti-fcorbutiques ra-
fraîchiffants. Voici un extrait de fa réponfe. » Je fais un peu ce que c'eft que cette
» maladie pour en avoir été attaqué en
» 1757. Je n'y apportai d'autres remedes que
» de manger du creffon à jeun , & de me la-
» ver la bouche avec de l'eau miellée. J'en
» ai fenti des atteintes plufieurs fois depuis,
» à-peu-près dans cette faifon. Voici les fym-
» ptómes qui manifeftent actuellement cette
» humeur. Un affoupiffement continuel ,
» mauvais goût dans la bouche, les genci-
» ves malades & les dents mal affermies. »
M. fon frere qui étudioit alors en Médecine à Montpellier, me fit voir quelques
temps après une de fes lettres qui le char-
goit de me remercier , & de me dire que mes
confeils avoient eu le fuccès défiré.

Huitieme Obfervation.

Fluxion Scorbutique.

Je ne vois pas que nos Auteurs aient
traité de cette maladie à part & avec les
détails qu'elle mérite. C'eft ce qui m'engage à en donner ici la defcription. Les malades qui en font attaqués ont la bouche affectée à-peu-près comme elle l'eft dans la
falivation mercurielle. Les glandes falivai-
res font plus ou moins gonflées & doulou-

reufes. Les gencives & les dents font cou‑
vertes d'une efpece de fanie blanchâtre.
L'haleine eft fétide, les gencives gonflées,
douloureufes, faignent aifément. Elles s'ulce‑
rent quelquefois, & même lorfque cette
fluxion eft forte, il furvient dans l'intérieur
des levres & des joues & aux bords de la lan‑
gue, des aphtes ulcéreufes, qui affectent
ces parties de la même maniere qu'elles le
font dans la falivation mercurielle. Les dou‑
leurs que les malades reffentent aux genci‑
ves, à la langue, dans l'intérieur des levres
& des joues font quelquefois très-vives. La
falivation eft fouvent copieufe. J'ai vu l'hy‑
ver dernier un de ces malades dont la fa‑
livation alloit bien à quatre ou cinq livres
dans les vingt-quatre heures. La fievre
& une infomnie proportionnée aux dou‑
leurs & à l'abondance de la falivation, fe
joignent ordinairement à tous ces fymptô‑
mes.

Cette maladie n'eft pas longue ordinai‑
rement. Je l'ai vue une fois durer jufqu'à
trois femaines, mais le plus fouvent elle fe
termine en huit ou dix jours. On l'obferve
principalement en hyver. Une fois ou deux
je l'ai vue furvenir à la fin d'une fievre ai‑
guë. Je l'ai obfervée fréquemment chez des
perfonnes dont l'état habituel des gencives
indiquoit une difpofition marquée aux ma‑

ladies fcorbutiques. Je l'ai vue auffi chez des perfonnes qui, en état de fanté, avoient les gencives faines.

Des bouillons très-légers & altérés avec des herbes rafraîchiffantes, telles que l'ofeille, la laitue, la chicorée, des crêmes de riz à l'eau ou au lait d'amendes pour nourriture, la limonade ou orgeat léger pour boiffon, fuffifent ordinairement pour guérir cette maladie. Je l'ai guérie quelquefois en peu de jours avec la feule limonade (*kk*) pour boiffon, & pour nourriture quelques bifcuits légers que les malades y trempoient de temps en temps. Lorfque les douleurs font vives, je leur fais frotter les gencives avec du miel que j'emploie auffi en gargarifme. Lorfqu'elles font calmées j'y ajoute du fuc de limon, quelquefois auffi je confeille aux malades de fe frotter les gencives avec la pulpe de limons exprimés. La faignée ne paroît pas produire d'effets décififs dans cette maladie, fouvent elle n'eft pas néceffaire, & je ne l'emploie qu'autant que le degré de la fievre & la vivacité des douleurs paroiffent l'exiger.

Confidérant attentivement combien les fymptômes de cette maladie reffemblent à ceux de la falivation mercurielle, il étoit

____

(*kk*) Je la fais un peu tiédir lorfque la faifon eft trop froide.

X iv

naturel de conjecturer que si le mercure a
la faculté particuliere de porter à la bouche & d'y produire souvent de si grands
désordres, ce doit être à raison d'une altération scorbutique qu'il introduit dans nos
humeurs & que c'est précisément la cause
pour laquelle il est d'un usage si délicat dans
les sujets qui sont ou scorbutiques ou évidemment disposés à cette maladie. Quelques observations m'ont paru justifier cette
idée.

Ayant à passer par les remedes un jeune
homme dont les gencives très-mauvaises in-
diquoient une forte disposition aux maladies
scorbutiques , je le mis pendant tout le traitement à l'usage de la limonade &.du suc
de cresson, & au moyen de cette précaution il soutint très-bien les frictions mercurielles.

Il survint à un malade qui passoit par les
grands remedes une salivation énorme avec
une hémorragie des gencives si considérable
qu'il paroissoit dans un danger prochain de
mourir. Une abondante boisson de limonade
forte arrêta en peu de temps cette hémorragie & calma la salivation.

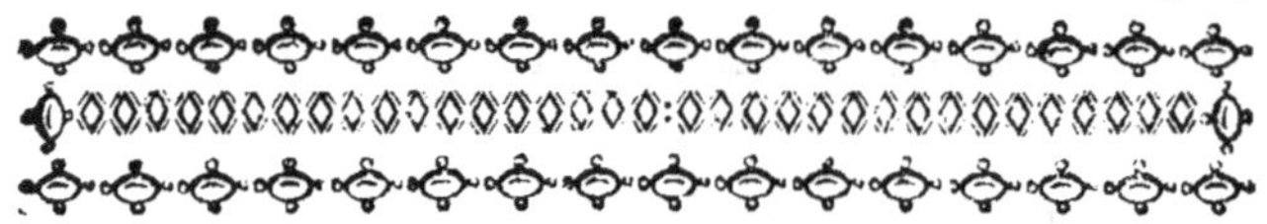

MÉMOIRE

SUR LES EAUX SULPHUREUSES,

Contenant le moyen de les imiter parfaitement.

ON voit par le titre de ce Mémoire que les recherches expérimentales qui en font le sujet ne sont pas purement spéculatives ; qu'elles ne tendent pas seulement à développer quelques points de la théorie des des eaux minérales. On s'y propose un plus grand objet, & on se flatte de l'avoir rempli. On se flatte d'avoir trouvé le moyen de faire des Eaux sulphureuses artificielles qui imitent parfaitement les naturelles, qui en ayent par conséquent toutes les propriétés & qui puissent les remplacer dans une infinité de cas, où la saison, la distance des lieux, l'état des malades, leur peu de fortune, l'impossibilité de transporter les eaux sans qu'elles perdent beaucoup de leur qualité, ne permettent pas d'y avoir recours. Peut être suis-je aveuglé par la présomption flatteuse d'avoir découvert quelques vérités dont l'humanité puisse tirer de grands avantages , mais enfin je crois y avoir réuſſi.

Je diviſerai ce Mémoire en quatre articles. J'expoſerai dans le premier le procédé dont je me ſers pour imiter les Eaux Sulphureuſes. Le ſecond contiendra des obſervations ſur ce procédé. Je ferai voir dans le troiſieme que les propriétés ſenſibles & chymiques de notre Eau ſont les mêmes que celles des Eaux Sulphureuſes naturelles. Enfin dans le dernier article je propoſerai mes vues ſur la maniere d'exécuter en grand notre procédé pour l'uſage médicinal tant intérieur qu'extérieur.

PROCÉDÉ.

Prenez : terre abſorbante précipitée du ſel d'Epſom & bien ſechée ¼ de grain ; fleurs de ſoufre une petite pincée. Mettez-les dans un petit verre : humectez-les avec une goutte d'eau , & au moyen d'une plume ou d'un petit pilon de verre , mêlez-les très-exactement. Mettez ce mélange dans une bouteille , d'environ trois demi-ſeptiers, & dont le col ſoit bien rond ; rempliſſez-là d'eau pure , laiſſant de vuide l'eſpace d'environ un demi-gobelet , ou trois onces d'eau : bouchez-la exactement avec un bouchon de bois tourné , fait en forme de piſton & garni de chanvre , ou mieux encore ,

de filofele. La bouteille étant ainfi prépa-
rée, mettez-là dans un bain-marie couvert.
Allumez dans votre fourneau un bon feu,
de forte que l'eau du bain extérieur bouille
continuellement. Après dix ou onze heures
l'opération eft finie & l'eau contenue dans
la bouteille eft devenue une Eau Sulphureufe (a).

Obfervations fur les points principaux de ce Procédé.

Le problême de l'imitation des Eaux Sulphureufes préfente évidemment deux données. Ces eaux font toutes thermales : la
chaleur eft donc un agent qu'on doit employer dans l'opération, par laquelle on fe
propofe de les imiter. Ces eaux perdent à
l'air libre leur qualité ; les matériaux dont
on peut fe fervir pour les imiter, doivent
donc être traités dans des vaiffeux fermés. Il
étoit donc naturel d'employer, comme nous
l'avons fait, la digeftion chymique, comme
la feule efpece d'opération qui pût condui-
re, par des expériences, à la folution de ce
problême.

(a) Le bain-marie dont je me fuis fervi eft grand. Il faut environ deux heures pour l'échauffer au point de le faire bouillir. La chaleur du bain intérieur eft au 73 degré du thermometre de mercure, divifé en 80, du terme de la glace à celui de l'eau bouillante.

On se persuadera aisément que la base du sel d'Epsom n'est pas le premier ni le seul intermede dont je me suis servi pour parvenir à suspendre le soufre dans l'eau, de maniere à imiter les Eaux Sulphureuses. J'ai employé la chaux-vive, la chaux-éteinte & bien lavée; une craie, une terre argilleuse, le sel marin, le sel marin déliquescent, le fer : enfin j'ai traité aussi de cette maniere le soufre seul & sans intermede. Voici en peu de mots le résultat de ces expériences. Avec la chaux-vive on obtient à la vérité une Eau Sulphureuse forte, mais d'un goût désagréable & piquant. La chaux-éteinte & bien lavée donne une Eau Salphureuse d'un goût qui n'a rien de piquant, mais qui laisse sur la langue & au gosier une espece d'âpreté. Le fer & la terre argilleuse que j'ai employés ne donnent point une Eau Sulphureuse. La craie que j'ai employée donne une Eau Sulphureuse foible, d'un goût un peu désagréable. Le soufre seul mis en poudre très-fine, ou les fleurs de soufre donnent à la vérité une Eau Sulphureuse; mais cette eau est foible pour l'ordinaire; il faut environ quarante-huit heures pour la faire, on n'y réussit pas constamment, & il m'a paru qu'il falloit mettre au moins une drachme de fleurs de soufre sur une pinte d'eau. L'addition du sel marin, ou du sel marin déliquescent ne paroît pas donner une Eau Sulphureuse plus forte que le soufre seul.

Après un assez grand nombre de tentatives, une réflexion que je fis sur l'analyse des Eaux de Barreges, me détermina à employer pour intermede la magnésie. Il y a dans les Eaux de Barreges une terre alkaline ou absorbante mêlée avec un sel marin à base terreuse (*b*). Cherchant à deviner le secret de la Nature dans la composition de l'Eau de Barreges, j'ai soupçonné que cette terre devoit être la même que celle qui sert

(*b*) Lorsque M. le Monnier a donné son Mémoire sur les Eaux de Barreges (Acad. 1747), il s'en falloit de beaucoup que l'analyse des eaux minérales ne fût perfectionnée au point qu'elle l'est aujourd'hui. On ne doit donc pas être surpris que ce savant Académicien n'ait pas tiré de ses expériences toutes les conséquences que l'état actuel de nos connoissances me paroit rendre évidentes, & qu'il me permettra d'exposer ici en très-peu de mots. Le 3e. sédiment (page 167) est évidemment un sel marin déliquescent ou à base terreuse. Le corps alkalin qui se trouve dans le premier & le second sédiment, ne peut être la soude ou la base du sel ma-

rin. Cet alkali fixe ne pourroit exister avec le sel marin déliquescent, sans le décomposer, & former avec son acide un véritable sel marin. Ce corps alkalin est donc terreux, soluble dans l'acide vitriolique. Il ne peut être calcaire : mais tout concourt à faire présumer que cette terre alkaline est la même que celle qui sert de base au sel marin déliquescent qui l'accompagne. Les Eaux d'Aix-la-Chapelle contiennent sur chaque livre plus de trois grains d'une terre alkaline que Springsfeld (*Iter Medicum*, &c.) confond mal-à-propos avec la base du sel marin, puisque cette terre n'est pas soluble dans l'eau.

de bafe à cette efpece de fel qui l'accompagne , & qu'elle pourroit bien être l'intermede dont fe fert la Nature dans l'opération
chymique fouterraine qui produit l'eau de
Barreges. En conféquence de cette idée j'ai
employé d'abord la magnéfie qui m'a bien
réuffi , enfuite la bafe du fel d'Epfom (c)
qui m'a donné les mêmes réfultats dans toutes les expériences, & que je préfere comme plus franche , plus à l'abri de tout
foupçon de mélange avec une terre calcaire.

J'ai fixé à $\frac{3}{4}$ de grain la dofe de la terre alkaline employée dans le procédé ;
parce qu'à cette dofe l'Eau Sulphureufe
que l'on obtient paroît affez forte & imiter parfaitement les Eaux Sulphureufes de
France que nous connoiffons le mieux. Si
l'on augmente à un certain point la dofe
de cette terre , fi on la porte, par exemple, à deux grains ou plus, l'Eau Sulphureufe en devient plus forte , en proportion
de la quantité de terre qu'on y a mife ;
mais elle ne foutient pas toutes les expé-

(c) On fait que la magné-
fie n'eft autre chofe que la
bafe du fel marin déliquefcent
qui fe trouve dans l'eau mere
du falpetre : on fait auffi que
la bafe du fel d'Epfom eft la
même efpece de terre alkaline , qui differe beaucoup des
terres calcaires ordinaires.
Voyez entre-autres les recherches de M. Monnet fur
cette efpece de terre dans fon
Traité des Eaux minérales,

riences qui diftinguent celles de Barreges. L'efprit de vitriol, par exemple, & l'huile de tartre par défaillance, troublent fa tranf-parence. Bien plus, comme les Eaux d'Aix-la-Chapelle, elle blanchit par le feul refroi-diffement. Obfervons, en paffant, que l'a-nalyfe des Eaux d'Aix-la-Chapelle (*d*) dé-montre qu'elles contiennent beaucoup plus de terre alkaline que celles de Barreges , & qu'en ce point nos expériences femblent imiter la nature jufques dans fes varié-tés.

Je n'ai point fait d'expérience dont l'objet fût de déterminer quel poids de foufre pouvoit tenir en diffolution tel ou tel nom-bre de grains de terre alkaline. Ce qu'il y a de certain, c'eft qu'il s'en diffout très-peu, & que, l'opération finie, la quantité de fédi-ment qu'on voit au fond de la bouteille pa-roît faire fenfiblement le même volume qu'a-vant de la commencer.

En humectant, comme je l'ai marqué au commencement du procédé, en humectant, dis-je, & mêlant bien enfemble le fouffre & la terre alkaline, il fe développe une odeur de fel volatil urineux plus ou moins forte fuivant la quantité de ces deux matie-res ; ce qui prouve leur action réciproque

(*a*) M. Springfelds. *Iter Médicum*, &c.

& leur aptitude à une combinaison intime
(e).

Si dans le cours de l'opération on obferve de temps en temps l'intérieur de la bouteille, on y remarquera du mouvement juf-
que vers la fin de la feptieme heure, les bulles d'air qui fe développent portent continuellement à la furface de l'eau des flocons
qui fe précipitent après la feptieme heure.
Alors l'eau paroît tranfparente, elle eft même bien Sulphureufe, mais elle paroît ga-
gner quelques degrés de force & devenir
plus limpide en la laiffant trois ou quatre
heures de plus dans le bain-marie.

Une des conditions les plus néceffaires à
la réuffite du procédé, c'eft que la bouteille foit bouchée très-exactement. C'eft pourquoi je choifis des bouteilles dont le col
foit bien rond & un peu conique, afin que
le bouchon porte bien dans toute fon étendue. J'ai foin auffi de faire tremper le bouchon quelques heures auparavant, afin qu'il
entre mieux & qu'il ne fe lâche point pendant l'opération. On ne peut pas y employer
les bouchons de liége. Eft-il néceffaire d'a-
vertir que j'ai pris les précautions connues
pour me bien affurer qu'il n'y avoit pas vef-
tige d'alkali fixe dans la terre que j'ai pré-

(e) On obferve la même | foufre avec la chaux& avec
chofe dans le mélange du | la craie.

cipité

cipité du sel d'Epsom, & dont je me suis servi.

Quant à la dissolution de la terre alkaline il y a eu quelques variétés dans les résultats de mes expériences. Quelquefois n'en ayant employé que trois quarts de grain, elle ne s'est point dissoute en entier, & le sédiment a fait effervescence avec les acides; quelquefois aussi en ayant employé jusqu'à un grain & demi elle a paru se dissoudre tout-à-fait, & le sédiment n'a donné par les acides aucune marque d'effervence.

Propriétés sensibles & chymiques de l'Eau Sulphureuse qu'on obtient par notre procédé.

L'opération finie, & ayant laissé refroidir la bouteille au point qu'on puisse la tenir dans la main, degré de chaleur qui est à-peu-près le 45ᵉ. du thermometre de M. de Réaumur; si on verse de cette eau dans un verre où il y ait une lame d'argent, cette lame passant par diverses nuances noircit en peu de temps (ƒ); l'odeur qu'elle

(ƒ) Observons au sujet de cette expérience que la même eau sulphureuse altere davantage & plus vite la couleur de l'argent lorsqu'elle est chaude que lorsqu'elle est froide; que l'argent écroui, l'argent bien poli, l'argent bien pur prend une couleur moins foncée & moins sensible, & noircit plus lentement que l'argent recuit, celui qui est d'un blanc mat & qui est plus ou moins chargé d'alliage.

Tome I.   Y

exhale paroît un peu fade & tirant fur celle d'un œuf durci qu'on ouvre tout chaud. Si l'eau eft bien chaude cette odeur paroît foible & peu fenfible. A mefure qu'elle fe refroidit l'odeur fe renforce fucceffivement : expofée à l'air libre, elle perd peu-à-peu cette odeur, qui après environ feize ou vingt heures ne paroît plus du tout fenfible. (*g*) Elle la perd fort vîte lorfqu'on la met fur le feu dans un vaiffeau ouvert. Dans des bouteilles bien bouchées elle la conferve long-temps. L'odeur de cette eau confervée paroît même fouvent plus forte, plus défagréable, approchant comme on dit ordinairement de celle des œufs couvés.

Notre eau n'a rien de piquant. Elle paroît feulement au goût un peu rebutante, moins cependant quand elle eft tiéde que lorfqu'elle eft froide. Le goût qu'elle laiffe dans la bouche a du rapport avec celui d'un œuf dur. J'en ai bu fouvent un, deux gobelets, fans en être aucunement incommodé.

Si l'on verfe fur cette eau de la diffolution d'argent, il s'y fait d'abord un nuage

---

(*g*) Les eaux fulphureufes naturelles confervent à l'air libre plus ou moins longtems leur odeur, fuivant leur degré de force. Il en eft de même des nôtres. Elles confervent plus ou moins leur odeur à proportion de leur force, ou, ce qui revient au même, à proportion de la quantité de terre abforbante qu'on a fait entrer dans leur compofition.

couleur de maron , qui fait enſuite un précipité d'un gris foncé tirant ſur le brun. Lorſque l'eau eſt chaude ce précipité ſe fait promptement. Il ſe fait lentement & paroît même ne ſe former qu'après quelques inſtants lorſque l'eau eſt refroidie. Il paroît qu'il ſe fait ici un double échange ; que le ſoufre attaque l'argent & ſe précipite avec lui , & que l'acide nitreux s'empare de la terre alkaline. Dans la même expérience faite avec l'eau de Barreges , M. le Monnier préſume que c'eſt le ſel marin qui décompoſe la diſſolution d'argent : ce ſel manquant dans nos eaux , & la précipitation réuſſiſſant de même , on peut raiſonnablement douter , ſi lorſqu'elle eſt faite dans l'eau de Barreges elle eſt l'effet de la combinaiſon de l'argent avec le ſoufre , ou avec l'acide du ſel marin : doute qu'il ſera fort aiſé d'éclaircir en examinant ſcrupuleuſement la nature de ce précipité.

L'acide vitriolique verſé ſur notre eau n'y fait point de précipité , non plus que l'huile de tartre. (*h*) S'il y a ſurabondance de terre alkaline , l'Eau Sulphureuſe blanchit , lorſqu'on y verſe de l'acide vitriolique ou de l'huile de tartre.

(*h*) Si l'eau dont on ſe ſert n'eſt pas bien pure , l'huile de tartre la fait un peu blanchir, de même que l'eau ſulphureuſe qu'on a fait. Ce qui n'arrive pas lorſqu'on ſe ſert d'eau de citerne ou de riviere.

Si l'on veut bien ne pas se décider d'après la premiere impulsion du préjugé ; si l'on veut se donner la peine de comparer attentivement les propriétés sensibles & chymiques de notre eau avec celles des eaux minérales du même genre, je me flatte qu'on ne pourra nier que notre eau ne les imite parfaitement. (*i*) On ne pourra même disconvenir que nos expériences ne fournissent les moyens d'imiter les différences principales qu'on observe entre les Eaux Sulphureuses naturelles par rapport à leur degré de force ou de qualité sulphureuse & par rapport à la quantité de terre absorbante qu'elles contiennent. Quand aux différences qui se tirent de ce que telle ou telle Eau Sulphureuse contient telle ou telle espece de sel, on sait bien que la Chymie donne les moyens de les imiter en cette partie : observons cependant qu'il ne sera gueres nécessaire d'y avoir recours, vu que les Eaux Sulphureuses les plus précieuses par leur grand usage en Médecine sont précisément celles qui sont presque purement sulphureuses & qui contiennent le moins de matieres salines.

(*i*) On peut comparer ce qui vient d'être dit des qualités sensibles & chymiques de notre eau artificielle avec ce que M. le Monnier dans son Mémoire sur les eaux de Bareges, & plusieurs autres Auteurs disent sur les qualités des eaux sulphureuses naturelles.

Vues sur les moyens dont on peut se servir pour imiter en grand les Eaux Sulphureuses.

En suivant notre procédé, tout Apoticaire peut faire sur l'ordonnance du Médecin & à peu de frais une Eau Sulphureuse foible ou forte (*k*) avec la même facilité qu'il exécuteroit une autre ordonnance. On peut encore exécuter ce procédé en grand. On peut établir dans les grandes villes une fabrique d'Eau Sulphureuse pour l'usage intérieur. On pourra même y établir, ainsi que dans les Hôpitaux d'armées une source artificielle d'Eau de Barreges. J'ai trop d'expérience des choses humaines pour ne pas sentir d'avance combien un tel projet paroîtra chimérique à la plupart des hommes, combien il rencontrera d'obstacles de la part des passions & des préjugés. Je prévois ces difficultés ; mais je prévois en même-temps que l'esprit philosophique qui gagne tous les jours en doit triompher, vu sur-tout que nos connoissances sur les Eaux Minérales me paroissent être parvenues à un tel point de maturité que l'idée & l'exécution d'un tel projet en devoient suivre naturellement. Il me semble enfin que le préjugé le plus acharné sera tôt ou tard réduit au si-

____

(*k*) Suivant la quantité de terre alkaline qu'on employe à sa composition.

Y iij

lence par le raisonnement suivant. On vous
présente une Eau Sulphureuse artificielle.
Ses propriétés sensibles & chymiques sont
telles que si vous n'étiez pas prévenu , il
vous seroit impossible de discerner si cette
Eau Sulphureuse est naturelle ou artificielle.
Le procédé par lequel on la fait imite celui
de la nature. La terre alkaline qu'on y emploie pour intermede se trouve abondamment dans les entrailles de la terre. On la
trouve dans une infinité d'Eaux Minérales
soit nue , soit combinée avec l'acide vitriolique ou l'acide du sel marin. On la trouve même dans des Eaux Sulphureuses soit
nue , soit combinée. (*l*) Croirez - vous
avoir suffisamment répondu à des raisons
qui paroissent si pressantes , en vous retran-
chant à soutenir que l'art ne peut imiter
les productions de la nature. Croirez-vous
sur une raison si vague , si peu philosophique , si fort démentie par une foule d'exemples , tirés de la Chymie ; croirez-vous , dis-

(*l*) Je sais qu'il y a aussi des eaux sulphureuses, celles de la Preste, par exemple, & cel-le de Rossa (Carrère , Traité des Eaux minérales du Rous-sillon) qui après l'évapora-tion ne laissent point de terre alkaline , ni même aucun au-tre sédiment. Mais ces eaux sont foibles, & n'ont, pour ainsi dire , point de corps. Elles perdent rapidement leur qualité. Je crois qu'on peut les imiter très-bien par notre procédé , soit en n'y em-ployant que le soufre , soit en n'y ajoutant qu'une quantité excessivement petite de terre alkaline.

je, être suffisamment fondé pour proscrire l'usage médicinal de nos eaux. Avouez du moins qu'elles imitent assez bien les naturelles. Il est juste que vous donniez la préférence à celles-ci toutes les fois que l'état du malade, sa fortune & la saison lui permettront d'y aller. Mais souffrez qu'on tâche d'y suppléer utilement par nos Eaux Sulphureuses artificielles, dans le nombre infini des autres circonstances où il lui sera impossible de s'y transporter. … Je m'arrête, je sens que cette digression, peut-être trop longue, ne présume pas assez de l'esprit philosophique de ce siecle, & je reviens à mon sujet.

Si dans une grande ville, à Paris, par exemple, quelqu'un vouloit former un établissement & y distribuer des Eaux Sulphureuses pour l'usage intérieur, je serois d'avis qu'il le fît à portée de quelqu'une de ces campagnes délicieuses qui l'environnent, afin que le bon air, un exercice modéré & les amusements salutaires d'un tel séjour contribuassent pour leur part à la guérison des malades. Je serois d'avis qu'il fît construire un four ou une étuve que l'on chaufferoit tous les soirs à-peu-près au 70 ou 75e. degré du thermometre de M. de Réaumur, & dans lequel on placeroit à une heure marquée le nombre de bouteilles dont on prévoiroit le débit pour le lendemain matin? Je souhaiterois encore que dans la préparation de ces eaux, on établit deux ou trois degrés de forces différentes, afin de les proportionner aux conftitutions plus ou moins fenfibles. Les obfervations que nous avons fur les Eaux Sulphureufes naturelles femblent prouver que, plus elles font pures, ou en approchent, plus leur ufage eft avantageux dans les maladies contre lefquelles on a coutume de les employer. Je crois donc qu'en général, il fuffiroit de faire entrer dans la compofition de notre eau le foufre & la terre alkaline que nous avons indiquée. On pourroit néanmoins, fi on le jugeoit à propos, y ajouter foit un peu de fel d'Epfom, foit du fel marin, foit du fel de Glauber, foit enfin du fel marin déliquefcent, fuivant les indications qu'on fe propoferoit de remplir. Je tranche le mot, & j'avoue que je fuis intimement perfuadé que ces Eaux Sulphureufes artificielles feroient infiniment préférables aux naturelles tranfportées, qui à une diftance, comme celle de Paris à Cauterets ou à Barreges, font prefque toujours ou nulles par la diffipation de leur principe actif, ou altérées par la corruption.

Je vais actuellement expofer en peu de mots mes idées fur la maniere d'exécuter notre procédé très en grand, pour la douche. Il me paroît en premier lieu que pour cet objet on doit s'attacher à imiter les Eaux de Barreges. Ces eaux font, fi je ne me trompe, un peu plus fortes que celles qui fe font en ne mettant fur trois demi-feptiers d'eau que trois quarts de grain de terre alkaline. Il faudroit donc un peu augmenter la dofe de cette terre. Des expériences réitérées m'ont fait voir qu'on pouvoit la porter à un grain, à un grain & un quart, un grain & demi, l'Eau Sulphureufe en devenant plus forte à proportion & foutenant en même-temps les expériences qui diftinguent celles de Barreges. Pour les imiter avec plus de précifion, on pourra encore ajouter fur chaque livre d'eau trois quarts de grain de fel marin déliquefcent, peut-être même un peu de félénite ; mais je crois que la plupart des Médecins, penferont comme moi, que ce fel, & la félénite furtout ont peu de part aux vertus de l'eau de Barreges, & qu'employée en douche, elle ne produit de fi grands effets que comme une Eau Sulphureufe forte & chaude à un certain degré.

· Quant aux vaiffeaux dans lefquels on préparera l'Eau Sulphureufe pour la douche, je crois qu'il fera néceffaire d'employer ou de grand tonneaux ou des cuves bâties de briques cuites jointes enfemble avec un ciment, fur lequel l'eau ni le foufre n'aient point d'action. Les vaiffeaux métalliques ne peuvent fervir à cet ufage, vu l'action du foufre fur le fer, le cuivre & l'étain. Les grandes cuves de pierres ne peuvent y fervir davantage, & cela par des raifons qu'il eft aifé de déduire de quelques expériences que nous avons rapportées dans le fecond article de ce Mémoire. Soit donc par exemple un grand tonneau de la contenance de 4000 bouteilles, & plein d'eau, qui foit chaude à-peu-près au 70e. degré du thermometre de M. de Reaumur, il eft certain qu'y mettant neuf ou dix onces de terre alkaline, du fel d'Epfom, & autant de fleurs de foufre, cette eau doit dans l'efpace d'onze ou douze heures devenir une Eau Sulphureufe forte. Pour ce qui concerne les moyens dont on pourra fe fervir pour chauffer avec économie d'auffi grandes maffes d'eau, pour nétoyer les tonneaux fans les remuer de place, pour difpofer les robinets & les tuyaux qui donneront iffue à l'Eau Sulphureufe, pour modérer à fon gré la force de projection de la douche, pour la réduire à tel ou tel degré de chaleur fuivant l'exigence des cas, il feroit trop long, & peut être prématuré de donner fur ces différents objets nos idées, dont quelques-unes d'ailleurs doivent être difcutées par des expériences.

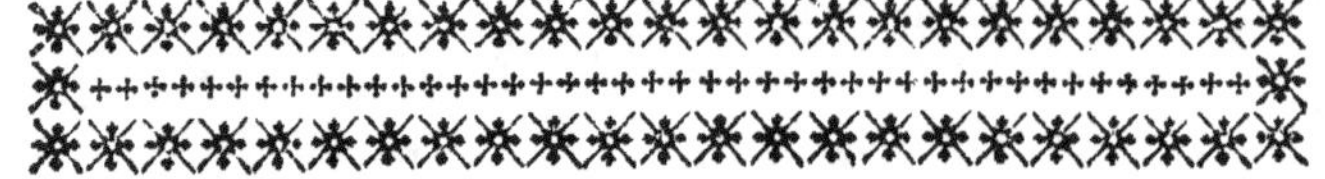

PRÉCIS
SUR
LES EAUX MINÉRALES.

1. Quoique les Eaux de la plupart des ſources contiennent plus ou moins de ſubſtances minérales, elles ne ſont pas rangées pour cela dans la claſſe des Eaux Minérales. On n'appelle ainſi que celles qui ſont imprégnées de ces ſubſtances à un degré qui ne permette pas de s'en ſervir pour boiſſon ordinaire, & qui les rende propres à produire des effets notablement différents de ceux de l'eau commune.

2. L'uſage a cependant voulu que l'on comprit auſſi dans le nombre des Eaux Minérales, quelques eaux qui ſont aſſez pures, & qui ne ſont remarquables que parce qu'elles ſortent chaudes des entrailles de la terre.

3. On diviſe les Eaux Minérales en froides & chaudes ; celles-ci, conſervant leur nom Grec, ſont auſſi nommées *Thermales*.

4. Nombre d'Eaux Minérales froides sont remarquables par leur saveur piquante, approchant de celle des vins ou des cidres mousseux. On les a nommées *Acidules*, dénomination que quelques Auteurs ont étendue à toutes les Eaux Minérales froides.

5. On peut aussi diviser les eaux Minérales en naturelles & factices. Les progrès rapides de la Chymie ont si fort influé sur ceux de nos connoissances, dans l'analyse & l'imitation des Eaux Minérales, qu'on a tout lieu de présumer que dans quelques années les Eaux Minérales factices seront souvent préférées aux naturelles, dans les cas où la distance des lieux ne nous permet de nous les procurer qu'à grands frais, & souvent dégénérées, pour avoir trop vieilli dans les magasins.

6. On peut enfin diviser les Eaux Minérales en Salines, Martiales & Sulphureuses: nous suivrons cette division.

7. Les Eaux Martiales ne contiennent pas seulement du fer: les Sulphureuses ne sont pas seulement imprégnées de soufre, elles contiennent aussi d'autres principes. Mais leur qualité, soit Martiale, soit Sulphureuse, les distingue si fort de celles qui sont simplement Salines, qu'elles exigent que l'on en traite dans des Chapitres particuliers.

CHAPITRE PREMIER

Des Eaux Minérales Salines.

8. On appelle *Salines*, les Eaux Minérales (§. 1.) qui dans les expériences (§. 122. 142. 143.) ne donnent aucun indice de fer ni de foufre.

9. Outre les fels , foit neutres , foit alkalins, nombre de ces eaux contiennent une terre abforbante , quelques-unes font imprégnées d'un efprit élaftique ; quelques-unes enfin font imprégnées d'un peu de bitume, mais en fi petite quantité qu'il mérite à peine d'être remarqué.

10. Les eaux Salines font, les unes froides , les autres chaudes & à des degrés très-variés.

11. Nous avons en France beaucoup d'eaux Salines thermales ; telles font les eaux de Balaruc, celles de Bourbon, de Bourbonne , du Mont-d'Or , de Vichy, &c.

12. Les eaux Salines froides qui nous font connues en France font en petit nombre. Nous fommes réduits à ne pouvoir nommer que celles d'Yeuzet, auprès de Nifmes, celles de *Saint Martin de Fenouilla* ;

dans le Rouſſillon , les eaux froides du Mont-d'Or. On connoît en Allemagne les eaux de *Seltz*, celles de *Sedlitz* , &c. En Eſpagne , celles de *Vaccia-Madrid*. Il y a tout lieu de préſumer que nous en connoîtrons un beaucoup plus grand nombre , lorſque MM. Venel & Baien auront fait part au Public de leur travail ſur les Eaux minérales du Royaume.

13. Un eſprit élaſtique , ou pour mieux dire un air copieux & ſurabondant, le ſel marin , le ſel de Glauber , le ſel d'Epſom, le ſel alkali minéral , le ſel marin à baſe terreuſe , la ſélénite, une terre calcaire , celle qui fait la baſe du ſel d'Epſom & du ſel marin à baſe terreuſe , ſont les ſubſtances principales qui entrent dans la compoſition des Eaux Minérales ſalines.

14. L'analyſe ne démontre pas toutes les ſubſtances que nous venons de nommer dans toutes les Eaux Minérales ſalines. Il y en a qui ne contiennent qu'une eſpece de ſel , du ſel marin, par exemple , telles ſont les Eaux de Seltz ; ou du ſel de Glauber , telles ſont les Eaux de *Vaccia-Madrid* ; (a) ou du ſel d'Epſom , telles ſont les Eaux d'Epſom , celles de Sedlitz : enfin quelques Eaux Minérales ſalines ; celles de Saint Martin de Fenouilla , par exemple , ne contiennent

(a) Mémoires de l'Académie 1724. *pag.* 114 *& ſuiv.*

que du fel alkali minéral. Il y a auffi des Eaux Minérales falines fort compofées, & qui, outre différentes efpeces de fel, contiennent auffi une terre abforbante.

15. Quiconque eft inftruit des premiers éléments de Chymie, doit voir au premier coup d'œil que l'alkali minéral ne peut exifter dans la même eau avec le fel d'Epfom, ni avec le fel marin à bafe terreufe.

16. Les Eaux Minérales qui contiennent de l'alun font très-rares. J'en ai vu une de cette efpece à la Solfatarra, auprès de Naples.

17. On peut enfin démontrer dans quelques Eaux Minérales du bitume, mais en fi petite quantité, que ces fubftances méritent à peine d'y être remarquées, & ne peuvent entrer pour rien dans l'évaluation de leurs propriétés médicinales.

18. On nomme Spiritueufes ou aérées les Eaux Minérales qui contiennent cet air copieux & furabondant dont nous avons déja parlé (§. 9. 13.). Ces Eaux font en général froides. On doit cependant obferver que les Eaux chaudes du Mont-d'Or, & celles de Vichy, font auffi aérées (*b*).

(*b*) Voyez l'analyfe des Eaux du Mont-d'Or, par M. le Monnier, Académie 1744. Et celles des Eaux de Vichy, par M. Delafone. 1753.

Les Eaux de Balaruc contiennent aufli uñ peu de cet air furabondant.

19. Différents indices & quelques expériences fort fimples, font aifément reconnoître les eaux aérées. Aux fources des eaux qui le font à un certain degré, on entend continuellement une efpece de petit frémiffement, & l'œil découvre que ce frémiffement provient des gouttes d'eau que l'air furabondant fait jaillir en pétillant. (*c*) On les reconnoît aufli à leur faveur piquante. (§. 4.).

20. Cette faveur tient fi évidemment à l'air furabondant contenu dans ces eaux, qu'elles la perdent à proportion que cet air en eft chaffé. (*d*)

21. On peut donc chaffer cet air furabondant & le rendre fenfible en fecouant une bouteille à demi ou aux deux tiers pleine d'une telle eau, tenant en même-temps le pouce appliqué fur l'ouverture du goulot. Si après l'avoir fecoué on fouleve légerement le pouce, l'air dégagé fort avec fifflement. (*e*)

(*c*) Voyez l'analyfe des Eaux de Seitz, par M. Venel Acad. Mém. Etrang. *Tom. I.* Voyez aufli la differtation de Seip *de Spiritu & fale aq. miner. præfertim Pyrmont.* Sect. 1ᵉʳᵉ. §. XIII.

(*d*) Voyez la Differtation de M. Preffeux fur les Eaux de Spa, & le Mémoire déja cité de M. Venel.

(*e*) Preffeux, *ibid.* Hoffmann. *op. Tom. V. pag.* 133. 134. M. Venel. *ibid.*

22. On peut encore rendre plus fenfible la quantité d'air qui s'en dégage par ce moyen, en adaptant au goulot de la bouteille une veffie mouillée & tortillée. Cette veffie fe gonfle plus ou moins, fuivant que l'eau que l'on éprouve contient plus ou moins de cet air furabondant. (*f*)

23. On peut enfin mefurer avec une forte de précifion la quantité d'air furabondant qu'une eau aérée contient fous un volume donné, en diftillant cette eau à un feu très-doux, avec l'appareil de M. Halles, (*g*) ou celui de M. Venel. (*h*)

24. Plufieurs Auteurs ont cru que cet air furabondant (§. 13. 18 *& fuiv.*) ne conftituoit pas feul l'efprit des Eaux Minérales. Ils ont penfé que cet air y étoit combiné avec un efprit acide très-fubtil, très-volatil, de la nature de l'acide fulphureux volatil. Mais les expériences les plus décifives que l'on peut faire pour déterminer fi ce principe élaftique contient quelqu'acide, ne prouvent rien de pareil. Le goût, l'odorat, les fels alkalis ne découvrent rien d'acide dans les vapeurs concentrées des Eaux Minérales les plus éminemment fpiritueufes. (*i*)

(*f*) Voyez les mêmes Auteurs, *ibid.*
(*g*) Statique.
(*h*) Ibid.

(*i*) Voyez le Mémoire de M. Venel & la Sect. V. de la Differtation de Seip *de ftiritu & fale aquar. min.*

25. Il s'éleve de la source de quelques eaux spiritueuses, une véritable moffette ou vapeur pernicieuse, tout-à-fait semblable par ses effets à celles de la fameuse Grotte du Chien. C'est ce qu'on observe aux Eaux de Pyrmont, & à celles de Gabian auprès de Beziers. Seip remarque avec juste raison que cette vapeur n'a rien de commun avec l'esprit ou principe élastique des Eaux Minérales (*k*). D'ailleurs combien de sources d'eaux très-spiritueuses qui n'ont pas une telle vapeur à leur surface. La moffette de quelques Eaux Minérales pourroit donc être acide & appartenir à l'acide sulphureux volatil, comme quelques expériences faites sur de telles vapeurs donnent lieu de le soupçonner, (*l*) sans qu'on puisse en rien conclure pour l'esprit ou principe élastique des Eaux Minérales.

26. Il suit des §. 18 *& suiv.* que les Eaux Minérales spiritueuses, contenant de l'air comme toutes les eaux communes, contiennent de plus un air surabondant &

(*k*) Seip. *Ibid.*

(*l*) La vapeur de la Grotte du Chien, respirée, affecte les narines, comme les vapeurs acides minérales les plus fortes. Cette vapeur retenue dans une cloche de verre renversée, dé-truit évidemment l'élasticité de l'air, propriété directement opposée à celle de notre principe élastique. La moffette que nous voyons à Perols auprès de Montpellier, rougit la teinture de Tournesol.

qui y jouit de fa faculté élaftique. Le premier ne peut en être chaffé que par le
moyen de la machine pneumatique ; le fecond s'échappe facilement : quelques fe-
couffes , une chaleur douce, la feule expofition d'une telle eau à l'air libre, fuffifent
pour la dépouiller de cet air furabondant.

27. C'eft pourquoi ces eaux exigent les
plus grandes précautions pour leur tranf-
port & leur confervation. On doit les mettre en bouteilles de bon matin, les boucher avec le plus grand foin & autant qu'il
eft poffible les voiturer de nuit, dans le
temps des grandes chaleurs. Malgré toutes
ces précautions elles perdent plus ou moins
de leurs qualités, à proporion de la diftance des lieux d'où on les tire, & du temps
qu'elles font gardées.

28. Il y a des Eaux Minérales fpiritueufes qui font fi chargées de cet air furabondant, qu'il eft néceffaire de les laiffer un
moment expofées à l'air, avant de boucher
les bouteilles. Si on néglige cette précaution, elles les caffent, ou font fauter les
bouchons, comme les vins ou les cidres les
plus mouffeux.

29. Les Eaux Martiales fpiritueufes font
très-communes. Les falines qui le font à un
certain degré font rares. Celles de Seltz le fout

à un degré éminent (*m*), ainfi que celles de Saint Martin de Fenouilla (*n*) : les Antoniennes dont Hoffmann a donné l'analyfe, (*o*) font encore de cette claffe.

30. Les acides dégagent, ou (pour parler le langage des Chymiftes) précipitent l'air furabondant contenu dans les Eaux Minérales fpiritueufes, & y excitent une effervefcence plus ou moins forte fuivant qu'elles font plus ou moins chargées de cet air.

31. C'eft là (§. 30.), la véritable théorie de cette expérience. (*p*) Pour l'expliquer, il ne faut pas comme Hoffmann (*q*) avoir recours à la fuppofition de quelqu'alkali volatil & fugitif contenu dans ces eaux.

32. L'effervefcence qu'excitent les acides, verfés fur une Eau Minérale, ne prouve donc pas qu'elle contienne un alkali. C'eft ici un des exemples de l'infidélité de l'analyfe des Eaux Minérales par les feuls réactifs.

33. A en juger par le goût vif & piquant des Eaux fpiritueufes, il paroît que cet

(*m*) Voyez leur analyfe, donnée par M. Venel. Acad. Mém. Etrang. *Tom. I.*

(*n*) Voyez le Traité fur les Eaux Minérales du Rouf-fillon, par M. Carrere.

(*o*) *Tom. V. pag.* 144. 145.

(*p*) M. Venel. *ibid.*

(*q*) *Ibid. pag.* 157.

air furabondant qu'elles contiennent , doit entrer pour beaucoup dans l'évaluation de leurs propriétés & de leurs inconvénients. Les eaux de cette efpece portent plus à la tête que les autres. Elles donnent plus cette efpece d'yvreffe & d'envie de dormir qu'on éprouve fouvent dans le milieu de la journée , lorfqu'on a pris les Eaux. Elles augmentent auffi quelquefois les incommodités des perfonnes qui font tourmentées d'affections venteufes.

34. Les vins, les cidres mouffeux , fe font en y retenant , par l'exacte obturation des vaiffeaux dans lefquels ces liqueurs achevent de fermenter , une partie de l'air trèscopieux & furabondant qui s'en dégage dans la fermentation. On imite de même les Eaux Minérales fpiritueufes en préfentant l'un à l'autre , & dans des bouteilles exactement bouchées , des fels acides & alkalis , en jufte proportion pour que de leur union il réfulte un ou plufieurs fels neutres. On retient de cette maniere dans l'Eau Minérale artificielle que l'on prépare , une partie de l'air furabondant qui fe dégage des fubftances acides & alkalines dans le temps de leur effervefcence. (r)

(r) Voyez le Mémoire de M. Venel, page 99. & fuiv. Voyez auffi la differtation d'Hoffmann, *de acidulis Thermis , &c. per artificium parandis, §. 8.*

Z iij

35. Nombre d'Eaux Minérales contiennent du sel marin.

36. Dans l'évaporation graduée de ces
Eaux, ce sel se fait reconnoître par sa saveur, & à la figure de ses cryslaux, qui
sont cubiques. Ces cryslaux se forment plus
gros au commencement de la cryslallisation.
Ils deviennent ensuite de plus en plus petits, à mesure que l'Eau est plus rappro-
chée, & sur-tout s'il y a dans cette Eau
une quantité considérable du sel déliquescent dont nous parlerons S. 58.

36. On trouve du sel d'Epsom dans beaucoup d'Eaux Minérales. Ce sel neutre est
formé par l'union de l'acide vitriolique, &
d'une terre alkaline particuliere. Cette espece de terre qui est connue sous le nom de
Magnésie, differe très-sensiblement par ses
propriétés des terres calcaires (s).

37. Le sel d'Epsom se reconnoît au sentiment d'amertume & de fraîcheur qu'il imprime à la langue. Il se cryslallise en cryslaux
parallélogrammes, dont les angles sont abat-
tus d'un côté. S'il se trouve avec du sel
marin, celui-ci dans l'évaporation cryslallise le premier.

(s) Voyez dans le traité des Eaux Minérales de M. Monnet ses recherches sur cette espece de terre. Hoff-mann paroît avoir eu quelque connoissance de cette compo-sition du sel d'Epsom. Voyez sa dissertation *de acidulis Ther-mis, &c. per artificium pa-randis.* S. 9.

38. Avant de procéder à l'évaporation d'une Eau Minérale, & à la cryſtalliſation des ſels qu'elle contient, on peut y ſoupçonner du ſel d'Epſom, ſi l'huile de Chaux (*t*) en précipite de la ſélénite (*u*).

39. Cette précipitation (§. 38.) ſe fait par un double échange. L'acide vitriolique abandonnant ſa premiere baſe, la magnéſie, & s'emparant de la terre calcaire, forme avec elle une ſélénite (§. 55.) qui n'étant ſoluble que dans une grande quantité d'eau, ſe précipite, tandis que l'acide du ſel marin s'empare de la magnéſie & forme avec elle un nouveau ſel marin déliqueſcent. (§. 58.)

40. On trouve dans beaucoup d'Eaux Minérales du ſel d'Epſom, mais en petite quantité. Celles dans leſquelles il domine ſont rares, & elles ſont ameres. Telle eſt l'eau de Sedlitz, en Bohême ; je ne ſache pas qu'on nous en ait encore fait connoître en France de cette qualité.

41. Le ſel alkali qu'on trouve dans quelques Eaux Minérales eſt la ſoude ou la baſe du ſel marin, on l'appelle auſſi l'Alkali Minéral.

(*t*) L'huile de Chaux eſt un ſel marin déliqueſcent dont la baſe eſt la terre de la Chaux.

(*u*) Boulduc, analyſe des Eaux de Bourbon. Mém. de l'Académ. an. 1729.

Z iv

42. On le reconnoît à sa saveur lixiviel-
le, par l'effervescence qu'il fait avec les
acides, sur-tout lorsque l'Eau Minérale est
concentrée. Ce sel précipite aussi du vitriol,
de l'alun, du sel d'Epsom, &c. les bases
terreuses ou métalliques de ces sels neutres.
Uni à l'acide du sel marin, il donne un véritable sel marin; avec l'acide nitreux, un
nitre quadrangulaire; avec l'acide vitriolique, un sel de Glauber.

43. Lorsqu'une Eau Minérale fait effervescence avec les acides, il ne faut pas se
presser d'en conclure qu'elle contient du
sel alkali : les Eaux spiritueuses non alkalines présentent le même phénomene. ($.
30. 31. 32.)

44. On doit aussi savoir que dans le résidu des Eaux Minérales évaporées jusqu'à
siccité, ou presqu'à siccité, il peut se trouver, soit une terre absorbante, soit du sel
marin, soit un sel marin déliquescent
($. 58.) qui faisant effervescence avec l'a-
cide vitriolique pourroit en imposer, &
faire prendre mal à propos cette effervescence pour une preuve de la présence d'un
véritable sel alkali dans ce résidu.

45. Pour éviter de pareilles erreurs, on
doit premiérement dissoudre le résidu dans de
l'eau froide, & filtrer. La terre absorbante,
s'il y en a, est retenue sur le filtre,

46. Si cette diffolution filtrée, concentrée par évaporation, ou même réduite à ficcité, fait encore efferveſcence avec l'acide vitriolique, cette efferveſcence peut également dépendre foit de l'action de cet acide fur un fel alkali pur, foit de l'action du même acide fur un fel marin à baſe alkaline, ou à baſe terreuſe. Dans le fecond cas, la vapeur qu'excite cette efferveſcence frappe vivement les narines, eſt évidemment de l'eſprit de fel ; & ce réſidu ne fait point efferveſcence lorſqu'on y verſe un acide végétal, ou de l'eſprit de fel. Si au contraire l'acide vitriolique verſé fur ce réſidu, y excite une efferveſcence, parce qu'elle y trouve un fel alkali, cette efferveſcence ne donne point de vapeurs d'eſprit de fel. Et d'ailleurs elle a lieu également lorſqu'on n'emploie que les acides végétaux & l'eſprit de fel.

47. Lorſqu'une Eau Minérale contient en même-temps du fel alkali & d'autres fels, celui-là cryſtalliſe le dernier.

48. Une Eau Minérale ne peut contenir en même-temps un alkali fixe (§. 41. 42.) & le fel marin déliqueſcent, (§. 58.) puiſque celui-ci feroit néceſſairement décompoſé par le premier. La théorie ou plûtot l'expérience nous met en droit d'aſſurer pareillement que le fel d'Epſom (§. 36.) ne

peut fe trouver dans la même Eau Minéra-le avec cet alkali. Ce qui donne lieu de foupçonner quelqu'erreur dans l'analyfe des Eaux de Bourbon, par M. Boulduc, qui a cru trouver dans ces Eaux du fel alkali fixe minéral & du fel d'Epfom.

49. Rien de plus ordinaire dans l'analyfe des Eaux Minérales, que d'y trouver une terre abforbante.

50. Ce produit eft très-aifé à reconnoître. Les terres abforbantes refufent de fe diffoudre dans l'eau pure, & font effervefcence avec les acides.

51. Dans l'évaporation lente & graduée des Eaux Minérales qui en contiennent, cette terre fe montre la premiere, fous la forme d'écailles légeres qui naiffent à la furface de l'eau, & fe précipitent fucceffivement.

52. Si l'on emploie de l'eau chaude pour diffoudre le réfidu d'une Eau Minérale évaporée à ficcité, on doit obferver avec Springsfeld (x) que par l'intermede des fels neutres, cette eau fe charge d'une partie confidérable de la terre abforbante, fuppofé qu'il y en ait dans ce réfidu.

53. La terre abforbante qu'on trouve dans les Eaux Minérales eft de deux efpe-

____

(x) *Iter Medicum ad thermas Aquifgranenfes, &c.*

ces (§. 13.) l'une est calcaire , l'autre est de l'espece de la magnésie.

54. La premiere fait avec l'acide vitriolique la sélénite (§. 55.) : la seconde combinée avec le même acide donne le sel d'Epsom.

55. La sélénite que l'on trouve dans nombre d'Eaux Minérales , est donc un sel neutre formé par l'union de l'acide vitriolique avec une terre calcaire.

56. Cette composition de la sélénite , se démontre 1°. en produisant le même sel par la combinaison des deux substances que nous venons de nommer ; 2°. en faisant du soufre artificiel avec la sélénite & un flux réductif , exposés à un feu de réverbere dans un creuset bien fermé ; 3°. en traitant de même la sélénite avec le sel de tartre ; faisant ensuite dissoudre & crystalliser , on obtient par ce procédé un tartre vitriolé.

57. La sélénite est une des substances qu'on trouve le plus souvent dans les Eaux Minérales. Ce sel n'est soluble qu'à grande eau. Il se fond difficilement dans la bouche , craque sous la dent , n'a aucun goût. A ce seul examen on le prendroit aisément pour une espece de talc. Dans l'évaporation des Eaux Minérales , c'est une des substances qui se manifestent les premieres,

Elle vient après la terre abforbante, lorfqu'il y en a. Dans cette évaporation elle
cryftallife en aiguilles, qui fechées, paroiffent foyeufes & brillantes : au moyen d'u-
ne évaporation infenfible & fans feu, elle
fe forme en cryftaux plus gros.

58. Dans l'analyfe des Eaux Minérales,
on trouve fouvent du fel marin à bafe terreufe. La terre alkaline qui forme cette
bafe eft de la nature de la magnéfie.

59. Ce n'eft que par une évaporation forte
qu'on peut parvenir à fécher ce fel neutre,
qui refufe de cryftallifer, & qui attire puif-
famment l'humidité de l'air. Et par conféquent l'évaporation ne le démontre dans les
eaux où il fe trouve, qu'après que tous les
autres fels ont cryftallifé.

60. L'huile de tartre par défaillance en
précipite la terre alkaline (§. 58.) & fait
avec l'acide du fel marin, un fel marin régénéré, autrement dit le fel fébrifuge de
Sylvius.

61. On eft fondé à croire que fa faveur
extrêmement vive & piquante (§. 77.),
l'effervefcence qu'y excite l'acide vitriolique (§. 44.) & fa déliquefcence (§. 59.)
l'ont fouvent fait prendre pour un fel alkali.

62. A en juger par les effets de ce fel
fur l'organe du goût, on eft porté à croire

qu'il a beaucoup de part aux propriétés des eaux qui en contiennent ; & qu'employé dans nos ordonnances, foit feul, foit combiné avec d'autres fels neutres, il pourroit être utile dans plufieurs cas.

63. Ne feroit-ce pas à l'affociation de ce fel neutre déliquefcent, (§. 58.) qu'on doit attribuer la petiteffe des cryftaux & la grande déliquefcence de certains fels d'Epfom qu'on rencontre quelquefois dans nos Pharmacies ?

64. Quelques Eaux Minérales contiennent auffi du fel de Glauber. On le reconnoît par fon amertume, par la figure de fes cryftaux, & par fes autres propriétés qui font détaillées dans tous nos livres de Chymie (y).

65. S'il y a de l'alun dans une Eau Minérale, ce qui eft extrémement rare, (§. 16.) on le reconnoît à fa faveur ftyptique. L'huile de tartre par défaillance en précipite une terre alkaline particuliere, & fait avec l'acide de l'alun un tartre vitriolé.

66. Lorfque j'ai dit (§. 17.) que quelques Eaux Minérales falines contenoient du bitume ou pétrole, je n'ai point eu intention de parler de ce pétrole, qui, comme celui de Gabian auprès de Béziers, nage

(y) Voyez entr'autres, A- de M. Boulduc fur le fel des cadémie 1724, le Mémoire | eaux de *Vaccia-Madrid.*

à la surface de l'une des sources d'Eau Minérale qu'on y trouve ; mais j'ai voulu indiquer celui que l'analyse démontre intimement uni & diffous dans ces eaux par l'intermede des sels qu'elles contiennent.

67. Lorsqu'une Eau Minérale contient du bitume qui y est ainsi diffous, l'esprit-de-vin versé sur cette eau, concentrée par évaporation, dégage & précipite ce bitume, & le fait paroître nageant à la surface (z).

68. Enfin une analyse très-exacte des Eaux de Passy, appartenant à M. Calsabigi, y a démontré quelques cryftaux de nitre, espece de sel qu'on ne se seroit pas attendu à trouver dans les Eaux Minérales, avant la découverte de M. Nadeau, qui a fait voir qu'il existe du véritable nitre minéral.

69. Pour éclaircir tout ce qui vient d'être dit (sur les différents produits de l'analyse des Eaux Minérales salines) je proposerai, par exemple, l'analyse de deux ou trois eaux de cette classe.

70. L'air surabondant que contiennent les eaux de Seltz ou Selters se manifeste par tous les indices & expériences rapportés (§. 19, 20, 21, 22.).

(z) **Voyez** l'analyse des eaux de Bourbon, Académie, 1729.

71. Ces eaux évaporées au moyen d'une chaleur douce, donnent un sel qui, par sa saveur & ses crystaux cubiques, se fait aisément reconnoître pour du sel marin.

72. Les Eaux de Balaruc ont un goût très-salé & d'une salure marine, ce qui suffit pour annoncer qu'elles contiennent beaucoup de sel marin.

73. Ces eaux mises en repos dans un vase, déposent aux parois de ce vase des bulles d'air. Elles contiennent donc de l'air surabondant, quoiqu'en petite quantité.

74. L'évaporation graduée fait d'abord paroître nombre de petites écailles blanches, légeres, qui voltigent à la surface de l'eau & se précipitent successivement. Ce premier produit est une terre absorbante. Elle fait effervescence avec les acides, ne se dissout point dans l'eau : unie avec l'acide vitriolique, elle forme une sélénite ; ce qui prouve que cette terre est de nature calcaire.

75. L'évaporation continuée fait paroître ensuite à la surface de l'Eau Minérale une sélénite (§. 56, 57, 58.) qui se précipite successivement au fond du vase & y crystallise sous forme de petites aiguilles, qui, sechées, paroissent soyeuses & brillantes.

76. Continuant l'évaporation, on voit, après la sélénite, se former à la surface de l'Eau Minérale de petits cryftaux, en pyramides quarrées, dont la bafe eft à la furface & la pointe plongée dans l'eau. Ces cryftaux réunis forment une pellicule faline à la furface ; en même-temps il fe forme au fond des cryftaux cubiques.

77. La forme de ces cryftaux ne laiffe aucun lieu de douter que ce fel ne foit du fel commun, que fon goût d'ailleurs fait affez reconnoître.

78. On obferve, à mefure que l'évaporation avance, que les cryftaux de ce fel diminuent de groffeur & deviennent enfin très-petits. (*Voyez* §. 36.).

79. Lorfque le fel marin a ceffé de cryftallifer, il refte une Eau mere, d'un goût extrémement vif & piquant. Si l'on en met une goutte fur la pointe de la langue, fon âcreté pénetre fur le champ jufqu'au gofier.

80. Le fel déliquefcent contenu dans cette Eau mere eft un fel marin à bafe terreufe qui fe reconnoît tant au goût (§. 79.) que par les expériences indiquées. (§. 59, 60.) Ayant confervé pendant plufieurs mois une certaine quantité de ce fel déliquefcent, il m'a paru s'être transformé en partie, en fel d'Epfom cryftallifé, ce que j'ai attribué

à

à l'acide vitriolique répandu dans l'athmofphere. Cette obfervation donne lieu de
préfumer que dans les falines on pourroit
tirer quelque parti de l'Eau Mere qui refte
après la cryftallifation du fel marin. Cette
Eau Mere qui contient également du fel
marin à bafe terreufe, expofée à l'air, pourroit donner au bout de quelques mois affez
de fel d'Epfom pour dédommager ample-
ment du peu de frais qu'il y auroit à faire
pour la conferver.

81. En procédant de la même maniere
(*S.* 74, *& fuiv.*) l'Eau de Bourbon fait
voir en premier lieu une terre abforbante,
enfuite de la félénite, & fucceffivement du
fel marin, du fel d'Epfom, du fel alkali minéral, (aa) & enfin un peu de bitume. (*Voyez*
S. 66 & 67.).

82. Ainfi évaporer lentement les Eaux
Minérales, féparer & examiner foigneufe-
ment les différents produits à mefure qu'ils
fe montrent, voilà en quoi confifte prefque
tout le fecret de l'analyfe des Eaux Minérales falines. Nous n'employons qu'un
petit nombre de réactifs: nous les employons
avec circonfpection ; nous en rejettons beaucoup d'autres que nous regardons comme in-

(aa) Voyez S. 48. l'erreur que nous foupçonnons dans
cette analyfe.

Tome I.   A a

fideles, & incapables de donner des lumieres affez précifes fur la nature des fubftances qui entrent dans la compofition de ces
eaux.

83. Les Eaux Minérales falines font en
général toniques, apéritives, diurétiques,
réfolutives. Elles font fingulierement propres à diffoudre les matieres glaireufes, te-
naces qui adherent dans certaines maladies
aux parois de l'eftomach & des inteftins.
Dans le nombre de ces eaux, il y en a
beaucoup qui font affez chargées de fels
pour devenir purgatives, lorfqu'on les prend
à grande dofe, par exemple, à celle de 4,
6 ou 7 livres dans l'efpace d'une heure.

84. L'expérience a fait connoître que l'u-
fage intérieur de ces Eaux étoit utile dans
certains vomiffements, & dans quelques autres affections de l'eftomach, qui paroiffent
dépendre de glaires qui adherent opiniâtre-
ment à la membrane interne de ce vifcere.

85. Dans ce cas on doit en général préférer les Eaux falines purgatives, & en
proportionner la dofe à la conftitution plus
ou moins forte du fujet.

86. Il eft prefque fuperflu d'avertir que
ces Eaux deviendroient nuifibles, loin d'être
utiles, dans les cas où ces fortes de maladies dépendroient, foit de quelque tumeur

survenue au pylore, ou dans quelque point du canal intestinal, soit d'une trop grande sensibilité ou de l'irritation des membranes de l'estomach.

87. Les Eaux salines purgatives, prises plusieurs jours de suite produisent de très-bons effets dans le vertige, lorsqu'il dépend de matieres bilieuses amassées dans les premieres voies.

88. Elles sont encore utiles dans l'hémiplégie. On peut voir ce que j'ai dit à ce sujet dans mon Mémoire sur l'usage des Eaux de Balaruc, & les considérations nécessaires pour les placer à propos & éviter de les donner dans les cas où elles pourroient nuire.

89. Il y a aussi quelques cas d'épilepsie, dans lesquels ces Eaux prises intérieurement paroissent réussir. *Voyez* le Mémoire que je viens de citer.

90. On sait combien les Eaux Minérales sont vantées pour la guérison de la jaunisse. Les salines purgatives m'ont paru être les plus efficaces, & guérir cette maladie plus promptement que celles qui ne le sont pas. Ces Eaux paroissent même avoir la vertu de dissoudre les pierres biliaires ; au moins les ai-je vu, & particulierement celles de Vals, réussir dans la guérison de coliques périodiques, suivies de jaunisse, qui avoient tous

les signes de celles qui tiennent à une pareille cause.

91. J'ai observé (§. 33.) que l'air surabondant qui dans les entrailles se dégage des Eaux spiritueuses, les rend dans ce cas peu convenables aux malades qui sont tourmentés d'affections venteuses.

92. Les Eaux Minérales salines sont propres à la guérison des fievres quartes opiniâtres; dans ce cas on doit préférer celles qui sont purgatives. Nous voyons souvent les Eaux de Balaruc guérir des fievres de cette espece, qui avoient long-temps résisté à d'autres remedes.

93. Ces Eaux sont encore utiles dans la colique néphrétique, lorsqu'elle dépend d'un sable fin qui puisse être entraîné par le torrent des urines. On voit bien que dans ce cas on donne la préférence à celles qui sont légeres & simplement diurétiques : on fait prendre ces Eaux dans les longs intervalles, que laissent les accès de cette maladie. Le bain domestique qu'on fait prendre en même-temps le soir, aide puissamment la détersion des voies urinaires.

94. Les Eaux Minérales tant salines que martiales sont non-seulement utiles pour provoquer le retour des regles, elles produisent même un effet qui, au premier coup d'œil, paroît tout-à-fait contraire. El-

les réuſſiſſent ſouvent à diminuer & à arrêter les pertes de ſang, lorſque cette incommodité dépend d'un commencement d'obſtruction dans les vaiſſeaux de la matrice ou
de quelqu'autre viſcere.

95. Ce que nous venons de dire (§. 94.)
au ſujet des régles, peut s'appliquer également au flux hémorrhoïdal (*bb*.)

96. Enfin l'expérience fait voir que les
Eaux Minérales légeres, par leur qualité
délayante & diurétique ſont très-utiles dans
les maladies de la peau.

97. On peut dire des Eaux Minérales
comme de tous les remedes efficaces, que
très-utiles, lorſqu'elles ſont employées avec
prudence & diſcernement, elles deviennent
nuiſibles lorſqu'on les prend dans des cas
auxquels elles ne conviennent pas.

98. On doit donc en premier lieu éviter
en général de donner des Eaux Minérales
à toutes perſonnes qui ayant des friſſons, du
mal à la tête, des laſſitudes ſpontanées,
ſont évidemment menacées de fievre continue, & à plus forte raiſon ſi elles l'ont déja.
J'ai vu plus d'une fois de pareilles impru-
dences ſuivies de maladies fâcheuſes.

99. Les Eaux Minérales ſalines, ſur-tout
celles qui ſont fort chargées de ſels, ne conviennent pas aux perſonnes qui ont la poi-

____

(*bb*) Voyez H̦off. *De thermar. & acidul. uſu & abuſu.*

A a iij

trine délicate & qui font fujettes au crachement de fang.

100. Elles conviennent encore moins aux
malades qui ont quelque tumeur déja ancienne, confidérable & rénitente dans quelque vifcere, & à plus forte raifon fi de
telles tumeurs ont acquis la dureté du fquir-
rhe. Donner des ! aux Minérales à de tels
malades, c'eft, loin de les foulager, hâter
l'hydropifie, à laquelle ils n'ont que trop
d difpofition.

101. Donner des Eaux Minérales à quelque
malade qui auroit un abfcès intérieur ou un
commencement d'épanchement dans le ventre ou dans la poitrine, feroit une impru-
dence fi groffiere qu'elle mérite à peine d'ê-
tre remarquée.

102. On doit éviter de donner à grande
dofe des Eaux Minérales non purgatives
aux perfonnes qui, lorfqu'elles boivent beaucoup d'eau, ne la rendent pas facilement &
promptement par les urines, ou qui à raifon
de leur tempérament pituiteux & froid, ont
quelque difpofition particuliere à l'hydropifie.

103. On ne doit pas non plus, à moins
d'y être déterminé par de fortes raifons,
donner des Eaux Minérales falines, fur-tout
fi elles font un peu fortes, aux perfonnes
qui font afthmatiques ou fujettes à la dyfu-
rie.

104. L'expérience fait voir qu'en général les Eaux Minérales non purgatives conviennent moins aux vieillards, qu'aux perſonnes qui ſont ou jeunes ou dans la vigueur de l'âge.

105. Les perſonnes fort ſujettes aux affections venteuſes ſont ſouvent incommodées de l'uſage des Eaux Minérales aérées.

106. Ces Eaux portant auſſi à la tête & cauſant une eſpece d'yvreſſe, on ne s'en ſert pas communément pour purger les paralytiques, ni les malades qui ont des vertiges, qui ſont ſujets à la migraine, ou pour leſquels on craint un accès de délire maniaque, vaporeux ou mélancholique. On préfere dans ce cas les Eaux Minérales ſalines qui purgent efficacement & qui ne ſont point aérées.

107. On craindroit même de faire prendre ces dernieres à certains paralytiques dont le regard indécis & ſtupide annonce que leur *ſenſorium commune* n'eſt pas parfaitement libre. (*cc*)

108. Si l'on n'avoit ſous la main qu'une Eau ſaline aérée, dont la compoſition parût d'ailleurs convenable pour le cas dans lequel on déſireroit l'employer, mais que l'on craignît ſeulement que l'air ſurabondant ne produiſît

(*cc*) Voyez mon Mémoire ſur l'uſage des Eaux de Balaruc.

de mauvais effets, on fait (§. 21.) le moyen de l'en dépouiller.

109. On fait prendre les Eaux Minérales falines de différentes manieres fuivant leurs diverfes propriétés & les indications qu'on fe propofe de remplir.

110. Les Eaux falines purgatives doivent fe prendre de bon matin , à grandes dofes & dans peu de temps, par exemple, à la do-fe de cinq, fix ou fept livres dans l'efpace d'une heure ; on fent bien que cette dofe doit varier fuivant la différente conftitution des fujets.

111. On les prend de cette maniere trois jours, quelquefois même jufqu'à fix jours de fuite , dans les maladies où il paroît im-portant de nétoyer parfaitement les premie-res voies.

112. Les Eaux Minérales dont on preffe ainfi la boiffon , doivent en général être pri-fes chaudes , à-peu-près du 35 au 40e. de-gré, foit qu'on les trouve telles à la fource , foit qu'on les faffe chauffer au bain-ma-rie.

113. On aide ordinairement l'action des Eaux falines purgatives par l'addition de quelque léger purgatif, fur-tout le premier & le dernier jour de l'ufage de ces Eaux. Cette précaution eft abfolument néceffaire chez les perfonnes que ces eaux ne peuvent

émouvoir. Elle devient fuperflue chez celles que ces Eaux purgent efficacement.

114. On fait prendre auffi à grande dofe,
par exemple à celle de quatre à cinq livres,
les eaux falines légeres que l'on emploie
comme diurétiques ; on ne doit pas en preffer autant la boiffon, & il eft avantageux
de les prendre froides ; mais beaucoup de
perfonnes ne peuvent les fupporter de cette
maniere, fur-tout fi la faifon n'eft pas bien
chaude.

115. On fait continuer l'ufage de ces Eaux
neuf, douze, quinze & même vingt matins
de fuite. On les fait prendre à plus petite
dofe, à proportion qu'on veut en faire continuer l'ufage plus long-temps. Ce qui peut
s'appliquer également aux cas où l'on emploie les eaux comme fimplement altérantes, par exemple, dans les maladies de la
peau.

116. On doit fentir que les limites qui diftinguent les Eaux falines purgatives de celles
qui font fimplement diurétiques, ne peuvent être marquées avec précifion. Quelques-unes de ces Eaux font décidément purgatives, telles font celles de Vichy, de
Balaruc : d'autres très-légeres ne font que
diurétiques ; mais il y en a d'un degré intermédiaire, qui purgeront, par exemple, tel
fujet, & qui à tel autre ne feront que paffer

par les urines ; les mêmes Eaux prifes à grandes dofes & en peu de temps purgeront une perfonne , & ne la purgeront pas quoique prifes à la même dofe fi on en preſſe moins la boiſſon.

117. Les Eaux falines ainfi que les fulphureufes & les martiales , s'ordonnent en général au milieu du printemps, dans l'été & au commencement de l'automne : on fait prendre néanmoins en tous temps les falines purgatives, lorfque le cas le requiert.

118. Nous ne difons rien ici des bains tempérés qu'on donne à quelques fources d'Eaux thermales falines , & qui pour leurs effets ne different pas fenfiblement des bains domeftiques , fur lefquels on a tant écrit. Nous ne parlerons pas non plus des bains chauds , ni des douches, ni du bain de vapeurs. Nous renvoyons pour cet objet au Mémoire fur l'ufage des Eaux de Balaruc , qui fe trouve dans ce même volume.

119. L'air libre & pur de la campagne, un exercice modéré , les amufements contribuent infiniment aux effets falutaires des Eaux Minérales. Le gros jeu , les veilles , la bonne chere , ne font que trop fouvent les caufes de leur peu de fuccès.

CHAPITRE SECOND.

Des Eaux Minérales Martiales.

120. L E s Eaux Minérales Martiales font ainfi nommées parce qu'elles contiennent du fer.

121. La Noix de Galle eft pour les Eaux Martiales, une efpece de pierre de touche qui les fait aifément reconnoître.

122. La poudre de Noix de Galle jettée fur une Eau Martiale, lui fait donc prendre foit une couleur pourpre plus ou moins foncée, foit une couleur violette ou d'un noir délayé.

123. La couleur plus ou moins foncée que la Noix de Galle communique aux Eaux Martiales, eft un indice du plus ou moins de fer qu'elles contiennent.

124. Si une Eau réputée Martiale foumife à cette épreuve ne fe teint point, comme on vient de le dire (§. 122.), on peut affurer qu'elle n'eft pas Martiale, quand même, par une analyfe recherchée & pour ainfi dire minutieufe, on pourroit parvenir à y démontrer quelques atómes de fer, comme l'a fait M. Boulduc pour les Eaux de Bourbon.

125. Il y a deux efpeces d'Eaux Martiales.

126. Les unes contiennent un véritable vitriol de Mars ; la Noix de Galle les colore en noir plus ou moins délayé ; évaporées, elles donnent des cryftaux de vitriol ; expofées à l'air, expofées à la chaleur, mifes fous le récipient d'une machine pneumatique, enfin gardées des années entieres dans des bouteilles, elles confervent leur qualité d'Eaux Martiales, & fe démontrent telles à l'épreuve (§. 122.).

127. Les Eaux Martiales de cette efpece (§. 126.) font rares. Nous connoiffons cependant celles de Paffy, dites de Calfabigi (*dd*) celles de Vinai, en Piémont (*ee*) & celles de la fource de Vals, qu'on appelle *la Dominique*.

128. Les Eaux Martiales de la feconde efpece font infiniment plus communes ; le fer

(*dd*) Voyez l'analyfe de ces Eaux par Meffieurs Venel & Bayen, & celle qu'en a donnée M. Rouelle le cadet.

(*ee*) Ces Eaux font fort employées par les Médecins de Piémont & par ceux de la haute Provence. Elles font chaudes au 52ᵉ. degré du thermometre de M. de Réaumur, efpece de phénomene pour les Eaux Martiales, & qui, fi je ne me trompe, ne peut avoir lieu que dans celles de cette premiere efpece, puif- que la chaleur altere promptement la compofition des autres (§. 128.) Ce que j'avance ici du degré de chaleur & du vitriol que contiennent les Eaux de Vinai, je le tiens de M. Giavelli, Médecin de Turin, qui d'ailleurs m'a envoyé quelques onces de réfidu de l'évaporation de ces Eaux, duquel il étoit facile de tirer par diffolution, évaporation & cryftallifation des cryftaux de Vitriol de Mars.

qu'elles contiennent n'y eft pas combiné avec l'acide vitriolique. Mais l'état de diffolution dont il y jouit eft fi foible & pour ainfi dire fi tendre, que le moindre degré de chaleur, le feul accès de l'air libre, le vuide de Boyle, alterent la compofition de ces Eaux & en précipitent le fer, effet qui eft produit par le temps feul, dans les vaiffeaux les plus exactement bouchés. La Noix de Galle leur fait prendre une teinte pourpre plus ou moins foncée. L'analyfe ne peut y démonter un feul atôme de vitriol.

129. Les fameufes Eaux de Pyrmont, de Spa; celles de Paffy, que leur proximité de Paris a rendu fi célébres; celles de Forges; celles de Gabian; celles de Vals, de la fource dite la Marquife, &c. font des Eaux Martiales de cette deuxieme efpece. (§. 128.)

130. Il fuit de ce qu'on a dit (§. 128.) que ce n'eft qu'à leur fource qu'on peut prendre ces Eaux dans leur intégrité; encore faut-il pour cela les y prendre froides: tranfportées au loin, gardées long-temps dans les magafins, elles ont entierement dépofé leur fer, & n'agiffent plus qu'à raifon des fubftances falines, dont toutes ces Eaux font plus ou moins imprégnées. (*Voyez le* §. 7.)

131. Ces Eaux (§. 128.) font froides.

Nombre d'entr'elles font éminemment fpiritueufes ou aérées. (§. 18 & *fuiv.*)

132. Celles qui, comme les Eaux de Paffy,
contiennent très-peu d'air furabondant, ont
fimplement un goût ftyptique plus ou moins
fort. Celles qui font notablement fpiritueufes ont de plus le goût piquant, (§. 4.) qui
obfcurcit beaucoup le premier.

133. Ces eaux (§. 128.) different entr'elles, foit par le plus ou moins de fer qu'elles
contiennent, foit à raifon de la quantité ou
de la qualité des fubftances, foit falines, foit
terreufes qui s'y trouvent avec le fer.

134. Par le moyen de l'expérience (§.
123.) on reconnoît fi une Eau Martiale eft
forte ou légere Si l'on veut favoir avec
précifion qu'elle quantité de fer tient en
diffolution une mefure donnée d'une Eau
Martiale de la feconde efpece, il fuffit de
la laiffer expofée à l'air libre jufqu'à ce que
le fer qu'elle contient foit précipité ; on fait
fécher enfuite ce fédiment ou fafran mar-
tial & on le pefe

135. On pourroit auffi traiter ce fédiment
au feu de réverbere avec un flux réductif
& pefer le fer attirable par l'aimant qu'on
auroit obtenu par ce procédé. Mais de telles précifions me paroiffent minutieufes &
fuperflues.

136. Pour ce qui concerne les autres

subſtances, ſoit ſalines, ſoit terreuſes, qui peuvent être contenues dans une Eau Martiale, j'ai donné en parlant des Eaux Salines, les moyens de les reconnoître & de les démontrer.

137. Quelques grains de limaille de fer mouiliés & triturés avec un égal poids de fleurs de ſoufre, mis dans un lieu frais en digeſtion dans une bouteille pleine d'eau pure & bouchée avec le plus grand ſoin, communiquent à cette eau, dans l'eſpace de trois ou quatre jours toutes les propriétés (§. 128.) d'une Eau Martiale de la ſeconde eſpece. On peut donc par le moyen de cette diſſolution particuliere du fer, & en la mêlant en telle ou telle proportion avec une Eau Saline naturelle ou factice, plus ou moins compoſée, plus ou moins aérée, imiter avec un certain degré de préciſion les variétés que l'on obſerve dans la compoſition des Eaux Minérales Martiales de cette ſeconde eſpece (§. 128.)

138. Il ſeroit ſuperflu d'expoſer les moyens dont on peut ſe ſervir pour imiter les Eaux Martiales vitrioliques. (§. 126.)

139. Les Eaux Martiales ne tirent pas uniquement leurs vertus du fer qu'elles contiennent, elles ſont en même-temps ſalines (§. 7, 136.) & ont des propriétés (§. 83.) qui leur ſont communes avec les Eaux Sa-

lines. On les emploie même presqu'indiftinctement dans les cas (§. 84, 87, 90,
93, 94, 95.) & souvent nous ne nous dé-
cidons à donner la préférence à telle Eau
saline ou martiale qu'à raison de la com-
modité qu'a le malade de s'y transporter
plus aisément & à moins de frais, ou de se
les procurer chez lui plus récentes & moins
altérées.

140. Les Eaux Martiales, plus éminemment toniques & légérement astringentes,
sont cependant préferées dans certains cas :
par exemple, lorsqu'il s'agit de modérer un
flux menstruel ou hémorrhoïdal. Elles sont
aussi plus particulierement recommandées
pour la guérison des pâles couleurs, des
cours de ventre opiniâtres, des pertes blanches, des pertes de semence, des écoule-
ments opiniâtres, qui succedent aux gonor-
rhées vénériennes. Plusieurs Auteurs assurent aussi que ces Eaux sont très-utiles pour
la guérison de la paralysie scorbutique, espece de maladie que nous ne sommes guéres
à portée d'observer dans ce climat.

141. Pour ce qui concerne l'emploi méthodique des Eaux Martiales, soit purgatives, soit simplement altérantes & diurétiques, on doit consulter ce que nous avons
dit sur le même sujet en parlant des Eaux
Salines. (§. 98 & *suiv.*)

CHAPITRE

CHAPITRE TROISIEME

Des Eaux Minérales Sulphureufes.

142. Les Eaux Sulphureufes exhalent une odeur d'œufs couvés, ou plûtot d'œufs durs qu'on ouvre tout chauds. Elles impriment une couleur rougeâtre gorge de pigeon, violette, brune, noire à la fuperficie des lames d'argent qu'on y plonge ou qu'on expofe à leur vapeur. Cette claffe d'Eaux Minérales eft très-nombreufe. On y compte celles de Barreges, de Cauterêts ; les Eaux chaudes ; les Eaux bonnes ; celles de Bagneres, de Luchon, &c. dans le Béarn ; les Eaux de Molitx, & plufieurs autres dans les Pyrenées du Rouffillon ; les Eaux de Bagnols dans le Gévaudan, celles d'Aix-la-Chapelle, &c.

143. Nombre de faits démontrent que ces Eaux (§. 142.) font effectivement imprégnées de foufre. Leur odeur quoique moins forte eft évidemment analogue à celle du foie de foufre. Il fe fublime du véritable foufre aux parois des conduits des Eaux d'Aix-la-Chapelle ; il s'en ramaffe à la furface des Eaux de la Source *Puante* auprès

d'Alais (*ff*); on trouve dans beaucoup d'Eaux Sulphureufes des efpeces de glaires , qui féchées brûlent comme le foufre & exhalent la même odeur. Le vinaigre exalte dans l'inftant l'odeur de ces eaux , comme celle de la diffolution de foie de foufre. Ces eaux & cette diffolution produifent des effets femblables fur l'argent & fur la diffolution d'argent. Enfin c'eft par une diffolution particuliere du foufre , qu'on réuffit à faire des Eaux Sulphureufes artificielles qui ont les propriétés fenfibles & chymiques des naturelles.

144. Cependant perfonne n'a donné jufqu'à préfent le moyen d'analyfer ces Eaux de maniere à en extraire, à mettre fous les yeux le foufre qu'elles contiennent fi évidemment. La grande difficulté d'un telle analyfe me paroît tenir à deux caufes principales. Premierement , à l'extrême volatilité dont jouit le foufre dans la diffolution particuliere qui conftitue les Eaux Sulphureufes. (*Voyez le* §. 146.) Secondement , à ce qu'une quantité de foufre exceffivement petite fuffit cependant pour communiquer une odeur d'œufs couvés à un volume d'eau confidérable. (*gg*)

(*ff*) Voyez les Mémoire de M. de Sauvages fur les Eaux d'Alais.

(*gg*) Voyez mon Mémoire fur les Eaux Sulphureufes artificielles.

145. C'eſt en employant une terre abſorbante pour intermede , qu'on réuſſit à diſſoudre le ſoufre dans l'eau , de maniere à bien imiter les Eaux Sulphureuſes (*hh*) L'analyſe démontre une terre de cette nature dans les Eaux d'Aix-la-Chapelle (*ii*) , de Barreges. (*kk*) Cette terre eſt plus abondante dans les Eaux d'Aix-la-Chapelle qui ſont plus éminemment ſulphureuſes. On n en trouve que très-peu ou point du tout dans les Eaux de cette claſſe qui ſont très-foibles. Nous avons donc tout lieu de préſumer ou plutôt de conclure que les terres abſorbantes ſont auſſi l'intermede dont ſe ſert la nature dans la diſſolution particuliere du ſoufre , qui conſtitue les Eaux Sulphureuſes qu'elle nous donne.

146. Le ſoufre ainſi diſſous ſe dégage & s'exhale très-facilement. Une chaleur douce, le ſeul accès de l'air libre ſuffiſent pour faire perdre à une Eau Sulphureuſe ſon odeur , ſon goût & les autres propriétés (§. 142. 143.) qui la conſtituent ſulphureuſe. Ces eaux ſe conſervent un certain temps dans des bouteilles bien bouchées. Celles qui ſont

---

(*hh*) Ibid.

(*ii*) Voyez *l'Iter Medicum*, &c. de Springsfeld. M. Monet rapporte dans ſon Traité des Eaux Minérales des expériences qui prouvent que la terre abſorbante qui ſe trouve dans les Eaux d'Aix-la-Chapelle , eſt une terre calcaire.

(*kk*) Académie 1747.

foibles y perdent bientôt leur qualité, celles qui font fortes s'y confervent mieux. Mais leur odeur, devenue plus forte & même dégénérée, femble quelquefois annoncer qu'elles y ont fubi une efpece de corruption.

147. C'eft pourquoi (§. 146.) il n'y a prefque pas de comparaifon à faire entre les effets de ces Eaux prifes à leur fource, ou tranfportées, fur-tout lorfqu'elles ont un peu vieilli dans les magafins.

148. Les Eaux Sulphureufes font prefque toutes chaudes, mais à des degrés très-différents. Celles d'Aix-la-Chapelle, celles d'Olete dans le Rouffillon, ont une chaleur qui approche de celle de l'eau bouillante : celles de Barreges font chaudes à-peu-près au 40ᵉ. degré ; celles de Nyer, dans le Rouffillon, au 19ᵉ. (*ll*)

149. Le goût des Eaux Sulphureufes eft défagréable, ainfi que leur odeur ; le degré de ces deux qualités fuffit pour faire juger à-peu-près du degré de leur force. On peut encore en juger par la couleur plus ou moins foncée qu'elles donnent aux lames d'argent, & par le plus ou moins de promptitude avec laquelle elle produifent cet effet. Les Eaux Sulphureufes très-foibles, expofées à l'air perdent leur odeur dans un

(*ll*) Voyez le Traité des Eaux Minérales du Rouffillon par M. Carrere.

inftant. Celles qui font fortes ne la perdent entierement que dans l'efpace de dix-huit ou vingt-quatre heures.

150. L'odeur des Eaux Sulphureufes re-froidies, eft plus forte & plus défagréable que lorfqu'elles font chaudes.

151. Ces eaux font en général onctueu-fes & rendent la peau douce.

152. Il y a des Eaux Sulphureufes qui ne contiennent que très-peu de fubftances falines, & ce font les plus eftimées. Telles font les Eaux de Barreges, de Cauterêts, de Molitx, &c. Il y en a d'autres qui, com-me les Eaux d'Aix-la-Chapelle, en contien-nent beaucoup. Les vertus ou facultés de ces dernieres, font compofées de celles des Eaux Salines & de celles des Eaux Sulphu-reufes.

153. Prifes intérieurement, les Eaux Sul-phureufes ferrent le ventre. Elles paffent par les urines en proportion de la quantité qu'on en boit. Plus ou moins échauffantes fuivant leur degré de force, (§. 149.) elles accélerent la circulation du fang, portent un peu à la tête, diminuent le fommeil, aug-mentent la tranfpiration & l'appétit; elles excitent quelquefois le crachement de fang aux perfonnes qui y ont de la difpofition.

154. On les fait prendre le matin à jeun. La dofe en eft différente fuivant leur degré

de force. Celles de Bagnols , dans le Gévaudan , qui font très-foibles , peuvent fe prendre jufqu'à la dofe de quatre , de fix livres.
On ne prend celles de Barreges , de Caute-
réts , de Molitx , qu'à celle de trois , quatre , cinq gobelets ; & même dans plufieurs cas on les coupe utilement avec le
lait.

155. L'expérience a fait connoître que
ces Eaux Sulphureufes prifes intérieurement
étoient particulierement utiles dans les maladies opiniâtres de l'eftomach , qui dépendent de l'inertie de ce vifcere , des crudités
glaireufes & acides qui s'y ramaffent.

156. Elles m'ont paru avoir des fuccès
très-marqués dans les cours de ventre opiniâtres , & même dans la dyffenterie chro-
nique.

157. Elles font recommandées à jufte
titre pour la guérifon des pâles couleurs &
pour le rétabliffement des régles diminuées
ou fupprimées. Dans ce dernier cas on craindroit de les employer chez les perfonnes
qui ont des difpofitions marquées aux affections fpafmodiques & au crachement de
fang.

158. Ces Eaux ont été particulierement
célébrées pour les belles cures qu'elles ont
faites dans certaines maladies de poitrine.
Mais le bruit même qu'ont fait ces cures ,

y a souvent attiré des malades auxquels elles ne convenoient pas. Les plus habiles Médecins en recommandent l'usage pour fondre les duretés tuberculeuses du poumon, ou pour en déterger les ulceres; mais seulement dans les cas de cette espece où il n'y a que très-peu ou point de fievre. Si la fievre lente est bien établie, & sur-tout si elle a une marche un peu vive, alors ces Eaux nuisent pour l'ordinaire, loin de produire les bons effets qu'on se croyoit en droit d'en attendre. Si le malade est suspect de quelque disposition à l'hémophthysie, s'il est fort susceptible d'échauffement & d'irritation, nous donnons la préférence aux Eaux Sulphureuses foibles, à celles de Bagnols, par exemple; ou si nous conseillons les Eaux de Cauterêts ou de Molitx qui sont plus fortes, nous recommandons de les prendre à petites doses & coupées avec du lait.

159. Personne n'ignore combien la douche de Barreges est renommée pour la guérison des ulceres calleux, fistuleux, invétérés. Les effets admirables qu'elle produit dans ce genre de maladie, dépendent & de la qualité sulphureuse des Eaux de Barreges, & de leur degré de chaleur qui est porté à-peu-près au 40°. degré. Cette douche excite une sorte de fievre locale, augmente la suppuration, favorise la détersion

de l'ulcere, en fond les callofités ; en un mot elle le renouvelle pour ainfi dire, & le ramene à la condition d'une plaie fim-ple.

160. C'eft une chofe connue, que l'opiniâ-treté des vieux ulceres, fuites de coups de feu, dépend fouvent de quelque morceau de che-mife, de drap, &c. qui y eft retenu ; la nou-velle inflammation, l'augmentation de fup-puration qu'excite la douche, déterminent quelquefois l'expulfion de ces corps étran-gers.

161. Les habiles Médecins & Chirur-giens, qui dirigent aux Eaux le traitement de tels ulceres, ne négligent pas d'y faire en même-temps les injections, les dilata-tions, les contr'ouvertures néceffaires pour remédier à la ftagnation du pus : & même fi l'ulcere eft entretenu par une carie, il eft quelquefois néceffaire de découvrir l'os affecté, & de mettre en ufage les opérations & les remedes convenables pour enlever ou procurer l'exfoliation de la partie de cet os qui eft cariée.

162. Dans ces fortes de cas, (§. 159.) pour feconder ce bon effet de la douche, on confeille ordinairement au malade de prendre chaque jour quelques gobelets d'Eaux Minérales & le bain tempéré.

163. Les Eaux Sulphureufes prifes intérieu-

rement, & les bains (*mm*) des mêmes Eaux, font utiles dans les maladies de la peau, comme les dartres, les galles opiniâtres, la teigne. Les bains tempérés à-peu-près du 28 au 32e. degré me paroissent convenir dans ces fortes de cas. Des bains plus chauds pourroient nuire loin d'être utiles. On doit aussi favoir que la guérison de ces maladies, ne doit être entreprise qu'avec beaucoup de circonspection, & qu'il est souvent prudent de ne pas l'entreprendre.

164. Les Eaux de Barreges ont quelquefois des succès brillants même dans les écrouelles, mais particulierement chez les fujets qui font dans l'époque de la puberté. Les Médecins de Barreges pensent que dans cette maladie les frictions mercurielles ajoutent beaucoup à l'efficacité de leurs Eaux. M. de Bordeu (*nn*) rapporte quelques exemples de cures opérées par cette méthode, même fur des malades qui avoient passé l'âge de puberté.

165. Les Eaux Sulphureufes qui font chaudes du 36 au 40 ou 42e. degré, peuvent encore donner des bains très-utiles dans la guérison des paralyfies, de certai-

<hr>

(*mm*) Voyez Springesfeld. *licr medicum, &c.*

(*nn*) Differtation fur les écrouelles. **On doit auffi** confulter particulierement fur l'ufage des Eaux Sulphureufes, fa Differtation intitulée: *Aquitaniæ Min. Aquæ.*

nes roideurs des articulations, particulierement aux genoux, de leur gonflement, de
leur hydropifie menaçante ou confirmée.
Les bains tempérés, les bains de vapeurs
des mêmes Eaux, peuvent être très-utiles
dans la fciatique & les douleurs rhumatifmales chroniques. Mais ces différents bains
d'Eaux Sulphureufes partageant ces propriétés avec les bains de nombre d'Eaux de
qualités très-différentes, les effets falutaires
qu'ils produifent dans ces fortes de cas, doivent être attribués à leur degré de chaleur,
& non à leur qualité fulphureufe.

CHAPITRE QUATRIEME

Des Eaux chaudes Minérales. (§. 2.)

166. H OFFMAN obferve qu'il y a plufieurs Eaux de cette efpece tant en Allemagne qu'en Italie (*oo*). Nous en avons auffi
en France. Telles font celles de S. Laurent
en Vivarais, une partie des Eaux nombreufes de Bagneres, celles de Rennes en Languedoc.

167. Ces Eaux font les plus faciles à
reconnoître ; le goût, l'odorat n'y découvrent rien de minéral : évaporées, elles ne
laiffent que très-peu ou point de réfidu.

168. Quoique dépourvues de fubftances
minérales, ces Eaux ne font pas fans vertus. On les emploie utilement dans le traitement des affections vaporeufes hypocondriaques, des maladies d'irritation des reins,
de la veffie, de la poitrine & des dérangements opiniâtres de l'eftomach, qui dépendent de la même caufe.

169. Les malades qu'on envoie à ces
Eaux, en prennent plus ou moins dans la

____

(*oo*) *De aquâ medicinâ univerfali.* §. 23.

matinée ; plufieurs même en boivent à leurs repas. On joint ordinairement à leur ufage intérieur celui du bain tempéré.

170. On voit aifément pourquoi ces Eaux ne fe tranfportent pas comme les autres pour être employées loin de leur fource, par les malades qui ne peuvent s'y rendre. Les Eaux de Bagneres font de toutes les fources de cette efpece, celles qui font les plus fréquentées.

171. Les Eaux chaudes non Minérales font, fans contredit, très-faciles à imiter. Il fuffit pour cela de faire tiédir une eau pure quelconque au bain-marie, afin qu'elle ne prenne ni le goût ni l'odeur qu'elle contracte néceffairement lorfqu'on la fait chauffer à feu nud. On peut donc y fuppléer de cette maniere, quelque fimple qu'elle paroiffe, & on y fupplée peut-être fans le croire dans beaucoup de cas des maladies (§. 168.) où l'on prefcrit avec fuccès l'ufage abondant d'une Eau de poulet, d'une Eau de veau infiniment légere : mais on ne doit pas perdre de vue que le voyage qu'on entreprend pour fe rendre à ces Eaux, l'exercice journalier qu'on y fait, la diffipation qu'y procure la nouveauté des objets, l'air libre & pur qu'on y refpire, revendiquent une part confidérable des bons effets qu'elles produifent.

172. Ces Eaux peuvent encore, fuivant leurs divers degrés de chaleur, donner des bains chauds, des douches, des bains de vapeurs qu'on peut employer utilement dans la guérifon de la paralyfie, de la fciatique, des douleurs rhumatifmales chroniques. *Voyez le* §. 165.

173. Les Eaux Minérales étant fi utiles & fi fouvent employées dans le traitement des maladies chroniques, les jeunes Médecins ne peuvent être trop empreffés de s'inftruire de la nature & des propriétés de celles qui font les plus employées dans le pays où ils ont fixé leur réfidence.

174. Les meilleurs fources dans lefquelles on peut puifer ces connoiffances, font, fi je ne me trompe, les nombreufes Differtations d'Hoffman, celle de M. Preffeux fur les Eaux de Spa, celle de Seip fur les Eaux de Pyrmont ; nombre de Mémoires inférés dans ceux de l'Académie des Sciences, *l'Iter Medicum* de Springsfeld ; la differtation de M. Bordeu, intitulée, *Aquitaniæ Min. Aquæ*; l'analyfe des Eaux de Seltz, par M. Vénel; le Traité des Eaux Minérales du Rouffillon, par M. Carrere ; le Traité des Eaux de Spa, par M. Limbourg ; le Traité des Eaux Minérales, par M. Monet.

175. Les Auteurs qui ont écrit fur l'ufage

particulier de certaines Eaux Minérales, font fouvent trop généreux dans le nombre de propriétés , & fur-tout de propriétés exclu- fives qu'ils leur attribuent. On doit donc péfer attentivement le degré de confiance qu'ils méritent, & fe tenir en garde contre les erreurs qu'ils pourroient nous commu- niquer.

F I N.

400

des Exemplaires contrefaits, de trois mille livres d'amende
contre chacun des contrevenants, dont un tiers à Nous,
un tiers à l'Hôtel-Dieu de Paris, & l'autre tiers audit Ex-
posant ou à celui qui aura droit de lui, & de tous dépens,
dommages & intérêts ; à la charge que ces Présentes seront
enregistrées tout au long sur le registre de la Communauté
des Imprimeurs & Libraires de Paris, dans trois mois de la
date d'icelles ; que l'impression dudit Ouvrage sera faite dans
notre Royaume, & non ailleurs, en beau papier & beaux
caractères, conformément aux Réglemens de la Librairie,
& notamment à celui du 10 Avril 1725 ; a peine de dé-
chéance du présent Privilege ; qu'avant de l'exposer en
vente, le Manuscrit qui aura servi de Copie à l'impression
dudit Ouvrage sera remis dans le meme état où l'Approbation y aura été donnée, ès mains de notre très-cher &
féal Chevalier, Chancelier Garde des Sceaux de France, le
sieur DE MAUPEOU ; qu'il en sera ensuite remis deux Exemplaires dans notre Bibliotheque publique, un dans celle de
notre Château du Louvre, & un dans celle dudit sieur DE
MAUPEOU ; le tout à peine de nullité des Présentes : du
contenu desquelles vous mandons & enjoignons de faire jouir
ledit Exposant & ses ayant cause, pleinement & paisiblement,
sans souffrir qu'il leur soit fait aucun trouble ou empeche-
ment. Voulons que la Copie des Présentes, qui sera impri-
mée tout au long au commencement ou à la fin dudit Ouvrage, soit tenue pour duement signifiée, & qu'aux Copies
collationées par l'un de nos amés & féaux Conseillers Secré-
taires, foi soit ajoutée comme à l'Original. Commandons au
premier notre Huissier ou Sergent, sur ce requis de faire
pour l'exécution d'icelles tous Actes requis & nécessaires,
sans demander autre permission, & nonobstant clameur de
Haro, Charte Normande, & Lettres à ce contraires. Car
tel est notre plaisir. DONNÉ à Paris le troisieme jour du
mois de Juillet, l'an de grace mil sept cent soixante-onze,
& de notre regne, le cinquante-sixieme. Par le Roi en son
Conseil.

Signé, LE BEGUE.

*Regiſtré ſur le Regiſtre XVIII. de la Chambre Royale &
Syndicale des Libraires & Imprimeurs de Paris, N°. 1634.
fol. 506. conformément aux anciens Réglemens de 1723. A
Paris ce 6 Juillet 177.*

Signé, L. F. LE CLERC, Adjoint.